Larissa Leibrock-Plehn
Hexenkräuter oder Arznei

Heidelberger Schriften
zur Pharmazie- und Naturwissenschaftsgeschichte

Herausgegeben von
Wolf-Dieter Müller-Jahncke, Heidelberg

Band 6

WVG
Wissenschaftliche Verlagsgesellschaft mbH Stuttgart

Hexenkräuter oder Arznei

Die Abtreibungsmittel im 16. und 17. Jahrhundert

Von Larissa Leibrock-Plehn

Mit einem Geleitwort von Rudolf Schmitz

10 Abbildungen

WVG

Wissenschaftliche Verlagsgesellschaft mbH Stuttgart 1992

Die Deutsche Bibliothek — CIP-Einheitsaufnahme

Leibrock-Plehn, Larissa:
Hexenkräuter oder Arznei: die Abtreibungsmittel im 16. und 17. Jahrhundert/
von Larissa Leibrock-Plehn. Mit einem Geleitw. von Rudolf Schmitz. —
Stuttgart: Wiss. Verl.-Ges., 1992
(Heidelberger Schriften zur Pharmazie- und Naturwissenschaftsgeschichte; Bd. 6)
Zugl.: Marburg, Univ., Diss., 1990 u. d. T.: Leibrock-Plehn, Larissa:
Die Abortiva in der frühen Neuzeit
ISBN 3-8047-1200-2
NE: GT

Printed in Germany
Druck: Hofmann, Schorndorf
Umschlag: Hans Hug, Stuttgart

Meinen Eltern gewidmet

VORWORT

Zu den brisantesten Themen in der Geschichte der Menschheit zählt ohne Zweifel die Abtreibung. Immer wieder haben sich Theologen, Juristen und Mediziner mit der ethischen Bewertung des ungeborenen Lebens und der Strafbarkeit des Schwangerschaftsabbruchs auseinandergesetzt. Gerade die Diskussionen um Embryoforschung, "Pille danach" und die Reform des Paragraphen 218 in den Medien stellen unter Beweis, daß es bis heute keine allseits befriedigenden Lösungen gibt. Um so lohnender erscheint es, einen Blick in die Geschichte zu werfen.

Die vorliegende Studie wurde im Februar 1990 unter dem Titel "Die Abortiva in der frühen Neuzeit" von dem Fachbereich für Pharmazie und Lebensmittelchemie der Philipps-Universität Marburg/Lahn als Dissertation angenommen und für die Druckfassung leicht überarbeitet. Die Idee stammt von Herrn Professor Rudolf Schmitz, meinem Doktorvater, dem ich an dieser Stelle für die gute Betreuung und für zahlreiche Anregungen danken möchte. Mein Dank gilt außerdem Herrn Professor Wolf-Dieter Müller-Jahncke, Heidelberg, der mich während meiner Tätigkeit im Deutschen Apotheken-Museum in Heidelberg wohlwollend unterstützte. Die Möglichkeit, Bücher des 16. und 17. Jahrhunderts in der Geschäftsstelle des Deutschen Apotheken-Museums ungehindert einsehen zu können, erleichterte meine Studien erheblich. Eine Einführung in die Literatur der frühen Neuzeit und viele wertvolle Hinweise verdanke ich Herrn Dr. Joachim Telle vom Germanistischen Seminar in Heidelberg. Herr Udo Hermann, Darmstadt, leistete mir bei der technischen Gestaltung des Manuskripts geduldige Hilfe; auch ihm sei herzlich gedankt. Zuletzt möchte ich nicht versäumen, meinem Mann für seine Ratschläge und unermüdliche Unterstützung zu danken.

Untereisesheim, im Dezember 1991

Larissa Leibrock-Plehn

GELEITWORT

Relativ kurz nacheinander sind am Institut für Geschichte der Pharmazie der Philipps-Universität Marburg zwei Arbeiten über Abortiva verfaßt worden: Achim Keller: "Die Abortiva in der römischen Kaiserzeit" (1988) und Larissa Leibrock-Plehn: "Die Abortiva in der frühen Neuzeit". Beide stehen in einem sachlichen Zusammenhang, zumal die als Abortiva angewandten Substanzen, Pflanzen und Zubereitungen weitgehend identisch sind. Dagegen ist das geistige Umfeld, in dem sie in der römischen Antike beziehungsweise in der frühen Neuzeit angewandt wurden, sehr unterschiedlich. Das gilt nicht nur hinsichtlich der Einstellung zur ungeborenen Leibesfrucht, die die Antike als etwas Sächliches, nämlich auf der Stufe wie pecus = Vieh ansah, sondern vor allem für die schon im 3. Jahrhundert durch das Christentum in Gang gebrachte Diskussion um deren Beseelung. Die von dem Kirchenlehrer Augustinus postulierte "infusio animae" wurde zum Objekt grundlegender juristischer, theologischer, moralisch-ethischer und nicht zuletzt medizinischer Auseinandersetzungen, die bekanntlich bis heute andauern. Insofern mußten auch bei der Behandlung des Themas für die frühe Neuzeit andere Wege eingeschlagen werden, als sie Achim Keller bezüglich der römischen Kaiserzeit in seiner Arbeit gehen konnte.

Die Untersuchung von Larissa Leibrock-Plehn gliedert sich in fünf kohärente Teile, neben dem ein sechster, der sich mit der Wirkung der Drogen in pharmakologischer Hinsicht auseinandersetzt, steht. Der erste Teil ist den gesetzlichen Gegebenheiten, wie sie zunächst im kanonischen, dann seit Erlaß der Carolina (1530) auch im weltlichen Recht kodifiziert wurden, gewidmet. Es fällt auf, daß im weltlichen Recht bereits eine Differenzierung nach territorialen Gegebenheiten zu beobachten ist, wie dies sich dies besonders augenfällig in den Hexenprozessen zeigt. Überraschen dürfte, daß die Problematik der medizinischen Indikation erst spät, nämlich im 18. Jahrhundert, und auch da noch recht zögerlich, aufgegriffen wurde. Die Präponderanz der ursprünglich katholisch-kanonischen Auffassung, daß jeder artefizielle Abort eine schwere Sünde sei, konnte sich offenbar bis zum Beginn der Aufklärung halten.

Der zweite Hauptteil ist den Abortiva in der Arzneibuchliteratur gewidmet. Hier zeigt die Verfasserin anhand der bekanntesten und hinsichtlich ihrer Wirkung besonders markanten Arzneibücher auf, daß Abortiva in der frühen Neuzeit nicht zur künstlichen Abtreibung, sondern bei Mensesstörungen oder zur Austreibung toter Leibesfrüchte empfohlen wurden. Dabei spielten die verschiedenen Theriak-Zubereitungen offenbar eine besondere Rolle, zumal der Theriak eine herausgehobene Position in der Materia medica einnahm. Trotzdem ist es interessant, daß Abortiva zum Beispiel in den Augsburger Pharmakopöen eine zahlenmäßig nur sehr kleine Rolle spielten. So waren von 614 gezählten Zubereitungen lediglich sechs oder sieben als Abortiva deklariert.

Im dritten Hauptteil beschäftigt sich Frau Leibrock-Plehn mit den Abortiva in der Kräuterbuchliteratur. Hier werden die bekanntesten und am meisten benutzten Kräuterbücher abgehandelt. Das dabei neu eingeführte Element ist einmal der Hinweis auf die heimische Pflanzenwelt mit ihren klassischen Drogen und die immer breiter werdende Diskussion zum Thema, welche Pflanzen sich für eine Austreibung der toten, aber auch der lebenden Frucht eignen. Zusammenfassend kann gesagt werden, daß die einschlägigen Drogen der Kräuterbücher im Prinzip bereits bei den Klassikern des Altertums, vor allem bei Dioskurides, vorkommen. Trotz aller hinzugefügten Einzelheiten läßt sich der inhaltliche Stillstand auf diesem Gebiet nicht übersehen.

Originell wirkt dagegen die Beschäftigung mit den Abortiva der Hebammenliteratur. Hier vermischt sich Verbotenes mit weithin Bekanntem und nicht selten Skurrilem. Es zeigt sich der Einfluß einer mehr oder minder im Verborgenen dahinkümmernden medizinisch-gynäkologischen Hilfstätigkeit, die von ärztlicher Seite offensichtlich dominiert, jedoch nicht unbedingt praktiziert wurde. Was die Abortiva angeht, so handelt es sich auch hier um die altbekannten Drogen, die sich von der Antike über das Mittelalter bis in die Neuzeit erhalten haben. Dies unterstreicht eine Meldung der Tagespresse vom 16. Januar 1990, nach der sich eine Sizilianerin mit einem Sud aus Petersilie, den sie zur Abtreibung ihres vierten Kindes einnahm, ums Leben brachte. Dennoch ist gerade dieser Teil, weil er einmal den meist nicht organisierten und daher übersehenen Stand der Hebammen ins Licht rückt, von besonderem Interesse.

Der bereits erwähnte letzte Hauptteil über die Wirkung der Abortiva nach frühneuzeitlichen Kriterien führt an die Jetztzeit heran und macht deutlich, welche Pflanzen auch nach neueren Erkenntnissen als abortiv wirkend angesehen werden. Hier ist hervorzuheben, daß die Autorin immer wieder Hinweise auf aktuelle Ergebnisse und den neuesten Stand der Forschung gibt, die beweisen, daß bei der medikamentösen Behandlung des Aborts einige Drogen auch heute noch ernst genommen werden können.

Marburg, im Oktober 1991

Rudolf Schmitz

Inhaltsverzeichnis

"Nur Blut und Gewebe. Zurückgestoßen ins Dunkel der Zeugung. Ins Dunkel des Nichtseins. Du mein Kind, wäre ich du gewesen!"

Karin Struck

I. EINLEITUNG

Rosmarin und Thymian
wächst in unserem Garten,
Jungfer Ännchen ist die Braut
kann nicht länger warten.[1]

Hinter dem scheinbar unschuldigen Kindervers verbergen sich Informationen, deren Überlieferung in der Volkskultur seit jeher eine bedeutsame Rolle spielte: Rosmarin und Thymian gelten als alte Verhütungs- und Abtreibungsmittel. Für fast alle Zeiten und alle Völker der Erde läßt sich der künstliche Schwangerschaftsabbruch belegen.[2] Die Ursachen waren und sind vielfältiger Natur: Angst vor Schande, wirtschaftliche Armut, soziale Mißstände und medizinisch-therapeutische Gründe, um nur die wichtigsten zu nennen. In schier unübersehbarer Fülle präsentiert sich die Literatur zur Abtreibungsproblematik, eröffnet das Thema doch für Theologen, Philosophen, Juristen und Mediziner gleichermaßen eine Vielzahl von Anknüpfungspunkten. Bei den meisten umfassenderen Arbeiten zur Geschichte der Fruchtabtreibung standen rechtshistorische oder moraltheologische Betrachtungen im Vordergrund.[3] Einige medizinhistorische Untersuchungen haben sich mit der Geschichte der medizinischen Indikation des Abortus arteficialis auseinandergesetzt, ohne jedoch auf die Abtreibungsmittel und -methoden näher einzugehen.[4]

Während kürzlich eine umfangreiche Arbeit über die Abortiva in der römischen Kaiserzeit vorgelegt wurde,[5] erweist sich die Sekundärliteratur im Hinblick auf die frühe Neuzeit als äußerst unergiebig.[6] Diese Lücke mag dazu beigetragen

1 Zit. n. Becker (1977), 93.

2 Zur Abtreibung in der Antike vgl. Keller (1988); zum Mittelalter vgl. Niederhellmann (1983), 120-141, und Kammeier-Nebel (1986); einen Gesamtüberblick vermitteln Lewin (1922), Heiss (1967) und Jerouschek (1988).

3 Vgl. zum Beispiel Ehinger u. Kimmig (1910); Heiss (1967); Noonan (1970); Jerouschek (1988).

4 Vgl. zum Beispiel Engelhardt (1949), Herrlinger (1963), Müller (1966), Siefert (1974), Seidler (1981).

5 Vgl. Keller (1988).

6 Lewin (1922), 220-223 widmet den Abortiva der frühen Neuzeit vier Seiten; ähnlich Ploss u. Bartels II (1927), 522-524 sowie Heiss (1967), 270 f. Noonan (1970), 26-36, beschreibt den Beginn der Diskussion um einen medizinisch indizierten Abortus arteficialis, ohne zeitgenössische Abortivmittel zu erwähnen. Kluge (1986), 66 bezieht sich auf Lewin (1922) und nennt fünf pflanzliche Abortiva, wobei er "Seven-" oder "Sadebaum" fälschlich

haben, der These von der "Vernichtung der weisen Frauen" Vorschub zu leisten, die in jüngster Zeit erstaunliche Popularität erlangte: Unter Berufung auf John T. Noonan[7] behaupten die Bremer Sozialwissenschaftler Gunnar Heinsohn und Otto Steiger, "daß die wissenschaftliche Erörterung von Empfängnisverhütung und Abtreibung, die im Mittelalter nicht nur die medizinischen, sondern auch die theologischen Werke auszeichnet, im späten 15. Jahrhundert auf bisher nicht verstandene Weise verschwindet".[8] Danach hätten sich weder Gelehrte noch Laien schriftlich mit Geburtenkontrolle beschäftigt, und die Ärzte - so liest man - "kümmerten sich nicht darum". Die Bremer Autoren verknüpfen das angebliche Verschwinden des antiken beziehungsweise mittelalterlichen Verhütungs- und Abtreibungswissens mit den Hexenverfolgungen der frühen Neuzeit und gelangen so zu einer erstaunlichen These: Die an Bevölkerungswachstum interessierte Obrigkeit habe die Weitergabe von Kenntnissen über Verhütung und Abtreibung gewaltsam unterdrückt. Als "furchtbarste Maßnahme" des Unterdrückungsapparates glauben Heinsohn und Steiger die Hexenprozesse entlarven zu können, die gleichsam als Nebenprodukt der Geburtenkontrollbekämpfung aufzufassen seien. Zusammen mit den als Hexen verbrannten "weisen Frauen" soll das Wissen über abtreibende Pflanzen erloschen sein.[9]

Vor diesem Hintergrund erschien es dringend notwendig, die medizinisch-pharmazeutische Fachliteratur des 16. und 17. Jahrhunderts als Quelle zu befragen, mußte doch die Erschließung der antiken medizinischen Texte im Zuge des Renaissance-Humanismus zu einer Wiederentdeckung der althergebrachten Abtreibungsmittel führen. Dabei stellt sich zweifelsohne die Frage, ob sich das veränderte politisch-moralische Umfeld restriktiv auf deren Überlieferung auswirkte.

als "Severbaum" bezeichnet. Auch Jerouschek (1988), 128, behandelt die frühneuzeitlichen Abtreibungsmittel nur am Rande.

7 Das Werk "Contraception" von John T. Noonan, 1969 in deutscher Sprache erschienen, beschäftigt sich mit der Beurteilung der Empfängnisverhütung in der katholischen Theologie und im kanonischen Recht. Eine umfassende Bewertung der medizinischen Literatur der einzelnen Epochen lag nicht im Interesse des Autors und hätte den Rahmen des Buches gesprengt. Für das Mittelalter verweist Noonan beispielhaft auf die Werke von Avicenna, Rhazes und Albertus Magnus; die medizinische Literatur der frühen Neuzeit läßt er gänzlich unberücksichtigt.

8 Heinsohn u. Steiger (1987). Vgl. auch dieselben (1989).

9 Die Heinsohn/Steiger'sche These wurde von der historisch-anthropologisch orientierten Hexenforschung mehrfach angegriffen; Schwerhoff (1986), 97 entlarvte sie als "grandiosen Fehlschlag"; vgl. auch Schormann (1986) u. Behringer (1987). Aus rechtshistorischer Sicht antwortete Jerouschek (1986), von feministischer Seite Flügge (1986).

Indessen musste die Anwendung fruchtaustreibender Arzneimittel nicht zwingend kriminalisiert werden. Im "Lexikon des Mittelalters" ist unter dem Stichwort "Abortiva" folgende Definition zu finden: "Mittel, die therapeutisch oder kriminell beabsichtigt, aber auch unbeabsichtigt den Fötus abtöten und/ oder den bereits toten Fötus austreiben".[10] In einer Zeit, in der chirurgische Eingriffe mit einem hohen Infektionsrisiko behaftet waren,[11] konnten Abortiva bei komplizierten Geburten von erheblicher Bedeutung sein, wenn es um die Anregung der Wehen oder die Austreibung eines toten Foetus ging. Der Gebrauch solcher Arzneimittel konnte also therapeutisch in bester Absicht erfolgen. Dabei ergibt sich eine fließende Grenze zu den geburtsfördernden und nachgeburtaustreibenden Mitteln, die in der vorliegenden Arbeit jedoch so weit als möglich ausgeklammert werden sollen.[12]

Dasselbe gilt für die Emmenagoga, die aus pharmakologischer Sicht von den Abortiva kaum zu trennen sind.[13] Da nach damals gültigen humoralpathologischen Vorstellungen die Menstruation einen lebensnotwendigen Reinigungsprozeß darstellte, konnte das Ausbleiben der Menses nicht nur als Zeichen von Gravidität, sondern auch als Indiz "böser Stockung" oder drohender Krankheit gedeutet werden.[14] Der Gebrauch blutungstreibender Mittel war in solchen Fällen therapeutisch durchaus gerechtfertigt. Manch frühe, als "Verstockung" mißverstandene Schwangerschaft, mag auf diese Weise beendet worden sein, ohne daß Therapeut(in) oder Patientin die damalige Rechtsauffassung verletzt hätten. Das Ausmaß solcher Abtreibungen im Frühstadium muß im Dunkeln bleiben, zumal die begrenzten Diagnosemöglichkeiten kaum eine eindeutige Feststellung der Schwangerschaft zuließen. Als Indizien galten neben Übelkeit und Amenorrhö das Anschwellen des Leibes und das Ergebnis des Harnschau.[15]

10 Daems (1980).

11 Noch im 18. Jahrhundert hatte ein Kaiserschnitt fast immer den Tod der Mutter zur Folge; vgl. Herrlinger (1963), 2085.

12 Es wurde versucht, nur solche Mittel zu berücksichtigen, denen die Autoren eindeutig frucht- bzw. geburttreibende oder frucht- bzw. geburttötende Wirkung zuschreiben.

13 Alle Emmenagoga können in hohen Dosen toxisch-abortiv wirken; vgl. Wagner (1982), 43.

14 Zu Recht hat Barbara Duden herausgestellt, daß die Schwangerschaft in der frühen Neuzeit als eine Art "Gratwanderung zwischen gutem Wachstum und böser Stockung" betrachtet wurde. Die monatliche Blutung konnte durchaus zum guten Schwangerschaftsverlauf gehören; vgl. Duden (1987), 181-186.

15 Vgl. hierzu Cheymol (1973).

Die vorliegende Studie hat zum Ziel, sowohl lateinische als auch deutschsprachige medizinische Werke der frühen Neuzeit im Hinblick auf Abortiva auszuwerten. Angesichts der seit dem 16. Jahrhundert zu verzeichnenden raschen Zunahme gedruckter Literatur ließen sich Beschränkungen nicht vermeiden. So fanden die Arzneibücher der Paracelsisten wenig Beachtung.[16] Aus der Fülle der Hausväterliteratur wurden bestimmte Kräuter- und Hebammenbücher ausgewählt. Die Analyse der wirkmächtigsten und verbreitetsten Werke sollte es dennoch erlauben, einen aufschlußreichen Einblick in das Buchwissen über Abtreibungsmittel zu gewinnen, das Apothekern, Ärzten, Hebammen und medizinisch interessierten Laien zugänglich war. Vielleicht kann diese Untersuchung, die sich mit der schriftstellerischen Praxis der frühen Neuzeit befaßt, außerdem einen Beitrag dazu leisten, die aktuelle Diskussion um das Alltags- und Sozialleben jener Epoche zu bereichern.[17]

16 Eine stichprobenartige Untersuchung ergab, daß sich die Paracelsisten kaum mit Abortivmitteln beschäftigten.

17 Vgl. hierzu das Konzept der von Lucien Febvre und Marc Bloch gegründeten Zeitschrift "Annales" und Honegger (1977), 18.

II. ZUR RECHTSGESCHICHTE DER ABTREIBUNG

1. Historischer Überblick

Während die mit Einwilligung der Schwangeren vollzogene Abtreibung in der griechischen und römischen Antike im allgemeinen nicht strafrechtlich verfolgt wurde[1] - Philosophen wie Platon und Aristoteles befürworteten sie aus bevölkerungspolitischen oder eugenischen Gründen - führte das Christentum einen grundsätzlichen Wandel herbei: Die Hochschätzung der Schwangerschaft Marias und Jesu Gebot der Nächstenliebe implizierten eine Aufwertung des Lebens im Mutterleib. Der Foetus wurde nun als ein von Gott geschaffenes und beseeltes Lebewesen betrachtet, das die Eltern nicht straflos vernichten durften. Um 200 nach Christus wandte sich der lateinische Kirchenschriftsteller Tertullian (160-220 n.Chr.) erbittert gegen die weit verbreitete Abtreibungspraxis der Römer und erklärte, für Christen bestehe kein Unterschied zwischen der Abtreibung einer Leibesfrucht und dem Mord eines Erwachsenen, denn beides verstoße gegen das Gebot: "Du sollst nicht töten".[2]

Zur Grundlage des kanonischen Rechts entwickelte sich eine im zweiten Buch Mose (Exodus 21, 22-25) festgelegte Strafbestimmung zur Abtreibung, die in der lateinischen Vulgataversion so lautet: "Si rixati fuerint viri, et percusserit quis mulierem praegnantem, et abortivum quidem fecerit, sed ipsa vixerit; subjacebit damno, quantum expetierit maritus mulieris, et arbitri iudicarint: sin autem mors eius fuerit subsecuta; reddet animam pro anima, oculum pro oculo, dentem pro dente...".[3] Wenn Männer miteinander streiten und dabei eine schwangere Frau verletzen, so daß sie ihr die Frucht abgeht, soll eine vom Ehemann festzusetzende Geldbuße gezahlt werden, wenn die Frau am Leben bleibt. Stirbt sie infolge der Verletzungen, so ist mit dem Tode zu ahnden.

In der um 200 vor Christus entstandenen griechischen Bibelübersetzung, der Septuaginta, begegnet die Textstelle in veränderter Form: Das Strafmaß wird vom Entwicklungsstand des Foetus abhängig gemacht. War dieser zum Zeitpunkt

1 Das römische Recht behandelte den Foetus als Teil der mütterlichen Eingeweide ("Foetus mulieris portio est vel viscerum") und billigte ihm keinen personalen Schutz zu. Eine Abtreibung galt allenfalls dann als strafwürdig, wenn sie eine Schmälerung der väterlichen Rechte bedeutete. Eine im Einverständnis mit dem Ehegatten oder bei Unverheirateten vollzogene Abtreibung blieb in jedem Falle straflos; vgl. hierzu Heiss (1967), 26-29 u. Jerouschek (1988), 12-28.

2 Vgl. Noonan (1970), 10-12.

3 Vulgata. ed.Weber I (1969), 106 nach dem hebräischen Ausgangstext.

der Abtreibung bereits gliedmäßig ausgebildet und beseelt ("formatus", "animatus"), so galt die Todesstrafe, während die Bestrafung im Falle eines "foetus nonformatus" dem Ermessen der Schiedsrichter anheimgestellt wurde.[4] Die zuweilen irrtümlich als Übersetzungsfehler gewertete Umformulierung der Septuaginta integrierte die aristotelische Auffassung von einer stufenweisen Beseelung der Leibesfrucht.[5] Obschon der Passus lediglich die durch äußere Gewalt vollzogene Fremdabtreibung, nicht aber die von der Mutter gewünschte und durch Abortiva ausgelöste Selbstabtreibung behandelt, leitete das kanonische Recht daraus ein generelles Abtreibungsverbot ab.

Im Gegensatz zu den germanischen Stammesrechten ("leges barbarorum"), welche die im Einverständnis mit der Mutter vollzogene Schwangerschaftsunterbrechung im allgemeinen straflos beließen,[6] verhängten bereits die frühen Konzilien bei Abtreibungsdelikten hohe Kirchenstrafen.[7]

Auf die Strafregelung der Abtreibung im kanonischen Recht übte der Kirchenlehrer Augustinus (354-430) einen nachhaltigen Einfluß aus. Er übernahm die aristotelische Theorie von der stufenweisen Beseelung der Leibesfrucht und unterschied im Sinne der Septuaginta zwischen der Abtreibung eines beseelten und eines unbeseelten Foetus: Im ersten Falle sei das Delikt mit dem Tode zu ahnden, ansonsten sollten die Richter eine arbiträre Strafe verhängen. Der augustinische Standpunkt fand Eingang ins Decretum Gratiani, das 1140 die Voraussetzung für das Entstehen der kanonischen Jurisprudenz schuf.[8]

So einleuchtend es erschien, von einer im Laufe der embryonalen Entwicklung stattfindenden "infusio animae" auszugehen, so schwierig erwies sich die Fixierung des Zeitpunktes, zu dem dies erfolgen sollte. Die Frage, wann der

4 Vgl. Lewin (1922) 66; Scheerbarth (1963), 71; Jerouschek (1988), 33f.

5 Nach Aristoteles vollzieht sich die Embryonalentwicklung in drei Stufen: Auf ein vegetatives Stadium (Pflanzenseele) folgt ein sensitives Stadium (Tierseele), zuletzt tritt die Vernunftseele hinzu. Eine Abtreibung soll vor dem Einsetzen des Empfindungsvermögens durchgeführt werden, für das Aristoteles bei männlichen Embryonen den 40., bei weiblichen den 80. Schwangerschaftstag ansetzt. Schon die hippokratischen Schriften gingen von einer verzögerten Belebung weiblicher Foeten aus (42 Tage gegenüber 30 Tagen); vgl. Dunstan (1984), 39; Kluge (1986), 23 f.; Jerouschek (1988), 12-20.

6 Zum Beispiel die Lex Salica, Lex Ribvaria, Lex Frisionum; vgl. Niederhellmann (1983), 120-141.

7 Das Konzil zu Ancyra (314) setzte für Abtreibungsdelikte eine zehnjährige Buße fest, das Konzil zu Konstantinopel (692) forderte lebenslange Exkommunikation; vgl. Noonan (1970), 14; Niederhellmann (1983), 135 u. Kluge (1986), 29.

8 Zur Bedeutung des Decretum Gratiani für die Rechtsprechung der Abtreibung vgl. Kluge (1986), 30f. u. Jerouschek (1988), 80f; zu Augustinus vgl. Jerouschek (1988), 38-41.

Foetus beseelt und der Schwangerschaftsabbruch als Tötung eines Lebewesens aufzufassen sei, blieb jahrhundertelang zwischen Theologen, Juristen und Medizinern umstritten.[9] Johannes Teutonicus, ein Glossator des Gratianischen Dekrets, legte in Anlehnung an Aristoteles und an Leviticus 12,2 [10] für männliche Foeten den 40., für weibliche den 80. Schwangerschaftstag als Beseelungstermin fest - eine Terminierung, die sich im kanonischen Recht weitgehend durchsetzte. Wie sehr die Vorstellung von einer stufenweisen Beseelung der Leibesfrucht im mittelalterlichen Denken verhaftet war, zeigt die "Göttliche Komödie" von Dante Alighieri (1265-1321), die das Thema im 25. Gesang des "Purgatorio" aufgreift:

"Gerinnen muß nunmehr der eine Saft,
Dann erst empfängt er neuen Lebens Flammen.
So bildet Seele sich aus tät'ger Kraft,
Die jetzt der Pflanzenseele gleichen müßte...
Die Formkraft kann man jetzt am Werke sehen,
Das Herz hat dazu sie geschickt gemacht.
Sie läßt die Keime mächtig vorwärtsgehen
Und bildet so zuletzt der Glieder Pracht!
Doch jetzt muß dieses Tier zum Menschen werden -...
Durchdrang sich Kraft mit Kraft, so ist vollendet
Die Seele, die, zog Gottes Odem ein,
Nun lebt und fühlt und zu sich selbst sich wendet!"[11]

Unter dem Einfluß des Humanismus, der sich um eine historisch-kritische Auslegung der antiken Quellentexte bemühte, konnte nicht verborgen bleiben, daß die Unterscheidung zwischen einem belebten und einem unbelebten Foetus im römischen Recht keinen Rückhalt fand. So verwundert es nicht, daß die Vertreter der humanistischen Jurisprudenz die Strafwürdigkeit der Abtreibung neu zu begründen suchten und sich dabei auf Tertullian zurückbesannen, der den Zeitpunkt der "infusio animae" auf die Empfängnis gelegt hatte.[12]

9 Der arabische Arzt Avicenna diskutierte zum Beispiel ein Spektrum von 30 bis maximal 45 Tagen, wohingegen die deutschen Rechtsgelehrten des 17. Jahrhunderts eine Verlängerung der Beseelungsfrist bis zur Schwangerschaftsmitte in Betracht zogen; vgl. Jerouschek (1988), 110 u. 162-180.

10 Leviticus 12,2 bestimmt, daß Frauen sich nach der Geburt eines Knaben 40 Tage, nach der Geburt eines Mädchens 80 Tage lang vom Tempel fernhalten sollen; vgl. Kluge (1986), 31.

11 Dante.ed.Pochhammer (1910), 226 f.

12 Der humanistische Rechtsgelehrte Jacques Cuias vertrat zum Beispiel die Ansicht, daß ein Schwangerschaftsabbruch nicht wegen der menschlichen Qualität des Foetus strafwürdig

Auf dem Gebiet der Medizin zählte der Wittenberger Professor Daniel Sennert (1572-1637) zu den ersten namhaften Kritikern der Beseelungslehre. In einer 1609 erschienenen Kontroversensammlung plädierte er für die Vorverlegung der "anima" in den männlichen Samen. Seine Ausführungen blieben jedoch zunächst unbeachtet.[13] Zu einer endgültigen Abkehr von der Theorie der Sukzessivbeseelung kam es erst zu Ende des 17. Jahrhunderts, ausgelöst durch die von William Harvey (1578-1657) herbeigeführte Wende in der Embryologie ("omne vivum ex ovo"), die Entdeckung des weiblichen Eies durch Steno, Kerckring und de Graaf (1672) sowie durch den Einfluß der mechanistischen Naturtheorie von René Descartes.[14] In der frühneuzeitlichen Hebammenliteratur läßt sich der Wechsel der Vorstellungen verfolgen: Während Eucharius Rösslin in seinem 1513 erschienenen "Rosengarten" noch an unterschiedlichen Beseelungsstadien des Embryos festhält,[15] bekennt sich der Verfasser einer Vorrede zu einem Hebammenbuch von 1741 zur Simultanbeseelung mit dem Zeitpunkt der Empfängnis.[16]

Obschon die Frage nach dem Beseelungstermin innerhalb der medizinischen Wissenschaft spätestens seit dem Zeitalter der Aufklärung kein Thema mehr war, konnte sich die katholische Theologie bis heute nicht zu einer endgültigen Lösung entschließen.[17]

sei, sondern wegen seiner nicht zu vereitelnden Hoffnung, ein belebtes Wesen zu werden. Vgl. Jerouschek (1988), 148 f.

13 Vgl. Jerouschek (1988), 181. Zu Sennert vgl. Kangro (1981).

14 Vgl. Kluge (1986), 56-59. Zum Einfluß von William Harvey auf die Zeugungstheorien des 18. Jahrhunderts vgl. Goltz (1986). Harvey gelangte bei der Untersuchung von Hühnerembryonen zur Erkenntnis der Simultanbeseelung: "Und daher ist in eben diesem ersterzeugten Teil (punctum rubrum saliens, Anm.d.Verf.) die Seele von Anfang an vorhanden und Wahrnehmungs- und Bewegungsvermögen und Urheberschaft des ganzen Lebens und sein Anfang." Zit.n. Lesky (1950), 146.

15 "Mißlingen zu dem kind ist nit anders dan ein geburt oder geberung eins unzeitigen kinds... Zu zeiten beschicht es das vor der geschepff des kindes unn ee es die sel entpfacht. Zu zeiten geschicht das nach dem die sel yngossen ist". Rösslin (1513), H^r.

16 "Ist es straffbar unzeitige Früchte abzutreiben, da eine unreife Leibes=Frucht dennoch vor einen belebten Menschen geachtet wird, und, wie Tertullianus in seiner Apologia sagt, es einerley sey, ob man den Gebohrnen seines Lebens beraube, oder den, der noch erst soll gebohren werden, daß es also nur ein beschleunigter Mord sey". Siegemund (1741), fol. e3.

17 Vgl. Artikel "Beseelung der Leibesfrucht" im Lexikon für Theologie und Kirche (1958), Sp. 294: "Ob die Beseelung des Fötus durch die Geistseele im ersten Moment der embryonalen Entwicklung, also im Augenblick der Vereinigung der elterlichen Zellen, oder erst in einem späteren Augenblick der intrauterinen Entwicklung eintritt, darüber herrscht bisher keine Übereinstimmung in der katholischen Theologie und scholastischen Philosophie, wenn auch heute die erste Lehre eine weit überwiegende Anhängerschaft hat und der zweiten (aristotelischen) Auffassung nur noch wenige... beipflichten."

2. Die gesetzlichen Bestimmungen in der frühen Neuzeit

2.1. Das kanonische Recht

Im Gegensatz zu den Dekretalen des Mittelalters, die das Strafmaß bei Abtreibungsdelikten von der Frage nach der Beseelung des Foetus abhängig machten, stellte Papst Sixtus V. 1588 in seiner Bulle "Effraenatam" den kriminellen Abort grundsätzlich dem Totschlag gleich. Jedes Abtreibungsdelikt war nun unabhängig vom Zeitpunkt oder Entwicklungsstand des Embryos mit der höchsten Kirchenstrafe, der lebenslangen Exkommunikation, zu ahnden. Die Absolution blieb dem Heiligen Stuhl vorbehalten. Dies bedeutete eine Verschärfung des Abtreibungsverbotes und eine Änderung der kirchenrechtlichen Tradition; sie stand im Widerspruch zur Haltung einiger Moraltheologen des 16. Jahrhunderts, die die künstliche Schwangerschaftsunterbrechung unter bestimmten Umständen befürworteten. So plädierte der spanische Jesuit Thomas Sanchez (1550-1610) für eine Straffreiheit der Abtreibung, wenn die Schwangerschaft das Leben der Mutter gefährde, etwa wenn aufgebrachte Verwandte eine unzüchtige Schwangere totzuschlagen drohten.[18]

Bereits 1591, wenige Jahre nach Sixtus' Tod, hob sein Nachfolger Gregor XIV. die Strafbestimmungen der Bulle "Effraenatam" auf und kehrte zur althergebrachten Rechtsauffassung zurück, die unterschiedliche Strafnormen für die Abtreibung einer beseelten oder unbeseelten Leibesfrucht festsetzte. Vielleicht lag die Erkenntnis zugrunde, daß die Verschärfung der Strafbarkeit nicht zwingend einen Rückgang der Delinquenz zur Folge hat.[19] Ausnahmen vom generellen Abtreibungsverbot wurden indes nicht zugelassen: Auch eine Gefährdung des Lebens der Mutter sei nicht als Begründung für eine Straffreiheit der Abtreibung anzuerkennen. Im Jahre 1679 erließ Papst Innozenz XI. eine "Condemnatio", welche die von Sanchez vertretene Ansicht als Irrtum verdammte.[20]

An der strafrechtlichen Unterscheidung zwischen der Abtreibung eines belebten beziehungsweise unbelebten Foetus hielt das kanonische Recht bis zur Mitte des 19. Jahrhunderts fest.[21]

18 Vgl. Noonan (1970), 27-29.

19 Vgl. Jerouschek (1988), 202-204.

20 Vgl. Noonan (1970), 34.

21 Eine Änderung führte erst die 1869 von Pius IX. erlassene Bulle "Apostolicae sedis" herbei, die alle Abtreibungsdelikte, unabhängig von Methode, Absicht oder foetalem Ent-

2.2. Die Constitutio Criminalis Carolina

Im Zuge der obrigkeitlichen Reform der Strafrechtspflege wurde die Verfolgung von Abtreibungsdelikten, die im Mittelalter fast ausschließlich der geistlichen Gerichtsbarkeit oblegen hatte, seit dem 16. Jahrhundert eine Angelegenheit der weltlichen Gerichte.[22] Als "Wendepunkt vom mittelalterlichen zum neuzeitlichen Strafrechtsdenken"[23] gilt die Peinliche Gerichtsordnung Kaiser Karls V. (Constitutio Criminalis Carolina), die 1532 erlassen wurde, um die Strafjustiz des Reiches zu vereinheitlichen.

Die Abtreibungsregelung der Carolina (Artikel 133) fußt auf der Bamberger Halsgerichtsordnung von 1507; als ihr Urheber wird Johann Freiherr von Schwarzenberg (1465-1528), ein überzeugter Anhänger Luthers,[24] angesehen: "Item so jemandt eynem weibssbild durch bezwang, essen oder drincken, eyn lebendig kindt abtreibt, wer auch mann oder weib unfruchtbar macht, so solch übel fürsetzlicher oder boshafftiger weis beschicht, soll der mann mit dem schwert, als eyn todtschläger, und die fraw so sie es auch an jr selbst thette, ertrenckt oder sunst zum todt gestrafft werden." Die Abtreibung einer lebendigen Leibesfrucht wurde demnach als Tötungsdelikt behandelt, wohingegen im Falle eines "foetus nonformatus" eine arbiträre Strafe zu verhängen war: "So aber eyn kind, das noch nit lebendig wer, von eynem weibssbild getriben würde, sollen die vrtheyler der straff halber bei den rechtverstendigen oder sunst wie zu end diser ordnung gemelt, radts pflegen."[25] Als arbiträre Strafen kamen Geldbuße, Prügelstrafe oder Landesverweisung in Betracht. Der Terminus "abtreiben" begegnet erstmals in der Bamberger Halsgerichtsordnung von 1507 und soll als Wortschöpfung Schwarzenbergs aus dem lateinischen Wort "abigere" entstanden sein.[26]

Die Carolina folgte somit der kanonisch-rechtlichen Tradition und der ihr zugrundeliegenden Beseelungslehre. Neben der durch äußere Gewalt ("bezwang")

wicklungsstand, mit der Exkommunikation ahndete. Zur Entwicklung des kanonischen Abtreibungsverbots aus moraltheologischer Sicht vgl. Noonan (1970) u. Dunstan (1984).

22 In den wichtigsten weltlichen Rechtsbüchern des Hochmittelalters, dem Sachsen- und dem Schwabenspiegel, werden Abtreibungsdelikte noch nicht erwähnt; vgl. Heiss (1967), 36.

23 Jerouschek (1988), 1. Zur Entstehung der Carolina vgl. Kluge (1986), 79.

24 Schwarzenberg, von 1521 bis 1524 einflußreiches Mitglied im Reichsregiment und kaiserlicher Statthalter, ist als Verfasser der Bambergensis verbürgt; vgl. Kleinheyer u. Schröder (1976), 237-240. Zum Wortlaut der Abtreibungsregelung in der Bamberger Halsgerichtsordnung vgl. Arnold (1980), 169 f.

25 Zit. n. Jerouschek (1988), 5 f.

26 Vgl. Kluge (1986), 16.

provozierten Abtreibung erwähnt sie einen durch Nahrung oder orale Abortivmittel ("essen oder drincken") herbeigeführten Schwangerschaftsabbruch, belegt jedoch beides mit der Todesstrafe, wenn der Foetus bereits "lebendig" war. Die Einbeziehung der Unfruchtbarmachung, das heißt der Empfängnisverhütung, in den Tatbestand der Abtreibung eines "lebendigen" Kindes mutet aus heutiger Sicht ungewöhnlich an, sie findet sich aber schon in der mittelalterlichen Bußliteratur.[27]

Der Zeitpunkt, zu dem die Belebung der Leibesfrucht stattfindet, wird nicht näher bestimmt. Die frühneuzeitliche Strafrechtspraxis holte bei Schwangerschaftsdelikten meist medizinische Gutachten ein, um die Frage nach dem Entwicklungsstand des Foetus zu klären.[28] Da die medizinischen Unterscheidungsmöglichkeiten zwischen einer natürlichen Fehlgeburt und einem künstlich abortierten Foetus gering waren, in unklaren Fällen aber das Geständnis der Delinquentin durch die Tortur erzwungen wurde, konnte gerade bei unehelich Schwangeren bereits ein gewöhnlicher Abort leicht zu einer Verurteilung wegen vorsätzlicher Abtreibung führen.[29]

2.3. Die territoriale Rezeption der Carolina und die weitere Enwicklung des weltlichen Abtreibungsstrafrechts

Da Fürsten und Stände verpflichtet waren, ihr Landesrecht mit der Carolina in Einklang zu bringen, kam es im 16. und 17. Jahrhundert zum Erlaß zahlreicher strafrechtlicher Territorialgesetze. Obschon die sogenannte "salvatorische Klausel" territorialstaatliche Modifikationen ermöglichte, wurde die Abtreibungsregelung meist wörtlich in die Partikulargesetze übernommen. Eine Ausnahme bildeten die kursächsischen Konstitutionen aus dem Jahre 1572, die den Beseelungstermin auf die Mitte der Schwangerschaft hinausschoben, also auf den Zeitpunkt, zu dem erfahrungsgemäß die ersten Kindsbewegungen spürbar sind. Zudem sollte die mildere Form der Bestrafung (Schläge, Landesverweisung oder Gefängnis) auch dann zur Geltung gelangen, wenn "das/ was zum abtreiben ge-

27 Vgl. Jerouschek (1988), 73-77. u. Noonan (1966).

28 Zu einem Gutachten der medizinischen Fakultät von Kopenhagen aus dem Jahre 1648 vgl. Fischer-Homberger (1983), 269: Die Frage eines Provinzrichters, ob ein 13 Wochen alter Foetus als "vollkommen" zu betrachten sei, wird dort abschlägig beantwortet. In Zürich wurden zur Besichtigung von Kindsleichen bis ins 17. Jahrhundert hinein vor allem Hebammen herangezogen; vgl. Bernet (1969), 56 f.

29 Vgl. Jerouschek (1988), 146 f.

nomen/ keine wirckunge gehabt", wenn das eingenommene Abortivum also wirkungslos geblieben war.[30] Eine weitere Tendenz zur Entschärfung des Abtreibungsverbotes macht sich bei dem Rechtsgelehrten Benedikt Carpzov (1595-1666) bemerkbar, dessen 1635 erstmals erschienene "Practica nova" bis ins 18. Jahrhundert eine Art Standardkommentar des gemeinen deutschen Strafrechts bildete. Carpzov plädierte für eine erweiterte Anwendbarkeit der arbiträren Strafe und legte als "poena ordinaria" die mildeste Form der Todesstrafe, die Schwertstrafe, fest.[31]

Die frühneuzeitliche Rechtspraxis scheint ohnehin milder gewesen zu sein, als es die Strafbestimmungen der Carolina erwarten lassen. So kann man zum Beispiel für die Reichsstadt Nürnberg nachweisen, daß wegen der unsicheren Feststellung des Tatbestandes bei Abtreibungsdelikten in der Regel keine Todesstrafe verhängt wurde.[32]

Im 18. Jahrhundert rückte im Zuge der Aufklärung und der Entwicklung des Absolutismus die bevölkerungspolitische Relevanz der Abtreibung in den Vordergrund. Die Gelehrten sahen ein, daß bei einer strengen Handhabung des Abtreibungsstrafrechts dem Staat letztlich zwei Wesen, das Kind und die Mutter, verlorengingen. Unter Berücksichtigung des "öffentlichen Nutzens" wurden deshalb weitere Strafmilderungen in Erwägung gezogen. Zur endgültigen Abkehr von der Todesstrafe trugen die aufklärerischen Bemühungen der Literaturbewegung des Sturm und Drang erheblich bei, sie vollzog sich jedoch erst zu Beginn des 19. Jahrhunderts.[33]

2.4. Die Bestimmungen der Medizinalordnungen

Schon in der römischen Spätantike gab es Strafandrohungen für die Abgabe von Abortivmitteln. Zu ihrer Entstehung trug wohl weniger die Sorge um den ungeborenen Foetus bei als vielmehr die Absicht, die Frauen vor Vergiftungen durch die meist toxischen Drogen zu schützen. So bewertete die "Sentenz des Paulus" um 200 nach Christus das Verabreichen von Liebes- und Abtreibungstränken als "malum exemplum" und forderte Verbannung für diejenigen, die sol-

30 Vgl. Kluge (1986), 46-49 u. Jerouschek (1988), 162 f.

31 Vgl. Jerouschek (1988), 176. Zur weiteren Kommentarliteratur zur Carolina vgl. a.a.O., 193 f.

32 Vgl. Rötzer (1957), 150-153.

33 Vgl. Jerouschek (1988), 212-216 u. Rötzer (1957), 170-196.

ches ausführten. Kam ein Mensch durch diese Mittel zu Tode, sollte die Todesstrafe verhängt werden.[34] Derselbe Topos begegnet in einigen frühmittelalterlichen Stammesrechten[35] und in den sienensischen Statuten des 13. Jahrhunderts.[36]

Bedingt durch die wirtschaftliche Krise und die Pestepidemien des 14. Jahrhunderts wurden in den deutschen Städten seit dem Spätmittelalter zunehmend Medizinalordnungen erlassen.[37] Angesichts des allgemeinen Abtreibungsverbotes, das die Carolina auf Reichsebene festschrieb, verwundert es nicht, daß die meisten Verordnungen restriktive Vorschriften über den Umgang mit Abortivmitteln aufnahmen. Schon zu Ende des 15. Jahrhunderts wandten sich die Apothekerordnungen von Basel, Stuttgart (1482) und Ulm (1491) gegen den Verkauf von "Arzney, damit man kindlein vertreybt".[38] Ähnliche Bestimmungen finden sich in den Apothekereiden von München (1488) und Landshut (um 1550)[39] sowie in den Apothekerdienstbriefen der Städte Regensburg und Heilbronn.[40] Die Apothekerordnungen von Ulm (1588), Augsburg (1613), Kurtrier (1619) und Köln (1628) knüpften die Abgabe von Emmenagoga und Abortiva an das Vorliegen einer ärztlichen Verschreibung oder behördlichen Genehmigung; bei Verstößen drohte dem Apotheker eine ansehnliche Geldstrafe.[41]

Trotz der Bemühungen, die Aufsicht über das Apothekenwesen zu intensivieren, scheint der unerlaubte Handel mit fruchtabtreibenden Mitteln vielerorts geblüht zu haben. Offenbar hielten sich nicht alle Apotheker an die Vor-

34 Die Sentenz wird dem römischen Staatsmann Julius Paulus zugeschrieben; vgl. Lewin (1922), 73 f.

35 Zum Beispiel in der Lex Visigothorum und der Lex Baiwariorum. Das Strafmaß reichte von Auspeitschen, Standesverlust und Verbannung bis hin zur Todesstrafe; vgl. Niederhellmann (1983), 130-138.

36 Vgl. Jerouschek (1988), 56-66.

37 Zur Entstehung der Apothekengesetze und zu ihrer territorialen Verteilung vgl. Eichhorn (1971), 25-32. Die älteste deutsche Apothekerordnung wurde um 1300 in Basel erlassen; vgl. Adlung (1931), 83. Zur Stellung des Apothekers in der deutschen Stadt des Mittelalters vgl. Stoll (1975), 71 f.

38 Vgl. Adlung (1931), 30, 59 u. 69.

39 Vgl. Wankmüller (1964), 30. Zum Apothekereid vgl. Stoll (1975), 88 f.

40 Vgl. Bartels (1983), 9.

41 Vgl. Reichard (1825), 58; Senatsdekret Augsburg (1613), § VII; Schmitz (1960), 70 u. Bellingrodt (1898). Zur Medizinalgesetzgebung im Kurfürstentum Köln vgl. Wühr (1985), 21 f.

schriften,[42] zudem kamen umherziehende Quacksalber und Kräuterhändler als Bezugsquellen in Betracht. So befassen sich die Nürnberger Ratsprotokolle des Jahres 1551 auch mit den Kräuterweiblein ("kreutlerin"), deren feilgebotene Drogen "von vylen leichtfertigen personen missprauchte werden mügen"; "zu abschneydung sollichs missprauchs" sollte ihnen der Handel mit bestimmten Kräutern, insbesondere Sadebaum, bei Todesstrafe untersagt werden.[43] Die Nürnberger Medizinalordnung von 1592 enthält eine entsprechende Verfügung; auch die beiden Nieswurz-Arten werden nun im Verbot erwähnt.[44] Den Apothekern wird der Handel mit "gifftigen und gefehrlichen Artzneyen, dardurch... ein empfangene Frucht abgetriben und verderbt werden kan" nur bei Einhaltung bestimmter Lager- und Abgabevorschriften erlaubt: sie sollen sie gesondert aufbewahren und nur an unverdächtige Personen unter Aufzeichnung von Namen und Verwendungszweck abgeben.[45] Den geschworenen Hebammen gesteht man das Recht zu, Wöchnerinnen und Neugeborene mit unschädlichen Arzneien zu versorgen, sofern diese zuvor in der Apotheke zubereitet wurden. Offensichtlich genossen die in der Apotheke hergestellten Medikamente das Vertrauen des Rates, während man eine Eigenherstellung von Arzneimitteln durch die Hebammen verhindern wollte.

Daß das Hebammenwesen zu Beginn des 17. Jahrhunderts anscheinend trotz einer wachsenden Zahl von Verordnungen selbst in den Städten nicht unter obrigkeitlicher Kontrolle stand, zeigt ein Kölner Senatsdekret von 1628. Man beklagt darin die Anwesenheit zahlreicher Weiber ("mulierculae") in der Stadt, die sich aus Neugier, Armut oder Gewinnsucht als Hebammen ausgeben, ohne über eine entsprechende Ausbildung zu verfügen, und zweifelhafte Arzneien zur Geburtsförderung verwenden. Der Senat beschließt, daß fortan nur noch solche Frauen als Hebammen tätig sein dürfen, die vor dem Pastor und dem Dekan der medizinischen Fakultät eine amtliche Prüfung abgelegt haben.[46]

42 Jütte (1989), 223 berichtet von einer Kölner Dirne, die 1641 vor Gericht aussagte, eine andere Dirne habe sie in die Apotheke geschickt, um ein Abtreibungsmittel zu besorgen; vgl. Kap. VI. 1. 3.

43 Vgl. Schmitz u. Philipp (1961), 1157. Nürnberg nahm im ausgehenden Mittelalter, unter anderem durch den ausgedehnten Drogenhandel mit Venedig, eine führende Rolle als Handelsumschlagplatz ein; seine Medizinalvorschriften dienten zahlreichen anderen Städten als Vorbild; vgl. Philipp (1962), 29. u. Bartels (1966), 98 f.

44 Vgl. § 38 "Leges ac Statuta Ampliss[imi] senatus Norimbergensis ad Medicos..."; abgedruckt in: Cordus (1598), [Anhang].

45 Vgl. Bartels (1966), 198.

46 Vgl. Senatsdekret Köln (1628), Appendix de obstetricibus.

Eine Zusammenstellung der städtischen gesundheitspolizeilichen Verordnungen zu Beginn des 17. Jahrhunderts bietet die "Politia medica" (1638) des Frankfurter Stadtarztes und Juristen Ludwig von Hörnigk (1600-1667) dar.[47] Das Werk enthält zahlreiche Bestimmungen zum Umgang mit Abortivmitteln und stellt Maßregeln für alle Berufsgruppen des Heilpersonals auf: Den akademischen Ärzten wird untersagt, eine "lebendige Frucht in Mutterleib zu tödten/ oder vor rechter gebührlicher zeit auß zutreiben"[48]; für Apotheker gilt ein Abgabeverbot für Emmenagoga und Abortiva. Wundärzte und Hebammen dürfen geburtshilfliche Medikamente erst nach Rücksprache mit einem Medicus verordnen und müssen sich verpflichten, "zu Verderbung einiger Frucht sich mit nichten gebrauchen zulassen". Die Entfernung der toten Frucht durch Abortiva dürfen sie erst nach Beratung mit einem Arzt vornehmen.[49] Wie im Nürnberger Senatsdekret wird den "Waldheintzen", "Wurtzelgräbern" und "Kreuterweibern" das öffentliche Anpreisen schädlicher und treibender Drogen, insbesondere das Feilhalten von "Nießwurtz" und "Siebenbaum", verboten.[50]

Die Vielfalt dieser gesundheitspolizeilichen Maßregeln darf nicht darüber hinwegtäuschen, daß ihr Geltungsbereich mehr oder weniger auf einzelne Städte beschränkt blieb. Auf dem Lande, wo der überwiegende Teil der Bevölkerung lebte, ließ sich ihre Einhaltung kaum durchsetzen oder überprüfen. Gerade die zunehmende Ausführlichkeit der städtischen Verordnungen läßt vermuten, daß durch Abortiva verursachte Schwangerschaftsabbrüche in der frühneuzeitlichen Gesellschaft keine Seltenheit darstellten.

47 Vgl. Schenda (1988), 12.

48 Hörnigk (1638), 5. Der Verfasser zitiert im folgenden Artikel 133 der Carolina, aus der er den Terminus "lebendige Frucht" übernimmt.

49 Vgl. Hörnigk (1638), 48 f., 140 u. 157-161.

50 Vgl. Hörnigk (1638), 191 f.

2.5. Zur Geschichte der medizinischen Indikation

Seit der Antike sind ärztliche Gründe für einen künstlichen Schwangerschaftsabbruch bekannt.[51] Während sich von juristischer Seite auch im 16. Jahrhundert Stimmen erhoben, die unter gewissen Umständen für eine Straflosigkeit der medizinisch indizierten Abtreibung plädierten,[52] wurde der therapeutische Abort in der medizinischen Literatur des 16. und 17. Jahrhunderts nicht diskutiert. Sein Verschwinden aus dem Spektrum geburtshilflicher Maßnahmen mag durch das rigide Abtreibungsverbot der Carolina bedingt sein, ist jedoch vor allem im Zusammenhang mit der ärztlichen Ethik zu sehen, die sich im 16. Jahrhundert nicht von christlichen Vorstellungen trennen läßt. So stehen bei den - meist lutherischen - Autoren der Hebammenbücher Ermahnungen an die Frauen im Vordergrund, Schwangerschaft und Geburt selbst bei Lebensgefahr als göttliches Gebot hinzunehmen und alles daranzusetzen, ein gesundes Kind zur Welt zu bringen. Nicht selten begegnen Gebete, Bibelzitate und Trostsprüche, die ihnen in schwerer Stunde Beistand leisten sollen.[53] Jegliche Abortprovokation galt als schwere Sünde,[54] und ein möglicher Vorrang des mütterlichen Lebens gegenüber dem kindlichen wurde von den Ärzten nicht in Erwägung gezogen.

Erst um 1700 griffen Elias Camerarius (1697) und Hadrian Slevogt (1710) in Deutschland die Frage nach der Zulässigkeit des therapeutischen Aborts wieder auf. Zur endgültigen Anerkennung verhalf ihr der Engländer William Cooper um 1770: Schlechte Erfahrungen mit der Sectio Caesarea, die mangels antiseptischer Maßnahmen fast immer den Tod der Mutter zur Folge hatte, veranlassten ihn, in Fällen, in denen eine natürliche Geburt auszuschließen war, die Einleitung des

51 Der griechisch-römische Arzt Soranos (um 100 n.Chr.) hielt die Einleitung des Abortus arteficialis für gerechtfertigt, wenn eine Entbindung zum normalen Termin aus anatomischen Gründen eine Gefahr für das Leben der Mutter bedeutete; der Byzantiner Aetius von Amida (6.Jh. n.Chr.) empfahl den Schwangerschaftsabbruch bei Frauen mit zu kleinem Uterus oder zu enger Cervix; auch den arabischen Ärzten (Rhazes, Avicenna) waren medizinische Indikationen nicht fremd; vgl. Heiss (1967), 43 f.

52 Zum Beispiel Jakob Menoch (1585), Josse de Damhouder (1601) und Matthias Berlich (1628); vgl. Jerouschek (1988), 153-159.

53 Die christliche Gesinnung läßt sich besonders in den Werken von Rösslin (1513), Wittich (1598) und Herlitz (1610) ausmachen.

54 So etwa bei den italienischen Medizinern Baptista Codronchius (1591) und Fortunatus Fidelis (1602); vgl. Fischer-Homberger (1983), 268.

Abortus arteficialis zu fordern.[55] Aus juristischer Sicht gilt eine hinreichend begründete medizinische Schwangerschaftsunterbrechung seit dem 18. Jahrhundert als nicht mehr strafbar.[56] Obwohl die katholische Theologie die medizinische Indikation bis heute nicht anerkennt, ist der therapeutische Abort in den meisten Ländern der Erde erlaubt.[57]

55 Vgl. Engelhardt (1950), 8 f., Herrlinger (1963), 2085, u. Seidler (1981).

56 Vgl. Jerouschek (1988), 170.

57 Im Rahmen eines mehrjährigen Forschungsprojektes wird zur Zeit vom Freiburger Max-Planck-Institut für ausländisches und internationales Strafrecht ein internationaler Vergleich der Regelungen zum Schwangerschaftsabbruch aufgestellt; einen Zwischenbericht erstattete Eser (1991).

III. DIE ABORTIVA IN DER ARZNEIBUCHLITERATUR

1. Die amtlichen Arzneibücher

Die zunehmende Notwendigkeit, das öffentliche Gesundheitswesen verbindlichen Regeln zu unterwerfen, hatte nicht nur einen sprunghaften Anstieg der Medizinalordnungen zur Folge, sondern führte auch zur Herausgabe der ersten amtlichen Pharmakopöen. Dabei handelt es sich bekanntlich um "Vorschriftensammlungen über einzelne Arzneistoffe (Simplicia), zusammengesetzte Rezepturen (Composita) und die zugehörigen pharmazeutisch-technischen Anweisungen".[1] Innerhalb ihres Geltungsbereiches für alle Apotheker verbindlich, sollten sie die Bestimmungen über Zusammensetzung, Herstellung und Lagerung der Arzneimittel vereinheitlichen. Die gesetzliche Bindung an ein bestimmtes Arzneibuch verfolgte vor allem das Ziel, den Mißständen im Medizinalwesen, die sich aus der Benutzung der unterschiedlichsten Rezeptliteratur durch die Apotheker ein- und desselben Ortes ergeben hatten, entgegenzuwirken. Als Vorläufer der amtlichen Pharmakopöen gilt das 1498 in Florenz in italienischer Sprache erschienene "Ricettario Fiorentino".[2]

Im frühneuzeitlichen Deutschland beanspruchten die freien Reichsstädte die politische und kulturelle Führungsposition. So verwundert es nicht, daß sie auch im Bereich der offiziellen Arzneibücher die Vormachtstellung einnahmen. 1546, rund fünfzig Jahre nach Erscheinen des "Ricettario Fiorentino", wurde das erste Dispensatorium amtlichen Charakters vom Rat der Stadt Nürnberg herausgegeben; noch im 16. Jahrhundert folgten Augsburg und Köln.[3] Die älteste Landespharmakopöe, das "Dispensatorium Brandenburgicum", erschien hingegen erst 1698 und soll hier nicht mehr Gegenstand der Betrachtung sein. Inhaltlich vermitteln die Pharmakopöen einen Einblick in das, was zur Zeit ihrer Herausgabe als Blüte der Wissenschaft galt und von den Repräsentanten der Schulmedizin vertreten wurde.

Während der offizinelle Arzneischatz des 16. Jahrhunderts noch nahezu ausschließlich im Zeichen der antiken und arabischen Tradition stand, macht sich in den amtlichen Pharmakopöen des 17. Jahrhunderts, wenn auch nur zögerlich, der

1 Schmitz (1977), 227. Zu Begriff und Definition von "Pharmakopöe" vgl. außerdem Dann (1960); Lutz (1961); Wittop-Koning (1963); Schmauderer (1969) u. Goltz (1969).

2 Zum "Ricettario Fiorentino" vgl. Lutz (1958); Schmauderer (1969), 3 u. Schmitz (1977); 234.

3 Vgl. Schmitz (1977), 236-240.

Einfluß paracelsischen und hermetischen Gedankengutes bemerkbar, der sich in einem Anwachsen der mineralischen und chemischen Mittel äußert.

Eine Ermittlung der Arzneien, denen die amtliche Arzneibuchliteratur abortive Eigenschaften zuschrieb, ist nur möglich anhand von Texten, in denen Aussagen zu den Anwendungsgebieten der Medikamente getroffen werden. Solche Passagen finden sich bei einigen Pharmakopöen im Anschluß an die Angaben zu Rezepturbestandteilen und galenischer Zubereitung. Sie sind häufig durch veränderten Druck vom übrigen Text abgehoben.[4]

Im folgenden sollen die in den einzelnen Pharmakopöen erwähnten Abortivarzneien vorgestellt werden.[5]

1.1. Das Dispensatorium des Valerius Cordus

Das Dispensatorium des Valerius Cordus,[6] erstmals 1546 in Nürnberg unter dem Titel "Pharmacorum omnium, quae quidem in usu sunt, conficiendorum ratio. Vulgo vocant Dispensatorium" erschienen, gilt als erste amtliche Pharmakopöe in Deutschland.[7]Seiner öffentlichen, drei Jahre nach dem Tode des Urhebers erfolgten Einführung am 21. April 1547 waren etliche Verhandlungen zwischen Verfasser, Stadtrat und den Nürnberger Ärzten vorausgegangen.[8] Im 16. und 17. Jahrhundert erlangte das Dispensatorium umfassende Bedeutung in ganz Mitteleuropa, wovon Übertragungen ins Französische, Niederländische und Italienische sowie die späteren Druckorte (unter anderem Leiden, Paris, Lyon und Venedig) Zeugnis ablegen.[9] In Nürnberg selbst erschienen nach der "editio

4 In der Pharmacopoeia Augustana von 1597 beispielsweise erscheinen die Anwendungsgebiete im Kursivdruck, der übrige Text dagegen in humanistischer Antiqua.

5 Bei wörtlichen Zitaten kann aus drucktechnischen Gründen auf Normalisierungen nicht verzichtet werden. Die Transkription des langen "s" erfolgt grundsätzlich durch rundes "s". Kürzungsstriche, Ligaturen und E-caudata werden aufgelöst, ebenso die Gewichtszeichen. Im übrigen gelten die "Empfehlungen zur Edition früneuzeitlicher Texte" (Berichte zur Wissenschaftsgeschichte 4 [1981], 172).

6 Valerius Cordus (1515-1544) war Sohn des Marburger Medizinprofessors Euricius Cordus (1486-1535).

7 Vgl. Dann (1960), 1496 f.; Poeckern (1970); Seidel (1977), 50 f.; Schmitz (1984), 11 f.

8 Vgl. Philipp (1962), 39-48; Schmitz (1963), 85-91.

9 Bartels (1991) eruierte 53 Ausgaben, die sich über einen Zeitraum von 125 Jahren und auf zehn Druckorte in den Niederlanden, in Frankreich, in Italien, in Deutschland sowie in den habsburgischen Niederlanden verteilen.

princeps" weitere, von den Ärzten des Collegium medicum überarbeitete Auflagen (1551, 1592, 1598 und 1612); die letzte stammt aus dem Jahre 1666. Eine Durchsicht der ersten Ausgabe von 1546, in der sich Aussagen zu den Indikationen der Composita finden, ergibt bezüglich der gynäkologisch-geburtshilflichen Arzneien folgendes Bild:

Während die entzündlichen beziehungsweise unspezifischen Frauenkrankheiten ("inflammationes uteri", "vitia matricis" "morbi uterini") hin und wieder erwähnt werden, spielen Schwangerschaft und Geburt kaum eine Rolle. So lassen sich nur ein Mittel gegen Schwangerschaftserbrechen und zwei Vorschriften zur Verhinderung einer Fehlgeburt ausmachen.[10] Immerhin nimmt die Therapie von Menstruationsstörungen einigen Raum ein: Neben blutungsstillenden Mitteln ("ad menses immodicos") begegnen neun Emmenagoga "ad menses ciendos".[11] Es bleibt jedoch festzuhalten, daß bei einer Gesamtzahl von 417 Composita die gynäkologischen und vor allem die geburtshilflichen Arzneimittel für den Urheber des "Dispensatoriums" kein wesentlicher Gegenstand des Interesses waren.

Lediglich ein Medikament wird als abortiv wirksam beschrieben. Es handelt sich um den Theriak des Andromachos, der nicht nur gegen eine Vielzahl von Krankheiten wirksam sein, sondern auch den toten Foetus ausstoßen sollte: "... menstrua educit, et foetum mortuum expellit".[12] Die klassische Theriakrezeptur mit 64 Bestandteilen [13] entnahm Cordus eigenen Angaben zufolge dem Werk des spätantiken Arztes Aetios;[14] charakteristisch ist der Gehalt an Opium und Schlangenfleisch. Die Vielzahl der zum Teil von weither importierten Drogenbestandteile machte den Theriak von jeher zu einer kostspieligen Arznei und gab in der Praxis immer wieder zu Verfälschungen Anlaß.[15] Cordus war sich dessen bewußt, denn im Gegensatz zu anderen Arzneibuchautoren beschränkt er sich nicht auf eine Auflistung der Bestandteile, sondern geht im Anschluß an die

10 Zur Vermeidung eines Abortus sollten dienen: "Philonium persicum", vgl. Cordus (1546), Sp.44, und "Unguentum Comitissae", vgl. a.a.O., Sp. 215 f.

11 Als Emmenagoga werden benannt: "Dialacca Maior Mesuae", "Diaprassivum Nicolai", "Mithridatium Damocratis", "Theriaca Andromachi", "Hieralogodium D. Nicolai", "Pilulae de Serapino D. Mesuae", "Sirupus de Arthemisia D. Matthaei de Gradibus", "Trochisci de Myrrha D. Rhasis" und "Oleum Samsuchinum".

12 Cordus (1546), Sp.72.

13 Vgl. Cordus (1546), Sp. 63 f.

14 Aetios von Amida (6. Jh. n. Chr.) soll Arzt am Hofe Kaiser Justinians gewesen sein; vgl. Neuburger II (1911), 104-109.

15 Vgl. Dilg (1986), 2678 f.

Herstellungsvorschrift nochmals ausführlich auf äußere Beschreibung und Herkunft einzelner Drogen ein, wobei er auch auf mögliche Ersatzstoffe hinweist.[16]

Die Zusammensetzung des Theriaks im Nürnberger Dispensatorium von 1546 stimmt fast vollständig mit der von Galen als elegisches Lied überlieferten Theriakrezeptur des älteren Andromachos, genannt "Galene", überein, die Andromachos der Jüngere in die Prosaform übertragen haben soll.[17] Von geringfügigen Abweichungen hinsichtlich Schreibweise, Bezeichnung der Drogenteile und Angaben zu Ersatzstoffen [18] abgesehen, findet sich das Theriakrezept in der von Cordus überlieferten Form in allen untersuchten amtlichen Arzneibüchern des 16. und 17. Jahrhunderts.

Die Zuschreibung abortiver Eigenschaften an das Universalarzneimittel geht ebenfalls auf die antike Tradition zurück und offenbart eindringlich die Kontinuität der "ars medica" über einen Zeitraum von eineinhalb Jahrtausenden. Galen beschreibt in seiner Schrift "De antidotis" sechs verschiedene Rezepte für den Schwangerschaftsabbruch.[19] Ein Großteil der Ingredienzien - etwa "Crocus", "Aristolochia", "Petroselinum" oder die Gummiharze "Galbanum" und "Opopanax" - begegnen in der Arzneimittellehre des Dioskurides als Abortiva.[20] Das mittelalterliche Antidotarium Nicolai weist die "Tyriaca magna Galeni" gleichfalls als Emmenagogum und Abortivum aus.[21] In der geburtshilflichen Praxis der frühen Neuzeit mag das kostspielige und aufwendig herzustellende Universalarzneimittel dagegen eher eine untergeordnete Rolle gespielt haben.

In der auf 650 Präparate erweiterten dritten Auflage des Cordus'schen Dispensatoriums vom Jahre 1598 stieg auch die Zahl der Emmenagoga auf fünfzehn.[22] Zudem wird nun ein geburtfördemdes Pulver aufgeführt, das in gleicher

16 Dieser in Kursivdruck erscheinende Kommentar ist weder in der Augsburger Pharmakopoe von 1564 noch im Kölner Dispensarium von 1565 vorhanden.

17 Vgl. Winkler (1980), 190-202.

18 Das Nürnberger Dispensatorium von 1666 gibt zum Beispiel als Ersatz für "Opobalsamum" nicht "Oleum Caryophyllorum", sondern "Oleum Nucis moschatae" an. Vgl. Cordus (1666), 55.

19 Vgl. Winkler (1980), 122-24.

20 Vgl. Keller (1988), 64.

21 "Menstrua educit et foetum mortuum expellit". Vgl. Goltz (1976), 146.

22 Zusätzlich zu den in Anm. 10 genannten: "Diacalaminthes Mesuae", "Electuarium de Limatura Chalybis", "Antidotum Haemagogum", "Syrupus de Betonica simplex", "Oleum de Piperibus Mesuae", "Oleum Cheyrinum".

Zusammensetzung bereits in der Augsburger Pharmakopöe von 1564 zu finden ist, so daß die Vermutung einer Übernahme der Rezeptur aus dieser Quelle durch die Bearbeiter des Nürnberger Dispensatoriums naheliegt.[23]

1.2. Die Augsburger Pharmakopöen

Die erste Ausgabe der Augsburger Pharmakopöe erschien 1564 unter dem Titel: "Enchiridion, sive ut vulgo vocant dispensatorium compositorum medicamentorum, pro Reipub[licae] Augstburgensis Pharmakopoeis". Von 1573 an kam sie unter der Titelei "Pharmacopoeia Augustana" heraus.[24] Als Verfasser aller Ausgaben des 16. Jahrhunderts galt lange Zeit der Augsburger Arzt Adolph Occo III. (1524-1606), der 1563 mit der Visitation der Apotheken beauftragt worden war. Neuere Forschungen haben jedoch ergeben, daß das "Enchiridion" nicht auf Occo III., sondern mit hoher Wahrscheinlichkeit auf ein Autorenkollektiv zurückgeht, das aus vier Ärzten, darunter Occo II., und einem Apotheker bestand.[25]

Erst in der zweiten Auflage von 1573 und in allen übrigen des 16. Jahrhunderts wird Occo III. ausdrücklich als Urheber genannt. Die Herausgeber und Bearbeiter der zahlreichen weiteren Drucke des 17. Jahrhunderts, die in Augsburg, Nürnberg, Rotterdam und Dordrecht erschienen, können hier nicht im einzelnen aufgeführt werden. Nicht nur die hohe Auflagenzahl, die die "Pharmacopoeia Augustana" erreichte (die letzte Ausgabe erschien 1734), sondern auch zahlreiche Medizinalordnungen verdeutlichen die Beliebtheit dieses Arzneibuches, das im 17. Jahrhundert in nahezu allen Apotheken des damaligen deutschen Reichsgebietes anzutreffen war und auch in Österreich gesetzliche Gültigkeit erlangte.[26]

Das "Enchiridion" von 1564 gibt keine Indikationen für die beschriebenen Medikamente an, in einigen Fällen geht der Verwendungszweck jedoch aus der Überschrift hervor. So erscheint unter dem Titel "Pulvis partum provocans" ein Pulver, bestehend aus einer Drachme "Cinnamonum", einer halben Drachme "Crocus" sowie je zwei Skrupel Rinde von "Cassia lignea vera" und "Cassia

23 "Pulvis partum promovens". Vgl. Cordus (1598), 36. Das genannte Pulver findet sich auch in der vierten Ausgabe von 1666.

24 "Enchiridion" bedeutet "Handbuch", vgl. Goltz (1969), 2012. Zur Augsburger Pharmakopöe vgl. Gensthaler (1973); Seidel (1977), 53 f.; Schmitz (1977), 240; Bartels (1986).

25 Vgl. Gensthaler (1973), 102-104.

26 Vgl. Gensthaler (1973), 145 f. Eine Bibliographie der in Deutschland erreichbaren Ausgaben findet sich a.a.O., 139-144.

fistula".[27] Diese Rezeptur erscheint in den späteren Ausgaben sowie im Nürnberger Dispensatorium von 1598 in leicht abgewandelter Form ("Cassia fistula" wird durch ein Scrupel "Succinum albissimum" ersetzt) und mit näherer Bezeichnung der Anwendungsgebiete: Es erleichtert die Geburt, beschleunigt die Wehen und fördert den Auswurf des Foetus.[28] Zur Verabreichung wird die Gabe in "Aqua Liliorum" empfohlen. Das Nürnberger Dispensatorium von 1666 setzt für "Pulvis partum promovens" bei gleichen Bestandteilen wesentlich höhere Gewichtsmengen ein. Nimmt man für die Droge "Crocus" die Verwendung von reinem Safran (Crocus sativus L.) an, so würde bei dem vorgeschriebenen Anteil von zwei Drachmen (etwa 7,5 g) durchaus die abortiv wirksame Dosis erreicht.[29]

In den folgenden Ausgaben der "Pharmacopoeia Augustana" wird dem "Pulvis partum provocans" eine weitere Rezeptur beigefügt, die auf den Arzt Helideus aus Padua zurückgehen soll. Es handelt sich um ein aus "Cinnamomum", "Crocus" und "Borax" zusammengesetztes Pulver, dessen Wirksamkeit durch Zusatz von Pferdehoden oder pulverisierter Walnuß noch erhöht werden kann. Letzteres dürfe jedoch nur nach Beurteilung durch einen umsichtigen Arzt geschehen.[30] Die Bindung des Zusatzes wirkungsverstärkender Komponenten an das Ermessen eines "Medicus prudens" erinnert an die Bestimmungen der Medizinalordnungen, die dem Apotheker die Abgabe fruchtaustreibender Mittel ohne eine ärztliche Verschreibung untersagen.

Alle weiteren Ausgaben der "Pharmacopoeia Augustana" (1597, 1613, 1643, 1646, 1710), die zu dieser Untersuchung herangezogen wurden, liefern im Hinblick auf Abortivarzneien dasselbe Bild. Neben den beiden oben erwähnten Pulvern und der "Theriaca Andromachi" begegnen vier weitere Mittel zur Fruchtaustreibung, darunter "Mithridatium Damocratis", eine theriakähnliche Arznei, die sich durch eine niedrigere Anzahl von Bestandteilen, einen geringeren Gehalt an Opium und das Fehlen von Schlangenfleisch auszeichnet. Zu den breitgefächerten Anwendungsgebieten des Mithridats zählen unter anderem die Beförderung der Menses und der "Auswurf" des toten Foetus.[31] Auch dieses Re-

27 Vgl. Enchiridion (1564), Sp. 110.

28 "Ad partus labores facilitandos utiliter exhibetur, eosdem namque accelerat, et foetus exclusionem promovet", Pharmacopoeia Augustana (1613), 113.

29 Vgl. Cordus (1666), 42. Nach Frohne u. Pfänder (1983) gelten 5-10 g Safran als abortiv wirksame Dosis.

30 Vgl. Pharmacopoeia Augustana (1613), 113. Im Nürnberger Dispensatorium von 1666 trägt das Pulver bei veränderten Mengenangaben die Bezeichnung "Pulvis ad partum validior".

31 "mortuum foetum eijcit"; vgl. Pharmacopoeia Augustana (1597), 113.

zept geht auf die griechischen Ärzte zurück und wird bei Galen nahezu wortgleich überliefert;[32] seine Bedeutung in der geburtshilflichen Praxis der frühen Neuzeit erscheint jedoch gleichfalls zweifelhaft.

Anders mag es sich mit den "Trochisci de Myrrha" verhalten haben, die im Gegensatz zum "Mithridatium" ein spezielles frauenheilkundliches Mittel darstellen. Im "Enchiridion" von 1564 gehören sie zu jenen mit Asteriscus gekennzeichneten Arzneien, die in der Apotheke stets vorrätig zu halten waren. Als Quelle wird das neunte Buch des Al Mansur von Rhazes angegeben, das sich mit der Zurückhaltung der monatlichen Reinigung befaßt:[33]

"Trochisci de Myrrha, Rhasis.
Rp. Myrrha drachmas tres
Farinae Lupinorum drachmas quinque
Foliorum Rutae Mentastri
Pulegii cervini (id est Dictamni Cretici)
Cumini
Rubiae
Asae foetidae
Sagapeni
Opopanacis ana drachmas duas".[34]

Zur Herstellung empfiehlt das "Enchiridion" von 1564, die Gummiharze in Essig zu lösen und anschließend alle Drogen unter Zusatz von eingedicktem Wermutsaft ("Sucus absinthii")[35] zu "Trochisci", "Zeltlein", zu verarbeiten. Die zum innerlichen Gebrauch bestimmte Arzneiform sollte in einem Dekokt von Wacholderbeeren verabreicht werden. "Pulegium cervinum" könne auch durch "Pulegium vulgare" ersetzt werden, das die stärkste emmenagoge Kraft besitze. Über die Wirkung der "Trochisci de Myrrha" erfährt der Leser: "Sie erregen nämlich die verzögerte Menstruation, die durch ... Verdichtung des Blutes entstanden ist, ... sie öffnen verstopfte Gänge. Den toten Foetus, aber besonders die verzögerte Nachgeburt treiben sie mit vorstehendem Mittel heraus".[36] Die Kom-

32 Vgl. Winkler (1980), 273-275.

33 Rhazes: persisch/arabischer Arzt (ca. 865-925); von seinem Werk Kitab-al-Mansuri war das 9. Buch, behandelnd die spezielle Pathologie a capite ad calcem, besonders beliebt. Vgl. Ullmann (1970), 128-132 u. Baki (1986), 1-8. Zu den Kontrazeptiva und Abortiva im Kitab-al-Mansuri vgl. Musallam (1983), 83.

34 Pharmacopoeia Augustana (1597), 228. Zur Arzneiform der "Trochisci" vgl. Zimmermann (1975), 262 f.

35 Die Ausgaben von 1597, 1613, 1643 und 1646 empfehlen "Succus Artemisiae".

36 Pharmacopoeia Augustana (1597), 228.

bination von Myrrhe mit Raute, Diptam und Opopanax verleiht den "Trochisci de Myrrha" pharmakologisch erwiesene emmenagog-abortive Eigenschaften. Ihre Wirkkraft mußte durch die galenischen Zusätze, etwa Zubereitungen von Wermut, Beifuß oder Wacholder, noch steigen.[37] Bereits Dioskurides bemerkt: Myrrhe "erweicht auch die verschlossene Gebärmutter und öffnet sie, ... treibt die Feten rasch ab, wenn sie mit Apsinthion ... als Zäpfchen eingelegt wird".[38]
Zwei weitere Abortivarzneien finden bei den "Olea" Erwähnung:
"Oleum Sampsuchinum, id est, Maioranae Actuarii.
Rp. Foliorum Samsuchi manipulos quatuor
Serpilli manipulos duos
Foliorum Myrti manipulum unum
Abrotani
Sisymbrii seu Mentae aquaticae ana manipulos semis
Cassiae ligneae verae uncias duas
Olei omphacini quantum sufficit."[39]

Das dem byzantinischen Arzt Joannes Aktuarios (Ende 13. Jh.) zugeschriebene Compositum leitet sich von Dioskurides her, der in seinem Werk "Materia medica" ein Majoransalböl gleicher Zusammensetzung zur Fruchtaustreibung verordnet.[40] Das Öl, das unter anderem gegen "kalte" Krankheiten von Gehirn und Nerven, gegen Lähmungen und Ohrensausen, aber auch gegen "Verstopfungen" des Uterus wirksam sein sollte, da es die Menses, die Nachgeburt und die Leibesfrucht "herausziehe", war durch mehrfache Mazeration herzustellen.[41] Zu diesem Zweck sollten die zerkleinerten, angestoßenen Drogen mit der Ölkomponente, dem "Oleum omphacinum", übergossen und acht Tage lang bei Sonnenlicht im verschlossenen Gefäß mazeriert werden. Das durch Auspressen erhaltene Öl war wieder mit einer frischen Kräutermischung zu versetzen. Im ganzen sollte die Mazeration dreimal wiederholt werden. Die Identität des nicht näher erläuterten "Oleum Omphacinum" kann mit Hilfe des Nürnberger Dispensatoriums von 1546 aufgeklärt werden, das angibt, die Gewinnung des Öles erfolge durch Auspressen unreifer Oliven.[42] Leider fehlen jedoch Hinweise auf die

37 Im Nürnberger Dispensatorium von 1598 wird sogar vorgeschlagen, die Gummiharze wahlweise in einer Abkochung von Sadebaum zu lösen; vgl. Cordus (1598), 187.

38 Zit. n. Keller (1988), 184 f.

39 Pharmacopoeia Augustana (1597), 286.

40 Vgl. Dioskurides. ed. Sprengel: Mat.med.I, 61 u.Keller (1988), 218 f. Zu Aktuarios vgl. Neuburger II (1911), 133-135.

41 "Menses, secundas, et partus extrahit"; Pharmacopoeia Augustana (1597), 286.

42 Vgl. Cordus (1546), Sp. 230.

Applikationsform und Dosierung des Öles. Da unklar bleibt, ob es eingenommen, eingerieben oder in die Geschlechtsteile eingegossen werden sollte, läßt sich die Frage nach seiner Wirksamkeit schwerlich beantworten.

Das zweite Öl, dem der Autor der "Pharmacopoeia Augustana" fruchtaustreibende Eigenschaften zuschreibt, nimmt sowohl hinsichtlich seiner Ausgangsstoffe als auch in Bezug auf sein Herstellungsverfahren eine gewisse Sonderstellung ein. Es handelt sich um ein "hermetisches" Arzneimittel, "Oleum philosophorum sive de lateribus", dessen Rezeptur auf den arabischen Autor (Ps.-) Mesue zurückgehen soll.[43] In den Augsburger Ausgaben von 1643 und 1646 erscheint das "Ziegelsteinöl" innerhalb der sogenannten "Mantissa hermetica", einer speziellen Vorschriftensammlung für chemische und spagyrische Arzneimittel, die der "Pharmacopoeia Augustana" seit 1640 angegliedert war.[44] Aus der Überschrift des Präparates ("Öl der Philosophen") geht bereits der Bezug zur Alchemie hervor.[45]

Als Ausgangsstoff diente "tegula ruffa antiquissima", also alte Dachziegel aus rotem Ton, die in mittelgroße Stücke zerbrochen und bis zur Vollglut erhitzt wurden. Die glühenden Ziegelbrocken sollten dann mit einem klaren, alten, nicht näher bezeichneten Öl abgelöscht werden. Anschließend wurden sie zu feinem Pulver zerstoßen und im gläsernen Kolben destilliert. Das dermaßen zubereitete "Oleum philosophorum" war in einem gut verschlossenen Gefäß aufzubewahren.[46] Während der Verfasser des Nürnberger Dispensatoriums das Öl als hervorragendes Mittel gegen alle "kalten" Krankheiten, so Schmerzen von Rücken und Gelenken, hervorhebt, jedoch keinerlei Hinweise auf gynäkologisch-geburtshilfliche Verwendungszwecke gibt, heißt es in der "Pharmacopoeia Augustana" außerdem: "iniectum utero menses provocat, foetum vivum aut mortuum educit".[47] Bemerkenswert erscheint die Erwähnung des lebenden Foetus, der

43 Zum "Grabadin" des (Ps.-) Mesue (vermutl. 11. Jh.) vgl. Ullmann (1970), 305 f. In einer gedruckten Ausgabe der Werke von (Ps.-) Mesue ließ sich die Herstellungsvorschrift des "oleum philosophorum", nicht aber die Zuschreibung abortiver Eigenschaften verifizieren. Vgl. (Ps.-) Mesue (1561), 179^r f.

44 Die "Mantissa hermetica" verdeutlicht das allmähliche Eindringen chemischer Präparate in den offizinellen Arzneischatz des 17. Jahrhunderts.

45 Die Alchemiker wurden im 16. und 17. Jahrhundert häufig als "Philosophi" bezeichnet. Das Attribut "philosophorum" tritt im Nürnberger Dispensatorium von 1546 nicht auf, dort heißt es lediglich: "Oleum de lateribus".

46 Vgl. Pharmacopoeia Augustana (1597), 194.

47 Pharmacopoeia Augustana (1597), 194; a.a.O. (1613), 244 f.; a.a.O. (1643), 768 f.; a.a.O. (1646), 337 f.; a.a.O. (1710), 295.

gleich dem abgestorbenen aus dem Mutterleib hinausbefördert werden soll, wenn das "Oleum philosophorum" in die Vagina eingebracht wird.

Chemisch betrachtet bestehen Tonziegel aus Aluminiumoxid mit wechselnden Anteilen an Silicium und Metallsalzen, insbesondere Eisen; die genaue Zusammensetzung ist je nach geologischer Herkunft des Lehms verschieden. Das bei obigem Prozeß gewonnene Destillat dürfte dagegen aus den Zersetzungsprodukten des Öles bestanden haben, mit dem die glühenden Ziegel zu Beginn übergossen worden waren.[48] Das Verfahren zeugt von der in der Alchemie üblichen Auffassung, daß auch Metalle und Mineralien durch Destillation "verfeinert" werden können.

Die Augsburger Pharmakopöen vermögen vielleicht ein charakteristisches Bild vom Stand der "Schulmedizin" ihrer Zeit vermitteln. Bei einer Gesamtzahl von 614 Präparaten in der "editio princeps" von 1564, die in den späteren Ausgaben noch erhöht wurde, nehmen sich sechs bis sieben fruchtabtreibende Arzneien äußerst bescheiden aus. Die gesamte Geburtshilfe, insbesondere die Austreibung des Foetus, war für die Herausgeber der amtlichen Arzneibücher kein wesentlicher Gegenstand des Interesses.

1.3. Das Kölner Dispensarium

Das "Dispensarium usuale pro pharmacopoeia inclytae Reipub[licae] Colonien[sis]" erschien erstmals im Jahre 1565, also kurze Zeit nach der Augsburger Pharmakopöe. Als Verfasser zeichnet ein Autorenkollektiv verantwortlich, das sich aus dem Kölner Medizinprofessor Hubert Faber und drei praktischen Ärzten der Stadt zusammensetzte (Bernhard Cronenburg, Johannes Echt und Theodor Birckmann).[49] Im Gegensatz zu den Pharmakopöen von Nürnberg und Augsburg blieb die Bedeutung des Kölner Dispensariums im wesentlichen auf den Ort der Herausgabe beschränkt, was jedoch nicht auf einen Mangel an Qualität, sondern vielmehr auf unzureichende Verbreitung durch den Buchhandel zurückgeführt wird.[50] Eine zweite Auflage erschien erst 1627.

48 Die Herstellungsvorschrift des "Ziegelsteinöls" wurde von Wietschorek (1962), 162-169 nachgearbeitet; als Produkte der thermischen Hitzeverseifung fand er Glycerin, Ölsäure, Acrolein, Ketone etc. mit relativ hoher Toxizität.

49 Vgl. Dann (1969), 15.

50 Vgl. Dann (1969), 56 f.

Die Verfasser des "Dispensarium Coloniense" befassen sich vergleichsweise ausführlich mit den Simplicia und ihren Verfälschungen. Auch die Beschreibung der Arbeitsverfahren nimmt einen großen Raum ein.[51] Dies tritt zum Beispiel bei der Vorschrift des "Oleum Latericium, quod et Philosophorum nuncupatur" hervor: Auch hier dienen Dachziegel aus roter Erde als Ausgangsmaterial; es folgt jedoch eine wesentlich ausführlichere Schilderung des Extraktionsverfahrens und der dazu erforderlichen Geräte. Als Ersatzstoff für das sonst nicht näher erläuterte "klare, alte Öl" wird jedoch Rosmarinöl, "Oleum rorismarini", angegeben.[52]

Zur weiteren Veranschaulichung findet sich im Kölner Dispensarium zu Beginn des Kapitels über destillierte Öle die Abbildung eines Laborofens, die vermutlich der Alchèmica-Literatur entnommen ist.[53] Das "Dispensarium Coloniense" bekundet somit ein vergleichsweise großes Interesse an den chemischen Verfahrensweisen zu einer Zeit, in der die traditionelle Medizin der Alchemie und Chemiatrie eher kritisch gegenüberstand. Dies mag auf den Mitherausgeber Theodor Birckmann zurückzuführen sein, der im Gegensatz zu anderen Arzneibuchautoren des 16. Jahrhunderts den Paracelsismus nicht abgelehnt zu haben scheint.[54] Leider fehlen Angaben zu den Indikationsgebieten, so daß weitere Rückschlüsse auf Abortivarzneien nicht möglich sind. Die in der Augsburger Pharmakopöe angegebenen Mittel zur Fruchtaustreibung sind, obschon ohne Kennzeichnung des Verwendungszweckes, im "Dispensarium Coloniense" überwiegend enthalten.[55]

2. Arzneibücher nichtamtlichen Charakters

Neben den amtlichen Pharmakopöen erschienen im 16. und 17. Jahrhundert zahlreiche Arzneibücher "privater" Natur, die, obschon sie niemals gesetzliche Geltungskraft erlangten, die Praxis von Arzt und Apotheker wesentlich beeinflußten. Das bekannteste unter ihnen, die von Johann Schröder verfaßte

51 Vgl. Dann (1969), 46.

52 Vgl. Dispensarium Usuale (1565), 183^{v}-184^{v}.

53 Zur technologischen Entwicklung der Destilliergeräte vgl. Pfeiffer (1986).

54 Vgl. Schneider (1961), 1144.

55 Es fehlen die Herstellungsvorschriften für "Pulvis partum provocans" und "Oleum sampsuchinum". Die Ausgabe des Jahres 1627 verzichtet ebenfalls auf Indikationsangaben, führt jedoch ein aus "Diptamnum Creticum", "Cassia lignea", "Crocus", "Borax" und "Succinum" bestehendes geburtshilfliches Pulver auf; vgl. Pharmacopoeia Coloniense (1627), 61.

"Pharmacopoeia medico-chymica", gilt gar als "das wichtigste Nachschlagewerk des Apothekers des 17. und 18. Jahrhunderts",[56] oder als das seinerzeit "populärste Arzneibuch in Deutschland".[57] Mag hier auch ein wenig Übertreibung mitschwingen, so ist diesem Werk doch eine bedeutsame Rolle in der frühneuzeitlichen Pharmazie nicht abzusprechen. Eine Berücksichtigung der nichtamtlichen Pharmakopöen ist folglich notwendig, wenn man zu einer einigermaßen umfassenden Darstellung der Abortiva in der Arzneibuchliteratur gelangen will.

Im Gegensatz zu den gesetzlich eingeführten Pharmakopöen wurde denjenigen privaten Charakters von pharmaziehistorischer Seite bisher vergleichsweise wenig Aufmerksamkeit gewidmet. Zudem erweist sich bei näherer Beschäftigung die von zahlreichen Pharmaziehistorikern vertretene Position, eine "Pharmakopöe" sei als "Gesetzbuch" zu definieren, "welches innerhalb eines bestimmten Geltungsbezirks die Beschaffenheit einer gewissen Anzahl von arzneilichen Grundstoffen und Präparaten regelt",[58] als unzulänglich und wenig sinnvoll. Der Vorschlag von Lutz, Arzneibücher mit beschränkter gesetzlicher Geltungskraft als "Rezeptarien" und solche von privater Natur als "Handbücher" zu bezeichnen,[59] erscheint gleichfalls verwirrend: Die Schröder'sche "Pharmacopoeia" wäre demnach keine Pharmakopöe, sondern lediglich ein (pharmazeutisches) Handbuch. Diese Unstimmigkeit führte in der Literatur zu stets neuen Bemühungen um eine Definition des Wortes "Pharmakopöe". Die meisten Autoren stimmen darin überein, den Begriff für die gesetzlichen Vorschriftenbücher zu reservieren.[60] Demgegenüber bemerkt Dietlinde Goltz zu Recht, die Gleichsetzung von "Pharmakopöe" mit "amtlichem Arzneibuch" ermögliche "keine brauchbare historische Methodik", sondern sei "von historischen, sachlichen und begrifflichen Gesichtspunkten her gesehen ... teils ... unrichtig, teils ... ungenau".[61] Der Ausdruck "Pharmacopoea", ursprünglich "Arzneibereitung", impliziert in keiner Weise die Gesetzeskraft des jeweiligen Buches. Die wissenschaftliche Verknüpfung von "Pharmakopöe" mit "gesetzlicher Geltung" stiftet, zumindest in der frühen Neuzeit, Verwirrung, sind doch vor allem im 17. Jahrhundert zahlreiche Werke unter diesem Titel erschie

56 Ferchl (1933).
57 Caesar (1985), 6.
58 Lutz (1961), 23.
59 Vgl. Dann (1960), 1492.
60 Vgl. zum Beispiel Wittop-Koning (1963), 190, u. Schmauderer (1969), 2.
61 Goltz (1969), 2011.

nen, ohne jemals eine amtliche Einführung erfahren zu haben. Eine "Pharmakopöe" ist einfach als ein Arzneibuch zu betrachten, wobei jeweils hinzugefügt werden muß, ob es nun amtliche oder private Rechtsnatur besaß.

Zu den ältesten Büchern, die das Wort im Titel tragen, zählt ohne Zweifel die 1560 von Johannes Placotomus (1514(?)-1577), Apotheker und Stadtarzt zu Danzig, herausgegebene "Pharmacopoea in compendium redacta".[62] Der Autor wendet sich darin an die Lehrlinge der Apothekerkunst ("Tyrones pharmacopoeae"), deren mangelhafte Ausbildung er verbessern will. Obwohl es in Danzig zu dieser Zeit kein offizielles städtisches Arzneibuch gab, wurde das Werk nicht amtlich eingeführt, ebensowenig in Antwerpen, dem Ort der Drucklegung. Bei Placotomus entspricht die Verwendung des Begriffes "Pharmacopoea" noch der Wortbedeutung im ursprünglichen Sinne: Mehr als die Hälfte des Buches behandelt das "Arzneimachen", also die Sammlung und Zubereitung der Rohdrogen, die Arzneiformen, die pharmazeutischen Tätigkeiten und anderes. Selbst die zweckmäßige Anlage und Ausstattung der Apothekenräume wird bedacht.[63] Der zweite Teil enthält schließlich, in enger Anlehnung an das Dispensatorium des Valerius Cordus, Vorschriften zur Herstellung der Composita. Placotomus, selbst beide Berufe praktizierend,[64] befürwortet die scharfe Trennung von Arzt und Apotheker, wobei pharmakologische Entscheidungen dem ersteren überlassen bleiben sollen. Diese Haltung bildet den Grund dafür, daß er, im Gegensatz zu anderen Arzneibuchautoren seiner Zeit, darauf verzichtet, die Wirkungen und Anwendungsgebiete der Medikamente zu beschreiben. Wie er in der Vorrede erklärt, geziemt sich deren Kenntnis nicht für Pharmazeuten. Hinweise auf Abortivarzneien sind in seinem Werk somit nicht zu finden.

Die ein Jahr später erschienene "Pharmacopoeia" des Metzer Arztes Anutius Foesius scheint sich dagegen eher an Mediziner zu richten. Es handelt sich weniger um ein Lehrbuch der pharmazeutischen Praxis als vielmehr um ein Vorschriftenbuch zur Bereitung der zusammengesetzten Arzneimittel mit ausführlichen Indikationsangaben. Eine gesonderte Behandlung der Simplicia fehlt. Wie

62 Die Erstausgabe erschien 1560 in Antwerpen, eine zweite folgte 1561 in Lyon. Placotomus war nicht der erste, der das Wort "Pharmacopoea" als Buchtitel verwendete; schon zuvor hatte es Jacobus Sylvius in gleicher Weise gebraucht ("Pharmacopoeae libri tres", Lyon 1548). Vgl. Dann (1957), 1010.

63 Vgl. Placotomus (1560), 95^r - 96^v.

64 Placotomus war seit 1552 Stadtarzt in Danzig, seit 1955 auch Leiter der dortigen Ratsapotheke; vgl. Dann (1957), 1016.

bei späteren Autoren fungiert das Wort "Pharmacopoeia" hier als eigenständiger Buchtitel.[65]

Im Folgenden sollen die in den nichtamtlichen, lateinischsprachigen Arzneibüchern des 16. und 17. Jahrhunderts beschriebenen Abortiva im einzelnen untersucht werden. Angesichts des großen Umfanges der Literaturgattung ist es im Rahmen dieser Arbeit kaum möglich, sämtliche Werke zu berücksichtigen. So wurden die im 16. Jahrhundert häufig erschienenen Druckfassungen mittelalterlicher Arzneibücher [66] ebenso ausgeklammert wie die spagyrischen Arzneibücher der Paracelsisten.[67] Stattdessen wurde versucht, die pharmaziehistorisch bedeutsamsten Werke von H.-J. Wecker, J. Schröder, J. Zwelfer eingehend im Hinblick auf Abortiva zu durchforsten und durch Angaben aus weiteren zeitgenössischen Arzneibüchern zu ergänzen. Dabei ergibt sich selbstverständlich ein fließender Übergang zur mittelalterlichen bzw. paracelsistischen Literatur: Während die Autoren der frühen Werke überwiegend aus den Heilmittellehren Galens und der Araber schöpfen, macht sich im 17. Jahrhundert ein zunehmender Einfluß der Chemiatrie bemerkbar.

2.1. Die "Pharmacopoeia" des Anutius Foesius

Die erste und, soweit bekannt, einzige Ausgabe dieses Arzneibuches erschien 1561 in Basel bei Thomas Guarinus. Der Verfasser, mit französischem Namen Anuce Foès (1528-1595), stammte aus Metz. Nach dem Studium der Medizin an den Universitäten Paris und Pont-à-Mousson ließ er sich in seiner Vaterstadt nieder und erwarb dort den Ruf eines angesehenen Arztes.[68] Seinen wissenschaftlichen Ruhm verdankte er vor allem einer Herausgabe der Werke des Hippokrates, die er aus dem Griechischen in die lateinische Sprache übersetzte und neu kommentierte. Das Bemühen um Wiederbelebung der klassischen Texte läßt ihn als Humanisten erscheinen; manche Autoren zählen ihn zu den "wichtigsten Urhe-

65 Vgl. Dann (1960), 1491.

66 So das im 15. Jahrhundert von J.J.Manlius de Bosco verfaßte "Luminare maius" (Druckfassungen Venedig 1504, 1520, 1536, 1566 etc.) oder das von Quiricus de Augustis stammende "Lumen apothecariorum" (Druck Venedig 1495, 1504 etc.) Zum "Luminare maius" vgl. Schuhmacher (1936). Eine kritische Bearbeitung des "Lumen apothecariorum" findet sich bei Wolf (1973).

67 Die "Pharmacopoea spagyrica" von J.D.Mylius, Frankfurt 1628; die "Basilica chymica" von Oswald Croll, Genf 1609 und viele andere.

68 Vgl. Dann (1957), 26.

bern der Umgestaltung der Heilkunde, welche sich im 16. Jahrhundert vollzog".[69]

Diesem Anspruch trägt das Arzneibuch, mit vollem Titel "Pharmacopoeia, medicamentorum omnium quae hodie ad publica medentium munia officinis extant, tractationem et usum ex antiquorum medicorum praescripto continens", jedoch nur in begrenztem Maße Rechnung. Es enthält ausschließlich Composita, die, wie in der Pharmakopöenliteratur üblich, nach Arzneiformen gegliedert sind. Die Mehrzahl der Vorschriften stammt von arabischen Autoren; in nicht weniger als 127 Fällen, das ist mehr als ein Drittel, gibt Foesius (Ps.)-Mesue als Gewährsmann an.[70] Von alleiniger Rückbesinnung auf die Werke der Antike kann somit kaum die Rede sein. Lediglich einige Kommentare lassen vermuten, daß der Verfasser sich stärker als andere Arzneibuchautoren seiner Zeit an den klassischen Texten orientiert haben mag.

Die Angaben zu Wirkung und Anwendung der Medikamente sind recht umfangreich. Einige Arzneimittel werden auch als abortiv wirksam beschrieben, darunter Theriak und Mithridat des Andromachos, Majoranöl ("Oleum sampsychinum") sowie Ziegelsteinöl ("Oleum philosophorum").[71] Sie alle begegnen in den späteren Ausgaben der "Pharmacopoeia Augustana" als fruchttreibende Medikamente. Eine Orientierung der Herausgeber an dem zuvor erschienenen Arzneibuch des Foesius wäre folglich nicht auszuschließen, zumal die Indikationsstellung in allen vier Fällen wörtlich übereinstimmt.[72] Darüber hinaus erwähnt Foesius mehrere Pulver gegen Geburtsschmerzen, zur Reinigung von "Unrat" nach der Geburt und zur Austreibung der Placenta, ohne jedoch die Entfernung des toten Foetus explizit zu nennen.[73]

Bei "Unguentum de arthanita maius", einem Salbenpräparat, das "Cyclamen" als Hauptbestandteil enthält, zitiert Foesius eine Schrift von Galen, der zufolge die Pflanze fruchttötende Eigenschaften besitzt.[74] Die aufwendige Rezeptur

69 Vgl. Hirsch II (1884), 555 f.

70 Vgl. Dann (1957), 27.

71 Vgl. Foesius (1561), 126, 133, 540 f., 566.

72 Vgl. Foesius (1561), 566, und Pharmacopoeia Augustana (1597), 194: "Oleum philosophorum...iniectum utero menses provocat, foetum vivum aut mortuum educit". Foesius (1561), 540 f., und Pharmacopoeia Augustana (1597), 286: "Oleum sampsychinum...menses, secundas et partus extrahit".

73 Die Indikation lautet: "ad partus purgamentorum, et involucri foetus (Secundas dicimus) explicationem"; Foesius (1561), 481.

74 Foesius gebraucht den Ausdruck "foetum interimere" ("den Embryo vernichten"); vgl. Foesius (1561), 591-593. Das Präparat wird in gleicher Zusammensetzung in der

stammt laut Verfasser aus dem Grabadin des (Ps.)-Mesue. Ausgangspunkt der Herstellung sind pflanzliche Säfte, wobei nicht weniger als ein "Pfund" "Succus cucumeris" und drei "Pfund" "Succus cyclaminis" zur Anwendung kommen.[75] Der erste Arbeitsgang schreibt vor, drei pulverisierte Drogen ("Pulpae colocynthidos", "Polypodium" und "Euphorbium") acht Tage lang in einer Mischung von Kuhbutter, Irisöl und den beiden Pflanzensäften zu mazerieren. Nach Aufkochen und Kolieren werden unter mehrmaligem Erhitzen Myrrhe, Sagapenum, Wachs und Stiergalle zugesetzt. In diese Zubereitung soll vor dem Erkalten ein Pulver eingestreut werden, das aus neun pflanzlichen Drogen und einem mineralischen Mittel, nämlich Kochsalz,[76] zusammengesetzt ist. Zur Mengenangabe verwendet Foesius anstelle von "Drachmae" die weniger gebräuchliche Maßeinheit "aureus".[77] Unter den pflanzlichen Bestandteilen des Pulvers sticht der hohe Anteil an giftigen oder drastisch wirksamen Drogen hervor wie etwa "Scammonium", "Mezereum", "Euphorbium", "Aloe" und "Colocynthidos". So kann es nicht verwundern, daß die Benutzung der Salbe all jenen empfohlen wird, die vor der innerlichen Einnahme purgierender Medikamente zurückschrecken. Die hervorragenden Kräfte sollen aber, so Foesius, im wesentlichen durch den hohen Anteil an "Cyclamen" bedingt sein. Neben Galen und (Ps.)-Mesue zitiert er die Wirkungsbeschreibungen weiterer mittelalterlicher Autoren, unter anderem Nicolaus Alexandrinus (Myrepsus) und Actuarius.

Zwei andere Stellen im Arzneibuch des Foesius erscheinen im Hinblick auf Abortiva bemerkenswert. Zum einen gibt der Verfasser zu Beginn des Abschnitts über die "Sapae", die eingedickten Pflanzensäfte, an, die eigentliche "Sapa", ein bis zum dritten Teil eingekochter Weinmost, ziehe die toten Früchte heraus, wenn sie mit Zwiebel getrunken werde. Ergänzend fügt er hinzu, die Frauen würden die "Sapa" aus einheimischen Weinsorten zubereiten, die sie bis zur honigartigen Konsistenz, das heißt bis auf den vierten oder fünften Teil, einkochten.[78]

"Pharmacopoeia Augustana" angegeben, jedoch ohne den Hinweis auf die Abortivwirkung; vgl. Pharmacopoeia Augustana (1613), 256 f.

75 "Pfund" = "libra" (entspricht ca. 360 g).

76 "Sal gemmeus" (Sal gemmae), im Bergbau gewonnenes Stein- oder Bergsalz, war im 16. Jahrhundert die apothekenübliche Kochsalzqualität; vgl. Hickel (1965), 20 f.

77 "Aureus": eine Goldmünze der römischen Antike; vgl. Schrötter (1970), 49-51. Das Gewicht eines Aureus entspricht ca. 5,6 g (1,5 Drachmen).

78 Vgl. Foesius (1561), 341. Die beste Sapa-Qualität (arab. Rob) lieferten helle, reife Trauben, doch auch dunkle Trauben könne man zur Herstellung verwenden.

In der Vorrede des ersten Kapitels, das die "Confectiones aromaticae" behandelt, geht Foesius ausführlich auf die Terminologie des Begriffs "Antidot" ein. Dabei bemerkt er, der antike Arzt Asclepiades habe in seinen Büchern über die inneren Krankheiten diejenigen Medikamente als Antidot bezeichnet, die fiebersenkend oder krampflösend wirkten oder aber eine Fehlgeburt herbeiführten.[79] Hier greift der Autor vorbehaltlos die Tradition der Antike auf.[80] Die eingehende begriffliche Erläuterung unter Angabe der griechischen Bezeichnungen, aber auch die Übernahme des Passus über die fruchtabtreibenden Eigenschaften spiegeln seine Abhängigkeit von der antiken Vorlage wider.

2.2. Das Arzneibuch des Franciscus Alexander

Im Jahre 1613 erschien in Frankfurt am Main bei Johann Jakob Pors ein Arzneibuch unter dem Titel "Phoebus medicorum". Über den Autor, laut Titelblatt ein Arzt aus Vercelli namens Franciscus Alexander, ist wenig zu erfahren.[81] Neben dem Arzneibuch, dessen Erstausgabe 1565 in Venedig gedruckt wurde, soll er einen Pesttraktat in italienischer Sprache verfaßt haben.[82] Laut Titelei beansprucht das Arzneibuch, als "Phoebus" gleichsam all das mit seinem Glanze zu erhellen, was die Eigenschaften, Zubereitungsformen und Wirkungen der Medikamente anbelangt.[83] Unter den Namen der Autoren, deren Werke von Alexander herangezogen wurden und deren Fehler er zu verbessern verspricht, sind Plinius und Avicenna ebenso zu finden wie Ärzte des 16. Jahrhunderts (L. Fuchs, V. Cordus, G. Cardano). Im Vergleich zu Foesius sollte man daher eine stärkere Auseinandersetzung mit der zeitgenössichen Literatur erwarten. Die Drucklegung in Frankfurt am Main läßt vermuten, daß das Arzneibuch auch in Deutschland eine gewisse Beachtung fand.

Die "klassischen" Abortiva der Pharmakopöen, Theriak und Mithridat, werden von Alexander nicht als solche beschrieben.[84]Stattdessen tritt das

79 Vgl. Foesius (1561), 33.

80 Vgl. Keller (1988), 64.

81 Der "National Union Catalogue" verweist auf seinen italienischen Namen Francesco degli Alessandri und gibt als Lebensdaten 1529 bis 1587 an. Bei Cosenza (1962) wird Alexander nicht erwähnt.

82 Vgl. Jöcher I (1750), Sp. 260.

83 Phoebus (Phoibos), "der Lichte": Lichtgott, Beiname des Apoll.

84 Überhaupt schränkt Alexander die lange Indikationsliste des Theriaks auf den Umfang von sieben Zeilen ein; vgl. Alexander (1613), 342.

"Electuarium haemagogum" als Abortivmittel auf. Es handelt sich dabei um eine innerlich einzunehmende Latwerge, die durch Vermischen einer Vielzahl von Drogen mit Honig oder Zucker hergestellt werden sollte.[85] Im Gegensatz zum Theriak enthält sie weder Opium noch Schlangenfleisch. Bei Betrachtung der insgesamt 37 (!) Ingredienzien fällt auf, daß mindestens ein Drittel immer wieder als Bestandteile von Abortivarzneien erwähnt werden, wobei insbesondere "Aristolochia", "Arthemisia", "Crocus", "Ruta", "Sabina", "Pulegium", "Myrrha", "Apium", "Paeonia" und "Elleborus niger" hervorzuheben sind. Die Indikationsangaben von Alexander weisen das "Electuarium haemagogum" als ein spezifisches frauenheilkundliches Mittel aus: Es soll die Menses befördern und gegen zahlreiche Erkrankungen des Gastro-Intestinal-Traktes wirksam sein, die Nachgeburt heraustreiben und den im Mutterleib abgestorbenen Foetus "herausschneiden".[86]

Interessant erscheint ein Vergleich mit dem im 13. Jahrhundert entstandenen "Antidotarium Nicolai", das gleichfalls eine Vorschrift für "Electuarium haemagogum" überliefert. Das mittelalterliche Werk nennt dieselben geburtshilflichen Indikationen wie Alexander, schreibt dem Medikament jedoch zusätzlich fruchttötende Eigenschaften zu: "Es tötet den Foetus im Uterus und zieht ihn danach heraus".[87] Möglicherweise ließ Alexander diesen Abschnitt bewußt aus: Er beschränkt sich darauf, die fruchtabtreibenden Eigenschaften der Arznei für den "unverfänglichen" Fall eines toten Embryos anzugeben.

2.3. Die Antidotarien des Hans Jakob Wecker

Den höchsten Bekanntheitsgrad innerhalb der nichtamtlichen Arzneibücher des 16. Jahrhunderts erlangten ohne Zweifel das "Antidotarium generale" und das "Antidotarium speciale" des Hans Jakob Wecker (1528-1586). Der Verfasser, wie die meisten Arzneibuchautoren seiner Zeit ein akademisch gebildeter Mediziner, lebte nach Studium und Promotion zunächst in seiner Heimatstadt Basel als Arzt und Professor der Dialektik, ehe er die Stelle eines Stadtphysikus zu

85 Vgl. Alexander (1613), 280 f. "Electuarium" bedeutet wörtlich "das, was aufgeleckt wird"; vgl. Goltz (1976), 162.

86 "foetum in utero mortuum excutit", Alexander (1613), 281.

87 Vgl. Goltz (1976), 146.

Colmar antrat. Neben einer philosophischen Schrift hinterließ er mehrere "wenig eigenes bringende, aber doch viel gebrauchte und deshalb öfter aufgelegte" medizinische Werke.[88]

Eine Bibliographie der beiden Antidotarien wurde von Willem F.Daems erstellt.[89] Er konnte mit Hilfe von Briefen, die Wecker an seinen Schwager Theodor Zwinger [90] und an seinen Drucker Episkopius in Basel geschrieben hatte, nachweisen, daß zunächst 1574 das "Antidotarium speciale" erschienen war; zwei Jahre später folgte das "Antidotarium generale". Seit 1595 wurden beide gemeinsam unter dem Titel "Antidotarium geminum generale et speciale" herausgegeben. Die zahlreichen Ausgaben, die das Werk bis zur Mitte des 17. Jahrhunderts erlebte,[91] sprechen für seine erhebliche Verbreitung; mehrere französische und eine arabische Übersetzung sind bekannt.

Zu Beginn des Textes erscheint eine Aufstellung der von Wecker herangezogenen Literatur, die über 200 Autorennamen von Hippokrates bis Paracelsus aufführt.[92] Bemerkenswert ist, daß bereits eine gewisse Paracelsus-Rezeption stattfindet, während bekanntlich die amtlichen Pharmakopöen erst um die Mitte des 17. Jahrhunderts chemiatrische Arzneien in nennenswertem Maße übernehmen sollten. Wecker stützt zwar den überwiegenden Textteil auf die klassischen Autoren, wie er auch die hippokratisch-galenische Qualitätenlehre als Einteilungsschema übernimmt, beschäftigt sich aber zudem eingehend mit dem Destillationsprozeß und gibt alchemische Arzneimittel an.[93]

Mag es sich bei den Antidotarien auch um rein kompilatorische Werke handeln, so beeindrucken sie doch durch ihre Vielfalt und Ausführlichkeit. Während das "Antidotarium generale" allgemeine pharmazeutische Themen wie Arzneiformen, Arbeitsmethoden, Gewichte oder Ersatzstoffe behandelt und die Medikamente nach pharmakologischen Gesichtspunkten beschreibt,[94] geht das

88 ADB 41 (1896), 372.

89 Vgl. Daems (1980), 41-44.

90 Theodor Zwinger (1533-1588), bedeutender Arzt und Humanist zu Basel.

91 Daems konnte insgesamt 20 Ausgaben für den Zeitraum von 1574 bis ca. 1650 eruieren.

92 Vgl. Wecker (1588).

93 Buch III des "Antidotarium generale" enthält zahlreiche Abbildungen von Retorten und Destillieröfen; das "Antidotarium speciale" beschäftigt sich in drei Kapiteln mit den "Salia", dem "Antimonium" und der Sublimation des Schwefels. Wecker erwähnt ferner die alchemische Aufbereitung des Guajakholzes und die Herstellung einer Panazee aus Gold ("Aurum potabile"); vgl. Wecker (1617), Sp. 334 u. 666 f.

94 Innerhalb des pharmakologischen Einteilungsschemas bilden die Emmenagoga eine eigene Gruppe ("De medicamentis menses moventibus", Lib.II, Cap. XXII), nicht aber die Abortiva.

"Antidotarium speciale" auf die einzelnen Drogen und Arzneivorschriften ein. Dabei nimmt die Darstellung der Simplicia (Liber I) etwa ein Drittel des Gesamtumfanges ein, das zweite Buch ist den Composita gewidmet. Den Abschluß bilden kosmetische Mittel zur Körper-, Haut- und Haarpflege (Liber III) - ein Thema, das in Arzneibüchern der frühen Neuzeit nur selten angesprochen wird.[95]

Im Hinblick auf Abortiva verdient vor allem der erste Teil des "Antidotarium speciale" Beachtung. Die gesamte Materia medica wird dort nach der klassischen Qualitätenlehre und nach pharmakologischen Wirkungen in Gruppen untergliedert, wobei der Autor zunächst die mineralischen ("De Aqua", "De Lapidibus"...), dann die vegetabilischen ("De Foliis", "De Floribus", "De Fructibus"...) und zuletzt die animalischen Arzneigrundstoffe ("De Animalibus integris", "De Excrementis"...) abhandelt. Wecker gibt nicht nur die lateinischen Drogenbezeichnungen und Synonyme an, sondern auch die entsprechenden deutschen, französischen, italienischen und spanischen Begriffe. Offensichtlich wollte er die Benutzbarkeit seines Werkes erhöhen, indem er den teils unverständlich gewordenen lateinischen Namen den jeweiligen landessprachlichen Ausdruck hinzufügte. Die Drogen-Monographien enthalten Angaben zum äußeren Erscheinungsbild, zu den verschiedenen Arten, zu Vorkommen, Blüte- und Sammelzeit der Pflanzen; den weitaus größten Teil nehmen die Indikationsbeschreibungen ein. Am Ende jedes Abschnitts nennt Wecker den Autor, aus dessen Werk er zitiert.

Die systematische Durchsicht des im "Antidotarium speciale" niedergelegten Arzneischatzes führt zu 45 pflanzlichen und drei tierischen Simplicia, die als Abortiva beschrieben werden. Außerdem erwähnt der Verfasser zu Beginn ein bayerisches Heilbad, das unter anderem den toten Embryo heraustreiben soll.[96] Das Wecker'sche Arzneibuch überrascht indes nicht allein durch die hohe Zahl fruchtabtreibender Drogen, die darin zu finden sind. Auch in seiner Sprachwahl hebt es sich von den amtlichen Arzneibüchern ab. Während sonst in der Regel vom toten Foetus die Rede ist, spricht Wecker vom Auslösen einer Fehlgeburt,[97]

95 "De medicamentis ornantibus"; vgl. Wecker (1617), Sp.1137-1210. Zu den kosmetischen Rezepturen bei Wecker vgl. Simon (1983), 39.

96 Es handelt sich um die Thermen von "Abech" (Bad Abbach) in der Nähe von Regensburg. Als Quellenautor wird ein "Rulandus" angegeben; vgl. Wecker (1617), Sp. 18. In Frage kommt Martin Ruland der Ältere (1532-1602), der 1568 eine Schrift über die medizinischen Wässer herausgegeben hat (Hydriatice, sive aquarum medicarum sectiones quatuor, Dillingen 1568).

97 "abortum facit", "abortum fieri"; vgl. Wecker (1617), Sp. 172 u. 384.

von der Austreibung der Leibesfrucht [98] und von der Tötung des Embryos im Mutterleib.[99] Wecker zeigt hier eine starke Abhängigkeit von der antiken Tradition: 43 der 48 Zitate wurden seinen eigenen Angaben zufolge der "Materia medica" des Dioskurides entnommen.[100]

Entsprechend der humoralpathologischen Vorstellung, nach der sich der weibliche Organismus durch ein Übermaß an "Kälte" und "Feuchte" auszeichnet und durch "warme", "trocknende" Mittel zu behandeln ist, werden die gynäkologisch-geburtshilflichen Indikationen fast ausnahmslos den als "warm" und "trocken" bezeichneten Drogen zugeschrieben. Innerhalb der Folia- bzw. Herba-Drogen, die "im ersten Grade warm" sein sollen, finden "Brassica (Kol)", "Chamaemelon (Camillen)" und "Tussilago (Huflattich, vulgo Farfara)"[101] als Abortiva Erwähnung. Letzteres soll in Form einer Abkochung in "Hydromel"[102] eingenommen werden. Die Wirkung von "Brassica" beschreibt der Verfasser wie folgt: "Die Blüte, nach der Empfängnis als Pessus eingelegt, verdirbt die Frucht durch Abort".[103]

"Artemisia (Beifuß, Bucken)", "Salvia (Salbey)" und "Hedera (Ephew)" zählen zu den "im zweiten Grad warmen" Pflanzen fruchtabtreibender Wirkung.[104] Die Blattstiele von "Hedera", mit Honig begossen und in die Vagina eingebracht, sollen die Menses und die Leibesfrucht herausziehen.[105] Unter den "warmen" Pflanzen dritten Grades nennt Wecker die vaginal einzulegende Wurzel von "Baccharis" als Abortivum; außerdem "Dictamnum", das als Trank, Zäpfchen oder Räuchermittel zu verwenden sei; ein Dekokt der frischen "Chamaedrys"-Pflanze ("Vergiß mein nit, Batthengel") und die Wurzelspäne von "Centaurium

98 "Partus (foetus) evocat/expellit/ejicit/ciet/(ex)trahit"; vgl. a.a.O., Sp. 112 f., 123 f., 133, 145, 312 f., 379.

99 "Foetum enecat", "partus exanimat"; vgl. a.a.O., Sp. 136 f., 149, 273.

100 Daneben werden Galen, (Ps.)-Mesue, Dodonaeus, "Medici Fiorentini" und andere Quellenautoren erwähnt. Die Aufzählung verdeutlicht, daß Wecker auch zeitgenössische Werke berücksichtigt hat.

101 Von Wecker angegebene lateinische und deutsche Pflanzennamen; vgl. Wecker (1617), Sp. 111-113 u. 120.

102 Unter "Hydromel" ist eine Aufkochung von Honig in Wasser zu verstehen; vgl. Zekert (1938), 144.

103 Vgl. Wecker (1617), 111 f.

104 Vgl. Wecker (1617), Sp. 121, 123 f., 127.

105 "Pediculus foliorum melle irrigatus, ac vulvae inditus, menstrua et partus extrahit"; Wecker (1617), Sp. 124. Vgl. Dioskurides. ed.Sprengel: Mat.med.I, 330: "Petioli foliorum melle irrigati et vulvae inditi menses et partus promovent". "Hedera" wird außerdem bei beiden Autoren als Antikonzeptivum erwähnt.

Maius",[106] die in Form eines Collyriums in die Scheide geschoben werden sollen.[107] Der Pflanzensaft von "Centaurium Minus" ("Tausendguldenkraut") wirke abortiv, wenn er mit Wolle als Zäpfchen eingelegt werde. Von der "Calamintha" gibt Wecker drei Arten an, deren deutsche Bezeichnungen "Katzenmüntz", "Wilder Polei" und "Geetmüntz" lauten; ihre zerriebenen Blätter, in Wolle in die Vagina gelegt, sollen die Frucht töten.[108] Zu den "im dritten Grade warmen" Abortivdrogen gehören schließlich "Conyza", "Pulegium (Poley)", "Thymus (Thym und Römischer Quendel)" sowie "Sabina (Sevenbaum)". Beim "Sevenbaum" unterscheidet Wecker eine dornige, abstoßend riechende Art von gedrungener Gestalt mit zypressenähnlichen Blättern von einer tamarisken-ähnlichen Art, die häufig in Gärten anzutreffen sei; als Sammelzeit gibt er den Herbst an. Die Blätter beider Arten sollen die Leibesfrucht herausziehen, wenn sie in Wein getrunken, als Zäpfchen eingelegt oder als Räuchermittel verabreicht werden.[109] Ein Vergleich mit dem Dioskurides-Text führt auch in diesem Fall vor Augen, wie eng sich Wecker an sein Vorbild anlehnt: In der Arzneimittellehre des antiken Arztes werden ebenfalls eine zypressenartige und eine tamariskenartige "Sabina"-Pflanze beschrieben, die Indikationen stimmen wörtlich mit denen im "Antidotarium speciale" überein.[110]

"Nasturtium sativum (Gartenkreß)" und "Struthium (Seyffenkraut)" stellen die im "vierten Grade warmen" Abortivdrogen dar. Über die Wirkung von "Struthium", das auch "Lanaria" genannt werde, da es zum Reinigen von Wolle diene, erfährt der Leser: "Die Wurzel ist scharf und harntreibend ... [als Zäpfchen] eingelegt, zieht sie die Menses heraus und tötet wirksam die Frucht".[111] Der Hinweis auf die Verwendung in der Wollverarbeitung findet sich ebenso wie die Bemerkung über die Zuverlässigkeit als Abortivum bei Dioskurides.[112]

Innerhalb der Drogen, deren herausragende Qualität als "trocken" bezeichnet wird, begegnet "Filix (Farnkraut, Waldfarn)" als Abtreibungsmittel: Die Wurzel

106 Vgl. Wecker (1617), Sp. 132-147.

107 Ein "Collyrium" war eine zäpfchenförmige Arzneiform.

108 Auch hier wird die Nähe zu Dioskurides, der gleichfalls drei Arten unterscheidet, deutlich: "Folia detrita si in vellere subjiciantur, menses extrahunt, et partus enecant"; Wecker (1617), Sp. 137. "Detrita folia in pesso subdita fetus enecant et menses extrahunt"; Dioskurides. ed.Sprengel: Mat.med.I, 384.

109 Vgl. Wecker (1617), Sp. 146.

110 Vgl. Dioskurides. ed.Sprengel: Mat.med.I, 104 f. u. Keller (1988), 181.

111 Vgl. Wecker (1617), Sp. 149-150.

112 Vgl. Dioskurides. ed.Sprengel: Mat.med.I, 302 f.: "Eius radix acris est ... subdita menses trahit, et fetus manifesto necat."

soll eine Fehlgeburt herbeiführen, wenn eine schwangere Frau darübergehe.[113] Eine ähnliche Stelle enthält die Monographie von "Cyclaminus (Schweinbrot/Erdapfel)": Der Autor bemerkt, beim Überschreiten der Wurzel komme es "der Überlieferung nach" zum Abort.[114] Wecker orientiert sich hier nicht an zeitgenössischer Volksmagie, sondern gleichfalls an der "Materia medica" des Dioskurides, der magische Mittel keineswegs fremd waren.[115]

Im Anschluß an die Drogen gleicher Qualitäten sind diejenigen mit gleichen pharmakologischen Eigenschaften zusammengestellt. Die Abortiva bilden keine eigene Gruppe, doch lassen sich gelegentlich einschlägige Bemerkungen nachweisen. So heißt es über "Smyrnium", eine Pflanze, die zu den "Suppurantia", den Eiter produzierenden Mitteln gehört, ihre Wurzel schade durch Fehlgeburt, wenn sie abgekocht in die weiblichen Geschlechtsteile gelegt werde.[116] "Seseli", eine Umbelliferen-Art, wird unter den blähungstreibenden Pflanzen besprochen; ihren Samen und Wurzeln schreibt Wecker abortive Eigenschaften zu.[117] Auch in den folgenden Abschnitten, die sich mit den Früchten, Wurzeln, Hölzern, Rinden und Harzen befassen, finden sich sowohl fruchttötende als auch fruchtabtreibende Drogen. Als Mittel zur Vernichtung des Embryos werden benannt: Die Früchte von "Colocynthis (Wilde Kürbs)", als Zäpfchen in die Vagina eingeführt; die Samen von "Nasturtium (Kressig saamen)" und von "Thlaspi", als Trank verabreicht; außerdem "Serapinum" (bei den Griechen "Sagapenum") und "Elaterium".[118] Letzteres bezeichnet einen Pflanzensaft, der aus der Frucht von "Cucumer sylvestris", einer Gurken-Art, zu gewinnen ist; in Form eines Pessars soll es über emmenagoge und abortive Kräfte verfügen. Bei "Semen Apii (Epffichsaamen)" handelt es sich laut Verfasser um einen "Feind der Schwangeren und des Foetus".[119]

Auch die Samen von "Cicer sativum (Kichern/Zisererbs)", "Sativus lupinus (Feigbohnen)" und "Daucus" sollen fruchtabtreibende Wirkung besitzen.[120] Hinsichtlich der "Feigbohnen" empfiehlt Wecker, die Samen zusammen mit Myrrhe

113 Vgl. Wecker (1617), Sp. 167. Außerdem soll die "Filix"- wurzel bei Frauen Unfruchtbarkeit bewirken.

114 Vgl. Wecker (1617), Sp. 172.

115 Vgl. Dioskurides. ed.Sprengel: Mat.med.I, 304.

116 Vgl. Wecker (1617), Sp. 175. Die gleiche Indikation findet sich bei Dioskurides; vgl. Keller (1988), 167.

117 Vgl. Wecker (1617), Sp. 182 f.

118 Vgl. Wecker (1617), Sp. 247 f., 263 f., 273, 382 f. und 368 f.

119 "gravidis et foetui inimicum"; vgl. Wecker (1617), Sp. 256.

120 Vgl. Wecker (1617), Sp. 256, 261 u. 267 f.

und Honig in Wolle nach Art eines Tampons einzuführen. Von der Pflanze "Daucus" kennt er drei Arten, die er in deutscher Sprache als "Weiß Hirtzwurtz", "Beerwurtz" und "Schwartze Hirtzwurtz" benennt; sie sollen den Foetus und die Nachgeburt aus der Gebärmutter heraustreiben.[121] Die Darstellung von "Daucus" als Abortivum geht letztlich auf Dioskurides zurück.[122]

Unter den Radix-Drogen werden "Bryonia (Stichwurtz, Hundskürbs, Teufelskirsen)", "Aristolochia", "Iris (Blaw Gilgen/Violwurtz)", "Gentiana (Entzian)" und "Dracunculus (Schlangenkraut)" als Abortivmittel beschrieben.[123] Die Wurzeln sind als Zäpfchen in die Vagina einzulegen, und zwar in unbehandeltem Zustand oder nach Verarbeitung mit Honig. "Bryonia" und "Aristolochia" sollen ihre fruchtabtreibende Wirkung auch bei peroraler Verabreichung entfalten. Zur Pflanze "Aristolochia longa" meint der Autor: "Dioskurides berichtet, daß sie, mit Myrrha und Piper getrunken, die Menses und den Foetus herauszieht; dasselbe bewirkt sie, wenn sie als Pessus eingelegt wird".[124]

Im Hinblick auf den Meinungsstreit zur Identität von "Aspalathus", einem fremdländischen Holz unklarer Herkunft, bietet Wecker verschiedene Deutungen an. Einige Autoren hielten sie für das Holz "Santalum", andere hingegen für "Lignum Aloes", wieder andere für "Lignum Thuris". Wecker selbst plädiert dafür, "Aspalathus" durch die aus Rhodos importierten Spezies von "Lignum Aloes" zu ersetzen. Obschon er nicht weiß, um welche Droge es sich ursprünglich handelte, übernimmt er getreulich sämtliche Indikationen, die ihr bei Dioskurides zugeschrieben werden. Als Zäpfchen appliziert, soll sie die Frucht heraus-

121 Die Quellenangabe "Andernacus ex Dioscoride et aliis" verdeutlicht erneut die Abhängigkeit der Heilkunde des 16. Jahrhunderts von den antiken Autoritäten. Johann Winther von Andernach (ca. 1505-1574), latinisiert Andernacus, war Leibarzt des französischen Königs Franz I.; sein Buch "De Medicina veteri et nova" erschien wenige Jahre vor dem "Antidotarium speciale" (Basel 1571). Zur Antikerezeption bei Johann W.von Andernach vgl. Baader (1984), 62 f.

122 Vgl. Dioskurides. ed.Sprengel: Mat.med.I, 419 f.

123 Vgl. Wecker (1617), Sp. 292-312.

124 Wecker (1617), Sp. 300. Bei Dioskurides lautet der entsprechende Abschnitt: "Pota, pipere et myrrha additis,...menses et fetus eiicit. Eadem quoque efficit subdita in pesso"; Dioskurides. ed.Sprengel: Mat.med.I, 345.

treiben.[125] Ein weiteres Abtreibungsmittel stellt die Rinde von "Cinnamomum" dar; sie kann als Trank verabreicht oder mit Myrrhe eingelegt werden.[126]

Die Beschreibung der pflanzlichen Materia medica endet mit einem Kapitel über die Gummi- und Harz-Drogen. Es führt sechs Abortiva auf, nämlich "Bdellium", "Galbanum", "Myrrha", "Ammoniacum", "Opopanax" und "Sagapenum".[127] Innerhalb der Applikationsformen dominieren auch hier Arzneitränke und Zäpfchen; "Bdellium" und "Galbanum" können zudem zu Räucherungen verwendet werden. Über "Opopanax" heißt es: "Mit heißem Honigwasser getrunken, führt es zum Abort".[128] Besonders detailreich sind die Angaben im Abschnitt über "Myrrha". Der Autor erläutert, die Droge öffne die verschlossenen Geburtswege und befördere den Embryo rasch hinaus, wenn sie mit "Absinthium", "Succus rutae" oder "Cremor lupinorum" verabreicht werde. Dieselben Empfehlungen finden sich erwartungsgemäß bei Dioskurides.[129]

Unter den animalischen Arzneigrundstoffen führt Wecker etliche Mittel der sogenannten Dreckapotheke mit auf - eine wenig verwunderliche Tatsache, wenn man bedenkt, daß Dioskurides den Stercoralia relativ hohe Wertschätzung entgegenbrachte. Als Abortivmittel begegnen Biberhoden ("Castorium"), Geiermist ("Stercus vulturini") und ein aus dem Magen des Hasen gewonnenes Koagulat ("Coagulum leporis").[130] Übereinstimmend mit Dioskurides empfiehlt Wecker, das Bibergeil in einer Dosis von zwei Drachmen zusammen mit "Pulegium" zu trinken, um eine Austreibung der Leibesfrucht zu erzielen.[131] "Stercus vulturini", Geierkot, soll als Räucherung dasselbe bewirken.[132] Bei "Coagulum leporis" wird der therapeutische Nutzen von Art und Zeitpunkt der Applikation abhängig gemacht: Nach der monatlichen Reinigung unter Zusatz von Kuhbutter in die weiblichen Genitalien eingebracht, soll es die Empfängnis

125 Vgl. Wecker (1617), Sp. 332 f., u. Dioskurides. ed. Sprengel: Mat. med. I. 35 f. André (1985) gibt Alhagi maurorum L. als Stammpflanze von "Aspalathus" an, während Keller (1988) hinter ihrer wahren Identität das rote Sandelholz, Pterocarpus santalinus L., vermutet.

126 Vgl. Wecker (1617), Sp. 339-345.

127 Vgl. Wecker (1617), Sp. 371-384.

128 Wecker (1617), Sp. 384.

129 "Partus celeriter extrahit, cum absinthii vel lupinorum infuso aut rutae succo admota"; Dioskurides. ed.Sprengel: Mat.med.I, 80.

130 Vgl. Wecker (1617), Sp. 398 u. 409 f.

131 Vgl. Dioskurides. ed.Sprengel: Mat.med.I, 177 f.

132 Auch dieser Hinweis findet sich bei Dioskurides; vgl. Dioskurides. ed.Sprengel: Mat.med.I, 225. Keller (1988), 104 diskutiert eine ätzende Wirkung der bei Verbrennung der stickstoffhaltigen Exkremente entstehenden nitrosen Gase auf die Uterusschleimhaut.

fördern, wohingegen es als Arzneitrank die Frucht töte. Die Humoralpathologie betrachtete die "Coagula", den geronnenen Mageninhalt von Säugetieren, als unnütze Exkremente der ersten Kochung. Die Anhäufung frauenheilkundlicher Indikationen in der Monographie der "Coagula" legt die Vermutung nahe, daß zur Arzneimittelfindung ein Analogieschluß bedeutsam war, galt doch das Menstruationsblut nach klassischer Vorstellung gleichfalls als Ausscheidungsprodukt einer ungenügenden Kochung der Nahrungssäfte.[133] Die von Wecker beschriebenen Anwendungsgebiete der "Coagula" sind wiederum wörtlich von Dioskurides übernommen, der zu "Coagulum leporis" bemerkt: "Post menstruam purgationem vulvae cum butyro appositum conceptionem adiuvat: potum vero idem fetus interimit."[134] Die tierischen Drogen bilden zugleich den Abschluß des ersten Teils des "Antidotarium speciale", mit ihnen endet die Darstellung der Simplicia.

Insgesamt bleibt festzuhalten, daß sich der Arzneischatz in hohem Maß an die Materia medica des Dioskurides anlehnt, wobei Wecker sowohl Artbeschreibungen als auch Indikationsangaben häufig unverändert übernimmt. Von Seiten des Autors beeindruckt der Gebrauch sprachlich unmißverständlicher Wendungen wie "partus enecat" und "abortum facit" in einer Zeit, in der die Abtreibung streng verboten war und andere Verfasser es vorzogen, nur den toten Embryo zu erwähnen. Entgegen den gesetzlichen Normen überwog bei Wecker sichtlich der Autoritätsglaube.

Der zweite, nicht weniger ausführliche Teil des Antidotariums enthält die Rezeptvorschriften der zusammengesetzten Arzneimittel. Während die meisten Arzneibuchautoren des 16. Jahrhunderts die Composita nach dem Vorbild des Avicenna oder (Ps.)-Mesue in zwölf Kapiteln behandeln,[135] teilt Wecker sie in 49 "Sectiones" auf. Bereits im ersten Abschnitt wird deutlich, daß die zeitgenössische Literatur vermehrt Berücksichtigung fand, denn Wecker beginnt mit den destillierten Wässern, zu deren Herstellung er sich auf Quercetanus beruft. Dieser, fast zwanzig Jahre jünger als Wecker und expliziter Anhänger Hohenheims, erwarb 1573, also zur Entstehungszeit des "Antidotariums speciale", in Basel den medizinischen Doktorgrad.[136] Die allgemeine Anweisung zur Bereitung der

133 Als Ursache der unvollkommenen Kochung wurde das feuchte und kalte Temperament der Frau angesehen. Die Menstruation entspricht der monatlichen Reinigung von den überschüssigen, unverwertbaren Nahrungsstoffen; vgl. Müller-Hess (1938), 10 f.

134 Dioskurides. ed.Sprengel: Mat.med.I, 206.

135 Vgl. Goltz (1969), 1822.

136 Joseph Duchesne (ca. 1544-1609), latinisiert Quercetanus, Leibarzt des französischen Königs Heinrich IV., war ein Gegner der Humoralpathologie. In zahlreichen Veröffentlichun-

"Aquae destillatae" schreibt vor, die zerstoßenen Drogenteile nach einigen Tagen Fäulnis in Dünger mit Hilfe eines Wasserbades zu destillieren.[137] Als Abortiva werden die Destillate von "Chamomilla" und "Asarum" beschrieben. Während ersteres den toten Foetus heraustreiben soll, wirke das gebrannte Wasser von "Asarum" auf die lebende Frucht.[138]

Weitere Abortivarzneimittel der Chemiatrie bzw. Vorchemiatrie finden sich unter den Ölen und Balsamen. So soll Wacholderbeeröl, "Oleum ex baccis Juniperi", den Auswurf des Foetus herbeiführen, wenn es in der Menge eines Löffels eingenommen wird.[139] Zur Gewinnung des Öls sind die Wacholderbeeren zunächst anzustoßen und dann drei Stunden lang im Wasserbad zu erhitzen, ehe sie mittels einer metallenen Presse ausgepreßt werden. In der Überschrift betitelt Wecker das Verfahren als "elegante Methode" und gibt als Gewährsmann den Leidener Medizinprofessor Johannes Heurnius (1543-1601) an.[140] Die Wirksamkeit des Medikamentes erscheint wenig zweifelhaft, gilt doch in der modernen Medizin die Einnahme von Wacholderextrakten während der Schwangerschaft als bedenklich.[141]

Über eine aus Bibergeil gewonnene Essenz heißt es, sie treibe zusammen mit "Aqua pulegii" die Foeten ab.[142] Dieselben Eigenschaften werden einem Polychrestmittel zugeschrieben, dessen Rezeptur gleichfalls auf den Niederländer Heurnius zurückgehen soll. Seine aufwendige Herstellungsvorschrift geht von der Destillation dreier Öle ("Oleum communis", "Oleum laurini" und "Oleum terebinthinae") und der Mischung des verbleibenden Rückstandes mit 14 Drogenkomponenten aus. Unter den Ingredienzien fällt der hohe Anteil an Simplicia

gen suchte er das paracelsisch-hermetische Gedankengut gegen Kritik zu verteidigen, wie er sich auch um die Einführung chemischer Arzneimittel in die Heilkunde bemühte. Seine ersten Publikationen erschienen 1575 und 1576 in Lyon; vgl. Debus (1981), 208-210.

137 Vgl. Wecker (1617), Sp. 421.

138 Chamomilla ... foetum mortuum expellit"; "Asarum ... partum vivum expellit"; vgl. Wecker (1617), Sp. 424 u. 429.

139 Vgl. Wecker (1617), Sp. 646.

140 Jan van Heurne, latinisiert Heurnius, verfaßte zahlreiche medizinische Werke, unter anderem auch einen Hippokrates-Kommentar. Seine Vorrede zur "Alchymia" des Pseudo-Thomas von Aquin, Johann de Rupescissa und Raymund Lull gibt zu erkennen, daß er der Alchemie nicht ablehnend gegenüberstand; vgl. Jöcher II (1750), Sp. 1578 f.

141 Oleum Juniperi ruft in höheren Dosen Nierenreizungen hervor und ist daher in der Gravidität kontraindiziert; vgl. Wichtl (1989), 510 u. Kap. VII.6.

142 Vgl. Wecker (1617), Sp. 694 f. Die Arzneiform der Essenz hat sich aus der alchemischen Quintessenz entwickelt und beruht auf der Abtrennung des "Wesentlichen" vom "Unwesentlichen" mittels geeigneter Verfahren, z.B. der Destillation. Zur Geschichte der Essenzen vgl. Krüger (1968).

auf, die in der Materia medica des Wecker'schen Arzneibuches als Abortiva beschrieben werden, so "Galbanum", "Opopanax", "Cinnamomum" und "Castoreum". Das weitere Procedere erinnert an die Darstellung des "Oleum philosophorum": Zur Rotglut erhitzte Ziegelsteinfragmente werden mit obigem Gemisch abgelöscht und aufs neue destilliert. Das erhaltene Produkt ist Wecker zufolge bei einer Vielzahl von Krankheiten indiziert. Mittels Seide in die Vagina eingeführt, soll es den toten Foetus herausziehen.[143]

Wenngleich die destillierten Wässer, Öle und Essenzen das Eindringen der Chemiatrie in den frühneuzeitlichen Arzneischatz vor Augen führen, darf nicht übersehen werden, daß auch Wecker seine Composita zum überwiegenden Teil aus dem Galenismus und dem Arabismus schöpft. Die Kapitelüberschriften des Vorschriftenteils führen sämtliche traditionellen Arzneiformen auf. Wie in den meisten Arzneibüchern werden Theriak und Mithridat des Andromachos als Abortivarzneimittel dargestellt, auch die beiden in der "Pharmacopoeia Augustana" beschriebenen geburtshilflichen Pulver fehlen nicht.[144]

Ein Medikament zur Tötung der Leibesfrucht ist im Abschnitt über die künstlichen Weine enthalten. Seine Zusammensetzung lautet:

"Vinum e veratro nigro.
Rp. Veratri drachmas viginti
Junci odorati uncias duodecim
Spicae Syriacae uncias tredecim."[145]

Zur Herstellung dieses Weines müssen die gesiebten Drogen vierzig Tage lang in sieben "Sextarii"[146] koischen Weines mazeriert werden, danach wird koliert. Bezüglich seiner Wirkung heißt es knapp, er töte den Embryo und reinige die schwarze Galle. Die angegebene Dosis beträgt eineinhalb Becher. Dieselbe Vorschrift findet sich in der "Materia medica" des Dioskurides.[147] Bereits die Ingredienzien weisen auf ihren mediterranen Ursprung hin - ein abendländischer Autor dürfte wohl kaum die Verwendung von koischem Wein zur Mazeration empfohlen haben. Der Hauptbestandteil des Medikaments, "Veratrum nigrum"

143 "Oleum mirae potentiae polychreston"; vgl. Wecker (1617), Sp. 711.

144 Vgl. Wecker (1617), Sp. 731 u. 851-59. Die Tatsache, daß die Rezeptur von "Pulvis partum provocans" im Vergleich zur Augsburger Pharmakopoe einen Bestandteil weniger aufweist, ist wohl als Druckfehler zu werten. Das zweite, dem italienischen Arzt Helideus zugeschriebene Pulver stimmt wörtlich mit der in der "Augustana" überlieferten Vorschrift überein.

145 Wecker (1617), Sp. 529 f.

146 lat. Sextarius: Schoppen, römisches Hohlmaß (0,5331).

147 Vgl. Dioskurides. ed. Sprengel: Mat.med.I, 737.

oder die schwarze Nieswurz (Helleborus niger L.), stellt eine stark toxische Droge dar, die bei innerlicher Einnahme unter anderem Brechreiz und Durchfälle hervorruft.[148]

Eine geburtshilfliche Salbe, die neben Wachs und tierischen Fetten eine erhebliche Menge an "Aristolochia rotunda" und "Aristolochia longa" enthält, soll nach Wecker mit verstärkenden Zusätzen wie "Agaricus" und "Colocynthis" zur Entfernung der Nachgeburt und zur Fruchtaustreibung geeignet sein.[149]

Abschließend soll die Rezeptur des "Antidotum haemagogum" betrachtet werden, als dessen Quelle Wecker einen "Nicolaus" benennt. Beim Vergleich der Vorschrift mit dem Antidotarium Nicolai stellt sich heraus, daß Mengenangaben und Bestandteile geringfügig verschieden sind, die Indikationen jedoch wörtlich übereinstimmen. Beide Verfasser betonen die gynäkologisch-geburtshilflichen Eigenschaften des Medikaments: "Es fördert die Menstruation, tötet den Embryo im Uterus und zieht ihn danach heraus ... den abgestorbenen Foetus und die Nachgeburt treibt es hinaus".[150]

Stärker als der sich überwiegend an Dioskurides anlehnende Simplicia-Teil des "Antidotarium speciale" verdeutlicht der Composita-Teil den Eklektizismus des Verfassers. Die Vielfalt der behandelten Arzneiformen und die Vielzahl der zugrundeliegenden Autoren (nach Weckers eigenen Angaben über 200) von den antiken Autoritäten über mittelalterliche Werke bis hin zu den Paracelsisten des 16. Jahrhunderts mögen hier für sich sprechen. Angesichts des Gesamtumfanges - der Composita-Teil behandelt Hunderte von Vorschriften in über 700 eng bedruckten Spalten - machen die genannten Abortivarzneimittel nur eine bescheidene Gruppe aus. Dies mag jedoch damit zusammenhängen, daß schon die von Wecker benutzte Quellenliteratur, etwa die Schriften Galens oder die mittelalterliche Rezeptliteratur, dem Gebiet der Frauenheilkunde, speziell der Fruchtabtreibung, wenig Aufmerksamkeit schenkten.[151] Eine restriktive Haltung des Autors bei der Weitergabe von Abortivwissen ist kaum anzunehmen.

148 Vgl. Braun u. Frohne (1987), 132 u. Kap. VII.

149 Vgl. Wecker (1588), 364.

150 Wecker (1617), Sp. 827 f. Zu der im Antidotarium Nicolai überlieferten Vorschrift vgl. Goltz (1976), 146.

151 Galen behandelt in seinem umfangreichen medizinischen Werk die gynäkologisch-geburtshilfllichen Aspekte nur am Rande, vgl. dazu ausführlicher Keller (1988), 61. Das Antidotarium Nicolai nennt außer Theriak und "Antidotum emagogum" keine weiteren Abortivarzneimittel; vgl. Goltz (1976), 145-148.

2.4. Die Bearbeitungen der "Pharmacopoeia medico-chymica" des Johann Schroeder

Zwischen der Erstausgabe des "Antidotarium speciale" und dem erstmaligen Erscheinen der Schröder'schen Pharmakopöe liegt ein Zeitraum von 67 Jahren. Der Prozeß der Neuorientierung von Medizin und Naturwissenschaft, der bereits Ende des 16. Jahrhunderts begonnen hatte, setzte sich in der ersten Hälfte des 17. Jahrhunderts durch vermehrte Rezeption der Werke des Paracelsus und seiner Anhänger fort. Die zunehmende Akzeptanz der mineralischen Heilmittel einerseits und der wachsende Import fremdländischer Drogen aus dem neu erschlossenen Kontinent Amerika andererseits führten zu maßgeblichen Veränderungen innerhalb des Arzneischatzes, die sich in der zeitgenössischen Fachliteratur je nach Haltung des Verfassers mehr oder minder niederschlugen.

Das von dem Frankfurter Stadtarzt Johann Schroeder (1600-1664) verfasste Arzneibuch mit dem Titel "Pharmacopoeia medico-chymica sive thesaurus pharmacologicus" zählt zu den Werken, die sich in Form und Inhalt wesentlich von der noch im 16. Jahrhundert üblichen Rezeptliteratur unterscheiden.[152] Es erschien 1641 in Ulm erstmals im Druck. Schroeder, in Salzuflen geboren, hatte an verschiedenen ausländischen Universitäten studiert und nach der Promotion in Caen (Normandie) eine Stelle als Leibarzt bei dem schwedischen Feldherrn Gustav Karl Graf Horn angenommen, ehe er sich 1635 in Frankfurt als Stadtphysikus niederliess. Bereits zu seinen Lebzeiten erlebte die "Pharmacopoeia medico-chymica" mehrere Neuauflagen (Ulm 1649, 1655, 1662 und Lyon 1649), nach Schroeders Tod wurde sie von seinen Amtsnachfolgern Johann Daniel Horstius (1618-1685) und Johann Ludwig Witzel (1627-1692) erneut herausgegeben.[153] Die hohe Zahl der weiteren Bearbeitungen bis ins 18. Jahrhundert hinein bezeugt die außerordentliche Wirkmächtigkeit dieses "nach Material, Disposition und Stil so glücklich getroffenen Handbuches".[154] Im Jahre 1681 veröffentlichte der Hallenser Mediziner Friedrich Hoffmann d.Ä. (1626-1675) einen kritischen Kommentar,[155] der bald darauf dem Schroeder'schen Haupttext einverleibt wurde, so daß das Werk 1684 in Genf als "Pharmacopoea Schroedero-

152 In der Sekundärliteratur begegnet das Buch häufig fälschlich unter dem Titel "Pharmacopoeia medico-physica", so bei Schelenz (1904), 495; Ferchl (1937), 487; Gizycki (1952), 739; Kaiser u. Pankiewicz (1974), 24. Durch Einsichtnahme des Originals hätte dieser Irrtum leicht korrigiert werden können.

153 Vgl. Caesar (1985), 6-8.

154 Kaiser u. Pankiewicz (1974), 29.

155 "Clavis pharmaceutica Schroederiana", Halle 1681; vgl. Gizycki (1972), 738-40.

Hoffmanniana" erschien. Als Herausgeber zeichnet der späterhin durch die Sammlung medizinischer und alchemischer Schriften bekannt gewordene Genfer Arzt Jean Jacques Manget (1652-1742) verantwortlich. Ferner zählen die Leipziger Professoren Johann Michaelis (1606-1667) und Michael Ettmüller (1644-1683) zu den Kommentatoren des Schroeder'schen Arzneibuches.[156] Für den "gemeinen Mann" erschien 1685 in Nürnberg eine deutsche Übertragung.[157] Angesichts der Fülle von Ausgaben, Neuauflagen und Bearbeitungen verwundert es nicht, daß die "Pharmacopoeia medico-chymica" in der pharmaziehistorischen Literatur mit überschwenglichem Lob bedacht wird. Hermann Schelenz bezeichnete das Werk kurz und prägnant als den "Hager des 18. Jahrhunderts",[158] und in nahezu allen erhaltenen Bücherverzeichnissen von Apotheken des 17. und 18. Jahrhunderts soll sein Name zu finden sein.[159]

In der auf 1661 datierten Vorrede der Ausgabe Lyon 1681 widmet Schroeder das Buch den Frankfurter Apothekern, deren Erfahrungsreichtum und Geschicklichkeit er rühmt. Dabei betont er die gute Ausstattung der Offizinen mit "chymischen" Medikamenten.[160] Im Gegensatz zur traditionellen Pharmakopöenliteratur, in der die Rezeptvorschriften nach Arzneiformen geordnet sind, weist das Schroedersche Werk eine Einteilung in fünf große Abschnitte (Liber I-V) auf. Die ersten beiden nehmen im herkömmlichen Stil die pharmazeutischen Themen allgemeiner Art und die zusammengesetzten Arzneimittel auf,[161] wohingegen die übrigen, betitelt als "Macrocosmologia", "Phytologia" und "Zoologia", die Heilmittel der drei Naturreiche behandeln. In der von Horst und Witzel bearbeiteten Fassung folgt zudem ein Appendix mit Erläuterungen zu neu eingeführten Drogen wie Tee, Kaffee und Chinarinde.

156 Ettmüller, Michael: Collegium pharmaceuticum in Schroederum et Morellium. In: Opera omnia, Frankfurt a.M. u. Amsterdam 1688. Michaelis, Johann: Animadversiones in Joh.Schroederi Pharmacopoeam. In: Opera omnia, Nürnberg 1698.

157 "D.(octoris) Johann Schröders trefflich=versehene Medicin= chymische Apotheke/ Oder: Höchstkostbarer Arzeney=Schatz". Übers. ins Deutsche von Johann Ulrich Müller, Nürnberg 1685.

158 Schelenz (1904), 496.

159 Vgl. Adlung u. Urdang (1935), 320.

160 Vgl. Schroeder (1681), b 3^r.

161 Liber I, "De Isagoge", enthält eine Erklärung der Fachausdrücke, die für den zeitgenössischen Apotheker bedeutsam waren, eine mehrsprachige Auflistung pharmazeutischer Arbeitsgeräte, Angaben zu Haltbarkeit und Dosis der Arzneimittel sowie vieles mehr; Liber II, "De Officina", führt die Arzneimittelgruppen, darunter sowohl galenische als auch chemiatrische Composita, in alphabetischer Reihenfolge auf.

Im ganzen besticht die "Pharmacopoeia medico-chymica" durch ihre Übersichtlichkeit in Aufbau und Gestaltung. Während etwa in Weckers Antidotarium die Drogenbeschreibungen aus weitschweifigen, drucktechnisch keineswegs hervorgehobenen Dioskurides-Zitaten bestehen, sind bei Schroeder einzelne Textabschnitte, zum Beispiel die "Vires", durch Kursivschrift abgesetzt. Die Monographien der Arzneigrundstoffe gliedern sich wie folgt: Name der Droge in lateinischer, deutscher und französischer Sprache, Beschreibung, Verwendung der natürlichen (Pflanzen-)teile sowie der daraus hergestellten galenischen oder chemiatrischen Präparate. Die eingehende Darstellung der Metalle, die Betonung der chemischen Aufbereitung von Heilpflanzen und der Gebrauch von alchemischen Symbolen kennzeichnen den Verfasser als einen Anhänger der Chemiatrie; zu Recht zählt man ihn zu den späten Paracelsisten.[162] Auch die Astromedizin spielt keine geringe Rolle. So gibt Schroeder etwa im Kapitel über die Sammelzeiten der Pflanzen tabellarisch den Einfluß der Planeten mit an.[163] Sein ausgeprägtes Interesse an animalischen, einschließlich menschlichen Drogen - der Abschnitt "Zoologia" umfaßt in der Ausgabe von 1662 dreiundachtzig Seiten -, wirkte sich vielleicht in den Apotheken richtungsweisend aus, erfreuten sich die Sterkoralarzneimittel in der Barockmedizin doch wachsender Beliebtheit.

Als einziges der hier betrachteten Arzneibücher enthält die Schroedersche Pharmakopöe ein ausführliches Krankheitsregister, das durch die Rubrik "Austreibung des toten Foetus" einen unmittelbaren Zugriff auf Abortiva ermöglicht.[164] Sie verweist auf 23 fruchtabtreibende Mittel, die bei der Durchsicht um weitere elf vermehrt werden konnten; insgesamt 22 Vegetabilia, acht Animalia und vier chemiatrische Präparate.

Nur eines findet in dem umfangreichen, für Apotheker bedeutsamen Abschnitt "De Officina" Erwähnung, und zwar ein zu den "Salia composita" gehörendes Medikament folgender Zusammensetzung:

"Borra[cis]

Rp. Sal[is] ammoniac[i]
    Nitri
    Tartari calcinat[i]

162 Während seines Studiums hörte Schroeder die Vorlesungen des Wittenberger Professors Daniel Sennert (1572-1637), der sich um die Zusammenführung der traditionellen medizinischen Konzeption und der Chemiatrie bemühte; vgl. Kaiser u. Pankiewicz (1974), 24; Gizycki (1952), 739.

163 "De colligendi tempore secundum influentias particulares"; vgl. Schroeder (1681), 53-62.

164 "Foetum mort[uum] Expell[endum]"; vgl. Schroeder (1681), 866.

G[ummi] Arabic[i]
Sal[is] commun[is] ana unciam unam.
Mastich[i]
Alumin[is] roch[ati] ana unciam semis".[165]

Die pulverisierten Ingredienzien sollen zunächst mit Urin übergossen werden; nach dem Abfiltrieren erfolgt das Einengen der Lösung bis zur Auskristallisation der Salze. Die Überschrift "Borrax" ist nicht mit dem heutigen Borax (Natriumtetraborat) zu verwechseln: Der aus dem Persisch-Arabischen stammende Begriff war in der frühen Neuzeit als Sammelbezeichnung für eine Reihe von Verbindungen in Gebrauch, insbesondere für solche, die zum Löten von Metallen verwendet wurden.[166]

Die mineralischen Bestandteile des Medikaments lassen sich mit Ausnahme des schwer zu deutenden, weil nicht näher erläuterten, "Nitrum" als Salmiak, Weinstein, Kochsalz und Alaun festmachen.[167] Sie kommen als Hauptwirkstoffe in Betracht, wohingegen die beiden vegetabilischen Drogen, "Gummi arabicum" und "Mastiche" möglicherweise aus Gründen der Galenik beigefügt wurden, um die Viskosität der Lösung zu erhöhen.[168]

Der medizinische Gebrauch des Mittels erstreckt sich Schroeder zufolge ausschließlich auf das Gebiet der Frauenheilkunde und Geburtshilfe; es soll als Aphrodisiakum und Emmenagogum, zur Förderung der Wehen und zur Austreibung des toten Foetus geeignet sein. Angaben zu Dosis und Applikationsform fehlen im ursprünglichen Text - eine Tatsache, die offenbar als Mangel empfunden wurde, denn Friedrich Hoffmann ergänzt in seinem Kommentar zur Schroederschen Pharmakopöe, ca. 0,6 bis 1,8g (0,5 Skrupel bis 0,5 Drachmen) seien in "Aqua cinamomi" oder Wein einzunehmen.[169] Ob dies bei Schwangeren

165 Schroeder (1662), 280.

166 Vgl. Goltz (1972), 248-250.

167 Vgl. Goltz (1972), 275, 285, 233. "Alumen rochae" soll sich von einer syrischen Stadt gleichen Namens herleiten; später verstand man darunter jedoch meist eine Alaun-Qualität, die aus Tolfa in der Gegend von Rom importiert wurde; vgl. Hickel (1965), 153 u. 165 f.

168 "Mastiche" wird im Phytologia-Teil der Schroeder'schen Pharmakopöe als durchsichtiges Gummiharz beschrieben, dessen beste Qualität von der Insel Chio stammt. Es dürfte sich demnach um Mastix (Harz von Pistacia lentiscus L.) handeln und nicht etwa um "Herba Mastichinae", das im 18. Jahrhundert als Synonym für eine Gamander-Art verwendet wurde. Mastix wirkt ebenso wie Gummi arabicum in wäßrigen Lösungen als Klebe- und Verdickungsmittel; vgl. Wagner (1982), 81 u. 268.

169 Vgl. Manget (1688), 167.

zum Abort führt, sei dahingestellt. Indes gab es in neuerer Zeit Berichte über erfolgreiche Abtreibungsversuche, die durch die Einnahme von Kaliumsalzen und Alaun zustande gekommen waren.[170]

Das dritte Buch der "Pharmacopoeia medico-chymica", "De Macrocosmologia seu Mineralogia", enthält bei aller Ausführlichkeit der Angaben zu den Arzneigrundstoffen metallischen und mineralischen Ursprungs kein einziges Abortivmittel, sieht man von einer knappen Anmerkung in der späteren, von Horst und Witzel überarbeiteten Ausgabe ab, die auf die fruchtabtreibenden Eigenschaften einer Edelsteintinktur hinweist.[171] Die weitgehende Ausgrenzung der Schwangeren vom Wirkungskreis des akademisch gebildeten Mediziners und deren geringes Interesse an geburtshilflichen Themen hatten offenbar zur Folge, daß die sich wachsender Beliebtheit erfreuenden chemiatrischen Präparate bei Graviden kaum zum Einsatz gelangten. Nur so konnte die fruchtschädigende Wirkung der stark toxischen Quecksilber-, Blei- und Antimonverbindungen verborgen bleiben.[172]

Stattdessen finden sich zahlreiche Äußerungen zu Abortiva in den Monographien der pflanzlichen und tierischen Simplicia, mit denen sich die beiden übrigen Abschnitte des Buches beschäftigen. Dabei gliedert Schroeder die Vegetabilia nicht mehr nach den Prinzipien der galenischen Qualitätenlehre, sondern teilt sie in vier pharmakologische Wirkungsklassen ein, innerhalb derer er die einzelnen Drogen in alphabetischer Reihenfolge anordnet.[173] Ein Teil der pflanzlichen Abortiva stimmt mit den in Weckers Antidotarium genannten überein, nämlich: "Artemisia (Beyfuß/ S.Johannis Gürtel)", "Calamintha (Ackermüntz)", "Cyclamen (Erdapffel/Säwbrodt)", "Pulegium (Poley/Flöh-Kraut)", "Nasturtium hortense (Garten-Kreß)", "Sabina (Savina/ Seven-Baum/ Sieben-Baum)" und das Drasticum "Bryonia (Zaunrübe/ Schmeerwurtz/ Stickwurtz/ Scheißwurtz)"; außerdem "Elaterium" und die Gummiharze "Bdellium", "Galbanum", "Myrrha" und "Sagapenum (Sirapinsafft)".[174] Darüber hinaus schreibt Schroeder den fol-

170 Vgl. Lewin (1922), 268 u. 275.

171 "Tinctura Rubini foetum pelli", vgl. Schroeder (1681), 294.

172 Zur Abortivwirkung von Metallverbindungen vgl. Lewin (1922).

173 Die vier Klassen umfassen die primären und sekundären Alterantien (Arzneimittel, die die Säfte verändern, ohne abführend oder brechenerregend zu wirken) sowie die primären und sekundären Purgantien.

174 Bei den hier genannten Pflanzennamen handelt es sich um die von Schroeder angegebenen lateinischen und deutschen Bezeichnungen. Die von ihm gleichfalls angeführten Synonyme der Kräuterbuchautoren und die griechischen bzw. französischen Namen wurden nicht berücksichtigt; vgl. Schroeder (1662), 474 f., 487, 511, 558, 578, 589 f., 627-686.

genden Pflanzen fruchtabtreibende Wirkung zu: "Anagallis aquatica (Bachbungen/ Wasserbungen)", "Crocus (Zimmat/ Saffran)", "Levisticum (Lieb-Stöckel)", "Milium solis (Lithospermum/ Meerhirsche Steinsamen)" und "Nepeta (Katzen-Kraut)"; den Blüten von "Spica (Lavendel)", den Samen von "Linum" und "Pastinaca sylvestris (Vogels-Nest)". Unter den Wurzeldrogen kommen "Angelica (Angelickwurtz/ Heiligen Geistwurtz/ Brustwurtz/ Engelwurtz)" und "Fumaria bulbosa" hinzu, bei der eine hohlwurzelige Art, genannt "Aristolochia rotunda (Erdkraut/ falsch Holwurtz)" von einer nicht-hohlen Art unterschieden wird.[175]

Ebensowenig wie Wecker zögert Schroeder nicht, einer Droge fruchttötende Eigenschaften zu bescheinigen,[176] wie er überhaupt zumeist von der Austreibung des Embryos spricht, ohne dies auf den toten Foetus einzuschränken. Allerdings bleibt die Äußerung zur Abortivwirkung meist summarisch innerhalb der einer Pflanze zugeordneten "Vires" bestehen. Nur selten finden sich Angaben zu Dosis und Darreichungsform wie zum Beispiel bei "Pastinaca sylvestris", die als Räuchermittel appliziert werden soll. In der Monographie über "Crocus" empfiehlt der Autor als Normdosis 1 Skrupel (ca. 1,25 g), zugleich rät er vor übermäßigem Gebrauch ab, da 2 bis 3 Drachmen (7,5 - 11,25 g) tödlich seien.[177]

Ein Hinweis auf fruchtabtreibende Zäpfchen, eine bei Dioskurides und Wecker häufig begegnende Applikationsform, findet sich in Schroeder's Pharmakopöe nicht. Indes erwähnt der Autor zwei aus pflanzlichen Grundstoffen hergestellte chemiatrische Präparate, denen er Abortivwirkung zuschreibt. Es handelt sich zum einen um die Quintessenz des Weines ("Quinta essentia vini"), zum andern um ein aus Guajak-Holz durch Rektifikation ("Guajacum/ Frantzosenholtz") gewonnenes Öl, das neben seinen antsyphilitischen Eigenschaften zur Austreibung des lebenden und toten Foetus gepriesen werde.[178]

Für die Extraktion der "Quinta essentia vini" gibt Schroeder eine umfangreiche Herstellungsvorschrift an. Sie sieht vor, eine ausreichende Menge eines hervorragenden Weines zunächst im Wasserbad zu destillieren, bis der Spiritus entweicht. Dieser wiederum soll in einem gut verschlossenen Glaskolben etwa

175 Vgl. Schroeder (1662), 470 f., 506-508, 524, 541-567, 603 f.

176 "Sagapenum ... foetum enecat", "Elaterium ... foetumque interimit"; vgl. Schroeder (1662), 651 u. 686.

177 Nach heutigen Maßstäben gelten 1,5 g Safran als Normdosis; bei größeren Mengen (ab 3 bis 5 g) kommt es zu toxischen Nebenwirkungen wie Uterusblutungen und blutigen Durchfällen; die Dosis letalis beträgt ca. 20 g; vgl. Wichtl (1989), 414.

178 "Sunt qui ... eiusque vires admodum depraedicant in ... expellendo foetu vivo ac mortuo". Schroeder (1662), 78 f.

einen Monat lang erhitzt werden. Macht sich beim Öffnen des Gefäßes ein "wunderbarer" Geruch bemerkbar, so hat sich inzwischen die Quinta essentia gebildet; wenn nicht, muß der Destillationsprozeß wiederholt werden. Zur Wirkung heißt es unter anderem, das Mittel treibe die Frucht heraus und helfe bei schweren Geburten, wenn ein ganzer Löffel verabreicht werde.[179] Die Herstellungsvorschrift entstammt dem 1627 erschienenen "Hodogeticus chymicus" von Johann Popp, der indes nicht auf die geburtshilfliche Anwendung des Mittels verweist.[180]

Im Hinblick auf animalische Abortiva übertrifft die Schroedersche Pharmakopöe alle bisher betrachteten Arzneibücher an Ausführlichkeit. Außer den bei Wecker genannten Drogen Geiermist ("Fimus vulturi") und "Coagulum Leporis"[181] werden beispielsweise die Klauen von Esel und Pferd ("Ungula Asini", "Ungula Equi"), in Form von Räucherungen appliziert, als Mittel zur Fruchtabtreibung beschrieben; desgleichen Pferdekot, der auch innerlich verabreicht werden könne.[182] "Lapis porcinus", ein bezoarähnliches Konkrement aus den Eingeweiden stacheltragender Tiere, soll der von Horst und Witzel bearbeiteten Ausgabe zufolge Schwangeren wegen drohender Abortgefahr nicht gegeben werden.[183]

Bei den Insekten begegnen "Cimex (Wantzen/ Wand-Läuse)" und "Cantharides (Spanische Mucke oder Fliege/ Goldwürmlein)" als Abortiva. Bezüglich der Wirkung von "Cimex" berichtet Schroeder über eigene Erfahrungen und bemerkt, daß er selbst gesehen habe, wie die zerriebenen Insekten mit Erfolg zur Austreibung des Embryos und der Nachgeburt eingesetzt wurden.[184] Bei den spanischen Fliegen bekundet er: "Es gibt auch boshafte Huren, die damit den zarten Foetus vernichten und heraustreiben".[185] Wegen ihrer Reizwirkung auf Harn- und Geschlechtsorgane bildeten die Kanthariden häufig Bestandteile von Liebestränken, deren Einnahme infolge der hohen Toxizität der Droge allerdings

179 Vgl. Schroeder (1662), 228. Zur "Quinta essentia" vgl. Pfeiffer (1986), 77-81 u. Benzenhöfer (1989).

180 Vgl. Popp (1627), 168-170.

181 Vgl. Schroeder (1662), 300 u. 324. Die Indikationsangaben stimmen fast wörtlich mit denen bei Wecker überein (s.dort) und lassen sich in beiden Fällen auf Dioskurides zurückführen.

182 Vgl. a.a.O., 269 u. 285 f.

183 "Praegnatibus non exhibendus, quia abortum facit". Schroeder (1681), 733 f.

184 Vgl. Schroeder (1662), 341.

185 "Sunt et improba scorta, quae foetum tenellum iis perimunt et exturbant". Schroeder (1662), 340.

nicht unbedenklich war. Höhere Dosen konnten zu Vergiftungen und zum Abort führen.[186] Schroeders Bemerkung erlaubt interessante Rückschlüsse auf den Erfahrungsschatz der Dirnen im Umgang mit Aphrodisiaka und Abortiva: Offenbar war es ihnen möglich, unerwünschte Schwangerschaften durch den Einsatz bestimmter Kräuter, die sie sonst zur Bereitung von Liebestränken verwendeten, zu beenden.

Besondere Aufmerksamkeit widmet der Autor den vom Menschen gewonnenen Drogen. Als Abortivmittel erwähnt er die Nachgeburt ("Secundina") und die kindliche Nabelschnur ("Umbilicus infantis").[187] Seine Empfehlung, die Nachgeburt zur Austreibung des Embryos zu benutzen, spiegelt das sympathetische Denken der Signaturenlehre wider, die Schroeder von Paracelsus übernommen haben mag.[188]

Schroeders ausgeprägtes Interesse an Stercoralia, die Berücksichtigung astrologisch-magischer Prinzipien und die Rezeption der Signaturenlehre bildeten die Hauptangriffspunkte seiner Gegner und trugen der "Pharmacopoeia medico-chymica" zuweilen den Vorwurf mangelnder Fortschrittlichkeit ein. Nach Gizycki soll es das Verdienst späterer Bearbeiter, vor allem Friedrich Hoffmanns d.Ä. (1626-1675) gewesen sein, das Werk verbessert und den "Erfordernissen einer aufgeklärten Zeit" angepaßt zu haben: "Friedrich Hoffmann aber hat mit seinem "Clavis" die Schroedersche Pharmakopoe tatsächlich gerettet ... Erst durch ihn wird das Werk von den Schlacken abergläubischer und veralteter Anschauungen geläutert und sein Wert ein bleibender."[189]

Bei der Betrachtung der Hoffmannschen Kommentare in der von Manget herausgegebenen "Pharmacopoea Schroedero-Hoffmanniana" erhebt sich indes die Frage, ob dieses Urteil berechtigt ist. So ist Hoffmann weit davon entfernt, die Verwendung menschlicher Drogen als "abergläubisch" und "veraltet" abzulehnen. Er bescheinigt der "Secundina" nicht nur, ein kräftiges Mittel gegen Geburtsschmerzen zu sein, sondern fügt noch eine Rezeptvorschrift zu ihrer alchemischen Aufbereitung hinzu, wobei er betont, daß sich die Placenta einer Erstge-

186 Vgl. Poulsson (1949), 319 f. u. Hoppe II (1977), 298 f.

187 Vgl. Schroeder (1681), 716. Noch in der Württembergischen Pharmakopoe des Jahres 1741 wird die Nachgeburt als Mittel zur Geburtserleichterung aufgeführt; vgl. Schneider I (1968), 42. Neben der "Secundina" behandelt Schroeder u.a. Kot, Urin, Sperma und Menstrualblut; die Membran, die das Haupt einiger Foeten umgibt, soll gegen kolikartige Schmerzen helfen. Bei allen menschlichen Drogen gibt Schroeder Vorschriften zur alchemischen Aufarbeitung an.

188 Vgl. Adlung u. Urdang (1935), 305.

189 Giźycki (1952), 739.

bärenden zur Destillation am besten eigne.[190] Auch das Krankheitsregister führt dieselben Abortivdrogen auf wie die früheren Ausgaben der "Pharmacopoeia medico-chymica". Die fruchtabtreibende Wirkung mancher Drogen veranlaßt Hoffmann allerdings hin und wieder zu Ermahnungen. So betont er bei der "Sabina", daß man vor der Verabreichung des Mittels prüfen müsse, ob der Embryo tatsächlich tot sei, um Schaden zu vermeiden. Nach Galen töte es nämlich die lebende Frucht, die bereits abgestorbene aber treibe es hinaus.[191] Aus demselben Grund sollten sich Schwangere von dem Drasticum "Cyclamen" und vom "Lapis porcinus" fernhalten. Letzterer führe mit Sicherheit zum Abort und werde von den "bösen Frauen" benutzt, wenn ihre Regel ausbliebe: Das bloße Tragen des Steines in der Hand verschaffe ihnen Abhilfe.[192] Fraglich bleibt, woher Hoffmann die Information über diese Handlungsweise bezogen hat.

Neben der kommentierten Fassung von Schroeders Arzneibuch enthält die "Pharmacopoea Schroedero-Hoffmanniana" einige Appendices mit Rezeptsammlungen, darunter ein Exzerpt der Persischen Pharmakopöe.[193] Diese führt ein Rezept für Globuli (Bovc-hovri") auf, die zu gleichen Teilen aus "Myrrha", "Galbanum", "Opopanax" und "Sulphur" bestehen und als Räuchermittel den toten Foetus heraustreiben sollen. Zudem begegnet eine neue Theriakvorschrift ("Teriaq Farovq"). Der Autor empfiehlt, den Theriak zu Abtreibungszwecken in einer Abkochung von "Sabina" zusammen mit "Dictamnum" oder "Ruta" zu verabreichen - eine Maßnahme, die die Abortivwirkung entscheidend erhöht haben dürfte.[194]

Das Beifügen von Rezeptvorschriften durch den späteren Herausgeber Manget mag dem Bedürfnis entsprungen sein, Schroeders relativ kurz gehaltenen Composita-Teil zu ergänzen; es veranschaulicht zugleich das Aufeinandertreffen der traditionellen Humoralpathologie mit den Konzepten einer sich etablierenden Chemiatrie, wie es für die Medizin des 17. Jahrhunderts charakteristisch ist.

190 Vgl. Manget (1688), 606.

191 Vgl. Manget (1688), 474.

192 Vgl. Manget (1688), 404 u. 620. Zur Wirkung des "Lapis porcinus" heißt es: "Praegnantibus tamen hic Lapis non bene datur, nam abortum provocare certum est, ut foeminae Malicae, si quando menstrua earum purgatio non bene procedat, dicant, si saltem hunc Lapidem manu gestent, juvamentum se inde sentire".

193 Im Jahre 1681 war eine "Pharmacopoea Persica ex idiomate Persico in Latinum conversa" erschienen, die von Joseph de la Brosse (Frater Angelus) ins Lateinische übersetzte Fassung eines persischen Werkes über Arzneimittel, das 1669 von Mir Muhammed-Zeman-Tunkabuni verfaßt worden war; vgl. Schelenz (1904), 69.

194 Vgl. Manget (1688), 779 f.

2.5. Die Pharmakopöen von Horst, Zwelfer und Charas

Faßt man die bisherigen Ergebnisse zusammen, so zeichnet sich in den frühneuzeitlichen Arzneibüchern folgendes Bild ab:
1. Diejenigen Werke, welche sich eingehend mit den Wirkungen der Simplicia beschäftigen, beschreiben - in Anlehnung an die Materia medica des Dioskurides - zahlreiche Vegetabilia, zum Teil auch Animalia, als Abortivdrogen.
2. Unter den galenischen Composita gibt es eine eng umgrenzte Anzahl an Arzneimitteln griechischer bzw. arabischer Herkunft, deren Indikationsbereich die Austreibung des (toten) Foetus umfaßt (insbesondere Theriak, "Trochisci de Myrrha", "Pulvis partum provocans"). Sie fanden größtenteils Eingang in die amtlichen Pharmakopöen.
3. Die sich im 17. Jahrhundert ausdehnende Chemiatrie ergänzte den Arzneischatz der Pharmakopöen nur vereinzelt um die Abortivmittel.

Um dieses vorläufige Resultat zu quantifizieren, vor allem aber um zu einer besseren Beurteilung des Einflusses der Chemiatrie zu gelangen, sollen vier weitere Arzneibücher des 17. Jahrhunderts in die Betrachtung einbezogen werden. Es handelt sich zum einen um die 1651 in Frankfurt erschienene "Pharmacopoeia galeno-chemica, catholica" des Marburger Medizinprofessors Johann Daniel Horst (1618-1685) - desselben Mannes, der später die Schroedersche Pharmakopöe bearbeitete -, zum anderen um die "Animadversiones in Pharmacopoeiam Augustanam" und die "Pharmacopoeia regia", beide von dem Arzt-Apotheker Johann Zwelfer (1618-1668) erstmals 1652 in Wien herausgegeben, sowie um ein von dem französischen Mediziner Moses Charas (1618-1698) verfasstes Werk, dessen lateinische Übersetzung 1684 in Genf unter dem Titel "Pharmacopoeia Regia, Galenica et Chymica" in Druck gelangte.[195] Bereits die Titeleien verdeutlichen das Anliegen der Autoren, ein "königliches", "allumfassendes", sowohl galenische als auch chemiatrische Medikamente enthaltendes Arzneibuch zu verwirklichen. Die stärkste Berücksichtigung findet die

195 Zu Zwelfer vgl. DSB XIII (1981), 639 f., und Deutsche Apotheker Biographie (1987), 787. Moses Charas, geboren in Uzès, erlangte zunächst Bekanntheit durch ein Werk über den Theriak. Sein bewegtes Leben führte ihn von Paris nach England, Holland und Spanien, wo er vorübergehend von der Inquisition gefangengenommen wurde. Nach seinem Übertritt zum Katholizismus kehrte er nach Paris zurück. Er wurde Mitglied der dortigen Akademie der Wissenschaften und veröffentlichte 1672 die "Pharmacopée Royale Galenique et Chymique", die zahlreiche Neuauflagen erlebte und in mehrere Sprachen, unter anderem ins Chinesische, übersetzt wurde; vgl. Ferguson I (1906), 152.

Chemiatrie in der Pharmakopöe von Charas, in der galenische und "chymische" Präparate etwa denselben Raum einnehmen.

Demgegenüber trägt das Arzneibuch von Johann Daniel Horst deutlich traditionellere Züge. Der erste Teil beschäftigt sich wie gewöhnlich mit pharmazeutischen Themen allgemeiner Art und mit der Materia medica, der zweite Teil enthält die nach Arzneiformen geordneten Composita, wobei etwa ein Viertel der Vorschriften auf die chemiatrische Zubereitung entfällt.[196]

Ähnlich wie Wecker beschreibt Horst im Materia-medica-Abschnitt zunächst Synonyme, Arten und Vorkommen der Simplicia, um anschließend auf ihre Kräfte und Wirkungen einzugehen. Im Gegensatz zu Schroeder gibt er weder die deutschen Pflanzennamen an noch eine Synopsis der von den "Vätern der Botanik" benutzten Synonyma; auch fehlt jeglicher Hinweis auf eine alchemische Verarbeitung der jeweiligen Einzeldrogen. Die Mehrzahl der Abortiva, die er erwähnt, begegnen bereits im Weckerschen Antidotarium bzw. bei Dioskurides, so zum Beispiel "Thymus", "Artemisia", "Dictamnum", "Cicer ruber", "Centaurium minus", die Wurzel von "Rubia", die Samen von "Seseli", "Myrrha" und "Bdellium".[197] "Thlaspi"-Samen, das Gummiharz "Sagapenum/Serapinum", als Trank oder Räucherung appliziert, und "Elaterium", ein aus "Cucumer"-Arten gewonnener Pflanzensaft, werden als Mittel zur Tötung der Leibesfrucht dargestellt.[198] "Sabina", in Wein eingenommen, soll sowohl den lebenden als auch den toten Embryo "herausreißen".[199] "Cyclamen (Arthanita/ Panis porcinus)" treibt, getrunken oder als Zäpfchen eingelegt, die Menses und den Foetus hinaus; außerdem berichtet Horst, daß es zur Fehlgeburt komme, wenn eine schwangere Frau darübergeht. Die Bemerkung geht auf Dioskurides zurück, von dem sie auch Wecker übernommen hat.[200] Horst fügt allerdings skeptisch hinzu: "Sed levis conjectura saepe credulos fallit".[201]

An bisher nicht genannten Abortivdrogen treten "Keirum", "Parthenium" und "Gummi Elemi" hinzu. Übereinstimmend mit Dioskurides empfiehlt der Verfasser, die Samen von "Keirum", das als Synonym für die immergrüne Pflanze

196 Sechs der insgesamt 24 Bücher des zweiten Teils behandeln chemiatrische Präparate.

197 Vgl. Horst (1651), CXLV - CCV.

198 "Foetum enecat", "foetum interimit"; vgl. Horst (1651), CXLII, CXCIX u. CCVI. Vgl. Dioskurides. ed.Sprengel: Mat.med.I, 296, 434 f. u. 639.

199 "Cum vino sumpto, vel adhibita foetum excutit, vel viventem, vel mortuum". Horst (1651), CLXII f.

200 Vgl. Dioskurides. ed.Sprengel: Mat.med.I, 304, und Wecker (1617), Sp. 172.

201 "Doch eine leichtfertige Mutmaßung täuscht oft die Leichtgläubigen". Horst (1651), CXL-VII.

"Leucoion luteum" gebraucht wird, zur Abtreibung der Leibesfrucht in einer Dosis von zwei Drachmen zusammen mit Wein zu verabreichen oder mit Honig als Zäpfchen einzulegen.[202] Im Hinblick auf "Parthenium" erklärt Horst, die von Dioskurides unter diesem Namen beschriebene Pflanze werde in den Apotheken wegen ihrer Heilwirkung auf die Gebärmutter "Matricaria" genannt; unter anderem soll sie die Nachgeburt und den toten Foetus kräftig austreiben.[203] Etliche pflanzliche Drogen, die bei Dioskurides und Wecker als Abortiva bezeichnet werden, so "Pulegium", "Aristolochia" und "Galbanum", begegnen in der Pharmakopöe von Horst hingegen lediglich als menstruationstreibende Mittel. Innerhalb der Animalia wird einzig "Castoreum" mit fruchtabtreibenden Eigenschaften beschrieben.[204]

Der umfangreiche Vorschriften-Teil des Arzneibuches - er umfaßt über 600 Seiten im Folio-Format - erwähnt die aus den amtlichen Pharmakopöen bekannten Medikamente zur Austreibung des toten Foetus.[205] Es finden sich indes auch einige chemiatrische Präparate, so eine auf den hessischen Arzt Johann Daniel Mylius zurückgehende Tinktur, die eigens der Fruchtabtreibung dienen soll:

"Tinctura educens foetum mortuum, Myl[ii]
Rp. Pul[veris] Sabinae drachmam unam
Calaminthae mont[anae]
Cinnamomi ana drachmam semis
Diptamni cretici
Myrrhae
Castorei ana scrupulum semis
Croci grana quinque
Farinae Cicer[is] rub[ri] unciam semis
Capillor[um] Veneris unciam unam
Baccar[um] lauri excor[iatorum] unciam semis

202 Vgl. Horst (1651), CXLIX f. u. Dioskurides. ed.Sprengel: Mat.med.I, 472.

203 Vgl. Horst (1651), CLVII. Zur Identität der Droge herrschte bereits in der Antike Uneinigkeit. André (1985) gibt sechs verschiedene Deutungen an, darunter Chrysanthemum parthenium L., Parietaria officinalis L. und Matricaria chamomilla L.

204 Vgl. Horst (1651), CCXXXVI.

205 "Theriaca Andromachi", "Mithridatium Damocratis", "Trochisci de Myrrha", "Pulvis partum provocans" und "Alius Helidei de Paduanis". Als Ursprung der drei letzten Vorschriften wird die "Pharmacopoeia Augustana" angegeben; in der Tat stimmen die Rezepturen wörtlich mit der Augsburger Pharmakopöe überein; vgl. Horst (1651), 323-31, 409, 487.

Salis Urinae drachmas duas
Vini quantum sufficit.
Fiat l[ege] a[rtis] Tinctura".[206]

Die pflanzlichen Bestandteile der Tinktur stellen fast ausnahmslos Drogen dar, die seit Dioskurides als Abortiva beschrieben werden. Der einzige mineralische Inhaltsstoff ist ein chemiatrisches Präparat aus Menschenharn, "Sal Urinae". Bei Applikation höherer Dosen mag die Crocus- und Sadebaumhaltige Tinktur zweifellos eine fruchttreibende Wirkung besessen haben.

Drei weitere Abortivarzneimittel gehen laut Verfasser auf den Arzt und Chemiker [Adrian van] M[ynsicht] (1603-1638) zurück, in dessen Werk "Thesaurus et armamentarium medico-chymicum", 1631 erstmals erschienen, die Vorschriften verifiziert werden konnten. Das dreißig Bestandteile umfassende "Frauenwasser" ("Aqua Dominarum") führt die barocke Neigung zur Polypharmazie vor Augen.[207] Eine Vielzahl bekannter Abortivdrogen ist darunter zu finden, beispielsweise "Ruta", "Sabina", "Dictamnum", "Opopanax", "Artemisia" und "Pulegium"; der mineralische Anteil beschränkt sich auf zwei Ingredienzien.[208] Die Arbeitsvorschrift sieht zunächst eine mehrere Tage dauernde Mazeration der Drogen in Wein vor, danach wird im Wasserbad destilliert. Das fertige "Frauenwasser" soll bei einer Einnahmedosis von ein bis drei Eßlöffeln die Geburt erleichtern, den toten Foetus "unverzüglich" austreiben und auch sonst gegen zahlreiche Erkrankungen wirksam sein.

Eine andere, ebenfalls auf Mynsicht zurückgehende Vorschrift zeigt die Verflechtung der Chemiatrie mit astrologisch-magischen Prinzipien. Es handelt sich um "Aqua benedicta serpilli", "geweihtes Quendelwasser", dessen Hauptbestandteil laut Verfasser morgens vor Sonnenaufgang bei abnehmendem Mond zu sammeln ist.[209] Mittels zweifacher Mazeration und Destillation erfolgt die Herstellung des Präparates: Zunächst sind acht Unzen Quendelkraut unter Zusatz von "Chamomilla Romana", "Satureja" und "Thymus" in Rheinwein anzusetzen. Nach einigen Tagen wird destilliert. Dem Destillat fügt man erneut acht Unzen Quendel sowie eine geringere Menge "Cassia Lignea", "Lignum Aloes" und "Macis" bei, läßt wieder eine Zeit lang stehen und destilliert zum zweiten Mal.

206 Horst (1651), 106.

207 Vgl. Horst (1651), 146; ebenso Mynsicht (1638), 323 f.

208 Die beiden mineralischen Bestandteile sind "Borax Venetiana" und "Aetites", ein Edelstein, der nach Dioskurides eine schmerzfreie Geburt ermöglicht, wenn er an den Schenkel der Gebärenden gebunden wird; vgl. Dioskurides. ed.Sprengel: Mat.med.I, 818.

209 Vgl. Horst (1651), 184 u. Mynsicht (1638), 319.

Zur Wirkung dieses "geweihten Wassers" bemerkt Horst im Anschluß an Mynsicht, es "werfe" die Nachgeburt und die toten Foeten hinaus, wenn eine Menge von 0,5 bis 2 Unzen (ca. 15 bis 60 g) getrunken werde.

Über "Decoctum contra Menses suppressos", ein Medikament, das durch Abkochung verschiedener pflanzlicher Drogen mit "Borrax Venetiana" hergestellt wird, erfährt der Leser: "Es öffnet wunderbar die verhaltenen Menses, die ... Placenta und den toten Foetus, wenn er nicht richtig liegt, treibt es ohne Gefahr hinaus. Die Dosis ist morgens und abends ein mittlerer Schluck, warm getrunken. Fahre so lange damit fort, bis die Menses sich zeigen."[210]

Eine chemiatrische Version des geburtshilflichen Pulvers, "Pulvis ad foetum mortuum Praevoc[ationem]", ist im Abschnitt über die Pulver enthalten. Das aus "Chrysocoll minerale vel borax", "Dictamnus" und etwa fünfzehn Gramm "Succus sabinae" zusammengesetzte Arzneimittel dürfte bei oraler Verabreichung die im Titel angekündigte Wirkung kaum verfehlt haben.[211]

Insgesamt bleibt festzuhalten, daß die chemiatrischen Medikamente zur Fruchtaustreibung fast ausschließlich Vegetabilia enthalten, die durch geeignete alchemische Verfahren, insbesondere die Destillation, aufbereitet wurden. Unter den mineralischen Drogen tritt einzig "Borax" als häufig erwähnter Bestandteil hinzu.

Ein ähnliches Bild zeigen die übrigen Pharmakopöen auf, die zu dieser Untersuchung herangezogen wurden. So erwähnt Moses Charas im chemiatrischen Teil seines Arzneibuches Mynsichts "Aqua Benedicta Serpilli" als Abortivmittel, im galenischen Teil die stets wiederkehrenden "Trochisci de Myrrha".[212] Letztere bilden zudem Bestandteil eines geburtshilflichen Pulvers, das auch Pferdehoden, "Borax", "Crocus" und "Folia Sabinae" enthält. Bezüglich seiner Anwendung warnt der Verfasser, es nicht zur Unzeit zu verabreichen, damit kein Schaden entstehe.[213]

Eine neue Version des "Pulvis partum provocans" birgt die von Johann Zwelfer verfasste "Pharmacopoeia regia". Neben pflanzlichen Drogen ("Cassia lignea", "Crocus", "Macis", einige Tropfen "Oleum Cinamomi") und "Borax"

210 Horst (1651), 247; ebenso Mynsicht (1638), 392 f. Die vegetabilischen Ingredienzien des Dekokts stellen größtenteils Abortivdrogen dar, u.a. "Artemisia", "Apium", "Sabina", "Centaurium minus", "Grana Juniperi".

211 Vgl. Horst (1651), 487.

212 Vgl. Charas (1684) I, 318 f. u. II, 406. Die Mengenangaben von "Aqua benedicta serpilli" sind im Vergleich zu Mynsichts Originalvorschrift leicht verändert.

213 Vgl. Charas (1684) I, 226.

führt die Rezeptur einen weiteren mineralischen Stoff, "Glacies Mariae", sowie "Pila caprae" (Gemskugeln) auf.[214] Darüber hinaus sollen sich laut Zwelfer getrocknete und pulverisierte Aalleber ("Heparanguillae") oder Aalgalle ("Fel anguillae") zur Geburtsförderung eignen.[215] Außerdem erwähnt er ein Teegemisch zur Herstellung eines emmenagog-abortiven Dekokts.[216]

Das Werk bietet insgesamt jedoch wenig Neues, ebensowenig die "Animadversiones in Pharmacopoeiam Augustanam", die gemeinhim als erster selbständiger Kommentar zu einem amtlichen Arzneibuch gelten. Eine gründliche Durchmusterung zeigt, daß Zwelfers "Erläuterungen" sich im wesentlichen auf die Herstellungsvorschriften der Composita beziehen, bei deren Beurteilung er möglicherweise auf die Erfahrungen seiner Tätigkeit als Apothekergehilfe zurückblicken konnte.[217] Anmerkungen zur Abortivwirkung einzelner Medikamente bleiben aus. Indes kommt seine Skepsis gegenüber den antiken Autoritäten und deren Heilmitteln zuweilen deutlich zum Ausdruck, so etwa im Kommentar zu "Mithridatium Damocratis", einem Arzneimittel, dessen umfangreicher Indikationskatalog unter anderem die Austreibung des toten Foetus umfaßt: "Mithridatium Damocratis müßte bei Gott eine Panazee sein, wenn es wahr wäre, was über seine ungeheuren Kräfte bei allen Krankheiten ... berichtet wird; in der Tat wären die Ärzte Götter, stünde ihnen solch eine Medizin zu Gebote ... Aber leicht stürzt so ein Loblied auf ein Medikament, und wir erkennen, daß die Wirkung die meisten Versprechungen nicht einhält, wenn das Experiment zum Zeugen gerufen wird."[218]

214 Als "Pila caprae" wurden kugelige Konkremente aus dem Magen von Gemsen bezeichnet; unter "Glacies Mariae", laut Zwelfer eine Art "Talcum", ist vermutlich Calciumsulfat zu verstehen; vgl. Schneider VI (1975), 72.

215 Vgl. Zwelfer (1672), 583.

216 Vgl. Zwelfer (1672), 569.

217 Vgl. Deutsche Apotheker Biographie (1978), 787, u. Gensthaler (1973), 135 f.

218 Zwelfer (1667), "Appendix ad Animadversiones", 27.

IV. DIE ABORTIVA IN DER KRÄUTERBUCHLITERATUR

Gilt das 16. Jahrhundert in der Wissenschaftsgeschichte allgemein als das Zeitalter der deutschen Renaissance, so trifft dies in besonderem Maß auf die Botanik zu. Ursprünglich lediglich eine "ancilla medicinae" in untergeordneter Stellung, entwickelte sie sich unter dem Einfluß des Humanismus zur selbständigen Wissenschaft - ein Prozeß, der im 15. Jahrhundert in Italien begann und mit einer Phasenverschiebung von etwa 100 Jahren auch nördlich der Alpen einsetzte.[1]

Dabei war es zunächst notwendig, die für die "res herbaria" maßgeblichen antiken Autoren - Theophrast, Dioskurides, Plinius und Galen - philologisch zu erschließen und vom Ballast der Arabismen zu befreien. Während die textkritische Aufarbeitung der Schriften im wesentlichen den italienischen Humanisten zu verdanken ist,[2] war es das Verdienst der sogenannten "Deutschen Väter der Botanik",[3] die schriftlich tradierten Pflanzenkenntnisse durch die unmittelbare Naturbeobachtung zu ergänzen und zu vertiefen.[4]

Die Widersprüchlichkeiten, die die reine Philologie bereits stellenweise aufgedeckt hatte, jedoch nicht endgültig zu klären vermochte, verdichteten sich beim vergleichenden Studium von Text und Natur zur manifesten Kritik an den antiken Autoritäten und mündeten schließlich in die Erkenntnis, daß deren Pflanzenbeschreibungen für die einheimische Flora nur bedingt Gültigkeit beanspruchen

1 Zur Renaissance der Naturwissenschaften vgl. Boas (1965), bes. S. 56-75 u. Buck (1969), 1-36. Als Voraussetzung für die Übernahme von humanistischem Gedankengut und Renaissancebewußtsein in Deutschland nennt Baader (1979) die gesellschaftlichen Veränderungen um 1500, die zur Herausbildung eines städtischen Patriziats und eines vom Klerus zunehmend unabhängigen Gelehrtenstandes führten.

2 Zu den bedeutendsten Editoren gehören Theodor Gaza (1398-1475), auf den die erste lateinische Übersetzung der Werke des Theophrasts zurückgeht, sowie die beiden Dioskurides- bzw. Plinius-Kommentatoren Ermolao Barbaro (1453-1493) und Niccolo Leoniceno (1428-1524); vgl. Dilg (1969), 14-31 u. ders. (1975), 225-252.

3 Diesen Ausdruck prägte Kurt Sprengel in seiner 1812 erschienenen "Dissertatio de germanis rei herbariae patribus"; vgl. Nissen I (1951), 44 u. Mägdefrau (1973), 20-36.

4 Peter Dilg hat die verschiedenen Stadien der botanischen Renaissance als einen humanistischen Lernprozeß bezeichnet, in dessen Verlauf er drei Forschergenerationen unterscheidet: 1. Die "instauratores", die sich um eine philologische Erschließung der Quellen bemühten; 2. Die Väter der Botanik, die sich der lebenden Pflanze zuwandten und 3. die auf eine theoretische Neuordnung der Erkenntnisse bedachten Methodiker und Systematiker; vgl. Dilg (1980), 113-134.

konnten.[5] Die größte Schwierigkeit bereitete dabei die im Zuge der griechisch-arabisch-lateinischen Überlieferung entstandene "confusio nominum", die "beispiellose Verwirrung in den Pflanzenbezeichnungen",[6] die von zahlreichen Autoren des 16. Jahrhunderts beklagt wird und in der Synonymenvielfalt der Kräuterbücher überdeutlich zum Ausdruck kommt. Vor diesem Hintergrund erweist sich die Hinwendung zur lebenden Pflanze als wichtiger Schritt auf dem Weg zu einer wissenschaftlichen Botanik.

Der Hauptwert der Werke von Brunfels, Fuchs und Bock, die Paul Diepgen "zu den besten Erzeugnissen der wissenschaftlichen Literatur des 16. Jahrhunderts"[7] zählte, liegt in der Qualität der Illustrationen, die erstmals annähernd naturgetreue Pflanzenbilder zeigen und der Identifizierung des abgebildeten Gegenstandes dienen konnten.[8] Während diese Abbildungen einen erheblichen Fortschritt in der botanischen Literatur markieren, bleiben jedoch die Texte weiterhin stark der Tradition verhaftet. Neben Informationen zu Aussehen, Standort und Sammelzeit der Pflanzen bergen sie umfangreiche Indikationsangaben, die vorwiegend aus antiken Quellen kompiliert sind.[9]

Im Gegensatz zu den Verfassern der lateinischen Pharmakopöen richten sich die Kräuterbuchautoren nicht nur an den gelehrten Arzt und Apotheker, sondern auch, mittels landessprachlicher Übertragungen, an den medizinischen Laien. Diese Popularisierungstendenz entspringt einem humanistisch geprägten medizinischen Reformdenken, das die Vermittlung von heilkundlichem Wissen an den "gemeinen Mann" - wenn auch bisweilen unter Vorbehalt - befürwortete.[10] Ein-

5 Die historisch-kritische Wiederherstellung der antiken Autoren führte also gleichzeitig zur Steigerung und zur Zerstörung ihrer Autorität. Toellner (1984), 175 bezeichnete dies als "humanistisches Paradoxon".

6 Dilg (1980), 116. Zur Synonymenvielfalt vgl. Daems (1983). Das Nomenklaturproblem wurde erst durch das binäre System von Carl von Linné (1707-1778) definitiv gelöst.

7 Diepgen I (1949), 255.

8 Eine wesentliche Voraussetzung für diese Entwicklung war die Erfindung des Buchholzschnittes, die die Reproduktion standardisierter Abbildungen erlaubte. Zur botanischen Buchillustration in der Renaissance vgl. Nissen I (1951), 37-55; Müller-Jahncke (1984), 2543-2549 u. ders. (1986), 75-81.

9 Birgit Zimmermann charakterisiert die deutschsprachigen Kräuterbücher des 16. Jahrhunderts als "medizinisch-botanische Volksbücher", die dem Laien die Möglichkeit gaben, "die Heilpflanzen in der Natur wiederzuerkennen, sie zu sammeln, zu lagern und im Krankheitsfall therapeutisch zu verwenden". Zimmermann (1975), 15.

10 Vgl. Baader (1979), 278. Gewisse Vorbehalte äußert zum Beispiel Leonhart Fuchs in der Einleitungsrede zur deutschen Ausgabe seines Kräuterbuches, in der er betont, der Laie solle nicht zu einer von Arzt und Apotheker unabhängigen Heilpraxis befähigt werden; vgl. hierzu Telle (1988), 76. Zum "gemeinen Mann" vgl. Lutz (1975).

hellig wenden sich die "Väter der Botanik" gegen die von den Arabisten verwendeten, oft aus einer Vielzahl exotischer Drogen bestehenden Composita, an deren Stelle sie im Einklang mit den antiken Autoritäten eine Therapie mit einfachen, einheimischen Arzneimitteln fordern.[11] Ihr Ziel besteht darin, die Bedeutung des insbesondere bei den Ärzten vernachlässigten Pflanzenstudiums zu unterstreichen.[12]

Hinsichtlich der Textrezeption ragen vor allem die fünf Bücher "de materia medica" des Pedanios Dioskurides (1.Jh.) hervor. Dies erscheint wenig verwunderlich, galten sie doch bis ins 17. Jahrhundert hinein als das pharmakologisch-botanische Standardwerk schlechthin.[13] Daneben flossen vor allem die Schriften von Plinius, Galen und Theophrast in die Kräuterbücher mit ein. Sie waren um 1530 in verschiedenen Editionen, Kommentaren und Übersetzungen zugänglich.[14]

Bekanntlich finden sich in der Arzneimittellehre des Dioskurides annähernd 100 Angaben zu Abortivmitteln, etwa 40 Hinweise sind der Naturgeschichte des Plinius zu entnehmen.[15] Im folgenden soll der Frage nachgegangen werden, inwieweit die Kräuterbuchautoren der frühen Neuzeit das antike Wissen über Abortiva übernahmen und ob neue Mittel zur Fruchtabtreibung hinzukamen. Das Quellenmaterial umfaßt sowohl die lateinischen als auch die deutschsprachigen Werke der Väter der Botanik, verschiedene Dioskurides-Kommentare des 16. Jahrhunderts sowie die Kräuterbücher von Adam Lonitzer und Jakob Theodor genannt Tabernaemontanus.[16]

11 Hieronymus Bock bemerkt hierzu in der Widmungsvorrede seines Kräuterbuches: "Die Alten haben nicht vergebenlich nit den einfachen dingen der Artzney sich lassen ersettigen/ unnd nit vil der zusamen gesetzten stuck wöllen brauchen/ darumb das mit den zusamen gesetzten (oder wie mans nennen wil) den Componierten stucken offtermals gefält würt/ ... dann ein jedes Simplex oder Gewächß ist von Gott unnd seiner Dienerin der Natur/ dermassen gebenedeyet und begabet/ das es seiner art und natur nach genugsam krefftig ist zu heilen". Bock (1577), b III^{v}- b IIII^{r}.

12 Vgl. Wengle (1926), 10-13; Wolf (1965), 1-9 u. Dilg (1978), 67.

13 Die "materia medica" des Dioskurides war bereits im Mittelalter in verschiedenen griechischen, arabischen und lateinischen Handschriften mit Textvarianten verbreitet; vgl. Dilg (1975), 241 f.

14 Vgl. Choulant (1841), 57-61, 76-82, 181-206 u. Dilg (1969), 16 f.

15 Vgl. Keller (1988), 51 f.

16 Das älteste gedruckte Kräuterbuch deutscher Sprache, der 1485 in Mainz erschienene "Gart der Gesuntheit" des Johann Wonnecke von Kaub, sowie dessen lateinische Bearbeitung, der "Hortus sanitatis" von 1491, wurden nicht berücksichtigt, da sie eher der mittelalterlichen Literatur zuzurechnen sind. Ihr Bildbestand beruht im wesentlichen auf der "Secreta

1. Otto Brunfels

Den "ersten Schritt zur modernen Botanik"[17] vollzog der um 1489 in Mainz geborene humanistische Arzt Otto Brunfels mit seinem dreibändigen Werk "Herbarum vivae eicones", das in den Jahren 1530 bis 1536 bei Johann Schott in Straßburg erschien. Ursprünglich Karthäusermönch, konvertierte Brunfels unter dem Einfluß Ulrich von Huttens zum Protestantismus, wirkte als Prediger und unterhielt eine Privatschule in Straßburg, ehe er sich seinen naturwissenschaftlichen Interessen zuwandte. Ende 1532 erwarb er den medizinischen Doktorgrad in Basel und erhielt bald darauf das Amt eines Stadtarztes zu Bern. Dort verstarb er im Jahre 1534.[18] Innerhalb der Fülle an Schriften, die er hinterliess, nimmt das Kräuterbuch zweifellos den höchsten Rang ein. Brunfels selbst erlebte nur die Veröffentlichung der ersten beiden Bände (1530-1532); der dritte (1536) wurde posthum von Michael Herr herausgegeben.[19] In geringem zeitlichen Abstand erfolgte die Drucklegung der deutschen Bearbeitung, die zu zwei Teilen 1532 und 1537 ebenfalls in Straßburg unter dem Titel "Contrafayt Kreuterbuch" erschien.[20]

Die von dem Dürerschüler Hans Weiditz "ad naturae imitationem" geschaffenen Holzschnitt-Illustrationen markieren eine Wende in der Geschichte der Botanik.[21] Indes gibt die Anordnung der Pflanzenmonographien kein durchgängiges System zu erkennen, wenn auch an einigen Stellen deutlich wird, daß der Autor phänotypisch verwandte Species aufeinanderfolgend abhandelt. Die meisten der etwa 260 abgebildeten Arten sind in der Umgebung von Straßburg nachzuweisen, Exotica fehlen gänzlich.[22] Wenngleich sich Brunfels bei der Textkonzeption im wesentlichen auf die antiken Autoritäten stützte, zog er bis-

Salernitana"-Tradition, wie auch der Text vorwiegend aus mittelalterlichen Versatzstücken besteht; vgl. Keil (1983), Sp. 2094-2097 u. Dilg (1975), 229.

17 Baader (1978), 195.

18 Zu Brunfels vgl. Mägdefrau (1973), 20-22; Baader (1979), 289-193; Stannard (1981), 535-538; Müller-Jahncke (1982), 28-31; Krafft (1986), 54 f; Telle (1989), 260 f; dort weiterführende Literatur.

19 Der Arzt und Schriftsteller Michael Herr (gest. um 1550) war wie Brunfels Mitglied der Straßburger Karthause, ehe er sich zum Protestantismus bekannte; vgl. NDB VIII (1969), 679. Zum Zusammenspiel Herr/ Brunfels vgl. Müller-Jahncke (1985), 139.

20 Zur Bibliographie vgl. Nissen II (1951), 25 f.

21 Zu Entstehung und Bedeutung der von Rytz 1930 wiederentdeckten Pflanzenbilder des Hans Weiditz vgl. Nissen I (1951), 39-44 u. Müller-Jahncke (1984), 2545.

22 Vgl. Stannard (1981), 536. Eine Auflistung und Identifikation der bei Brunfels dargestellten Pflanzen findet sich bei Sprague (1928/31), 79-124.

weilen auch mittelalterliche und arabistische Literatur hinzu. Die kompilatorische Textgenese tritt insbesondere bei der Beschreibung der Heilkräfte zu Tage [23] und offenbart die Ambivalenz seiner einerseits humanistisch, andererseits pragmatisch geprägten Wissenschaftskonzeption.[24]

1.1. Die "Herbarum vivae eicones"

In der lateinischen Ausgabe, die insgesamt 230 Simplicia behandelt, werden 32 Pflanzen als Abortivmittel beschrieben. Fast jede siebte Droge stellt demnach ein potentielles Abtreibungsmittel dar. Die zugrundeliegenden Quellen werden in der Regel vom Autor selbst benannt.[25]

Ebenso wie die antike Literatur unterscheidet Brunfels fruchttötende (Phthoria) und fruchtaustreibende Mittel (Ekbolia), deren sprachliche Abgrenzung durch die Begriffe "foetum (bzw.partum) (e)necare/ exanimare/ interimere" einerseits und "foetum (bzw.partum) pellere/ evocare/ eicere/ (ex)trahere" andererseits erfolgt.[26]

Zu den Phthoria zählen "Helleborus niger/ Christwurtz" und "Helleborus albus/ Weiß Nyeßwurtz", ferner "Nasturtium/ Kressen" und die Minzenart "Calamintha", im dritten Band außerdem "Thymelaea/ Kellers halß" und "Cucurbita agrestis/ Coloquint".[27] Bezüglich der Applikationsform fällt auf, daß alle genannten Drogen mit Ausnahme von "Nasturtium" zur Erzielung der fruchttötenden Wirkung als Zäpfchen zu verabreichen sind, wobei die Herstellung des Zäpfchens nur im Falle der "Calamintha" näher erläutert wird: "Die zerriebenen Blätter, in Wolle untergeschoben, ziehen die Menses heraus und töten die Leibesfrüchte".[28] Im Kapitel über "Nasturtium" fehlt der Hinweis auf die

23 In der Widmungsvorrede zum ersten Band der "Herbarum vivae eicones" äußert Brunfels: "Nullus liber tam malus est, quin emolumenti aliquid conferat"; zit. n. Stübler (1928), 67.

24 Vgl. Baader (1978), 186-203. Dilg (1975), 247, weist Brunfels eine entscheidende Vermittlerrolle hinsichtlich der Rezeption der botanischen Kommentarliteratur Italiens zu.

25 In den ersten beiden Bänden der "Herbarum vivae eicones" findet sich in jedem Kapitel eine Untergliederung der Heilkräfte nach den Quellen in "Vires ex Dioscoride", "Vires ex Plinio", "Vires ex Aemilio Macri" etc. Im dritten, von Michael Herr herausgegebenen Band entfällt diese Feingliederung, so daß eine Zuordnung an die Quellen dort nicht immer möglich ist.

26 Vgl. Keller (1988), 33.

27 Von Brunfels aufgeführte lateinische und deutsche Pflanzennamen; vgl. Brunfels I (1530), 32 f.; II (1531), 74 u. 79; III (1536), 148 u. 189.

28 Brunfels II (1531), 79.

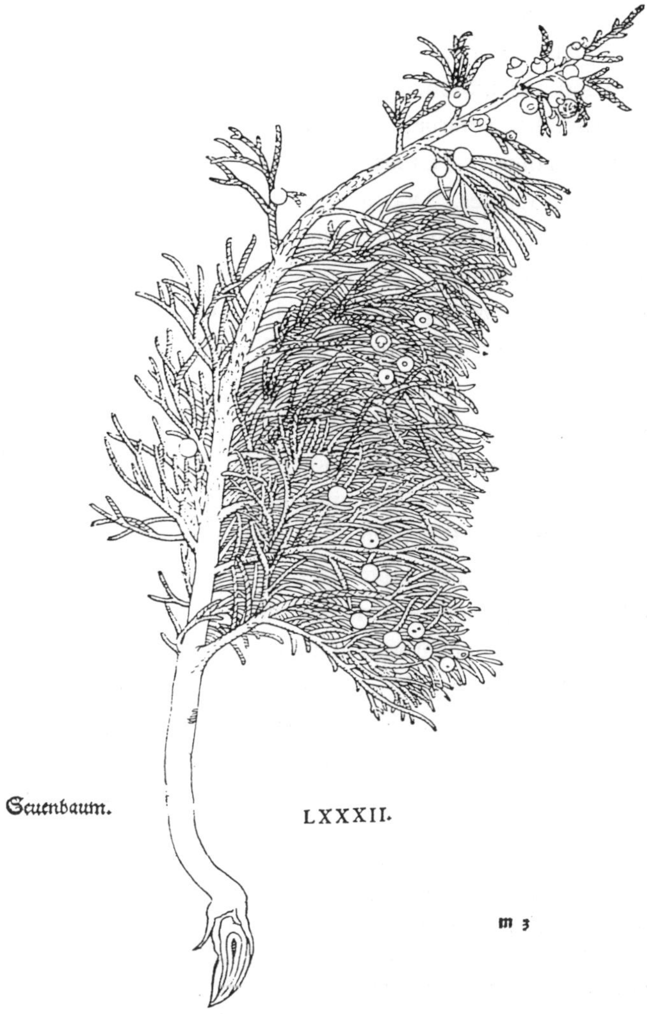

Abb. 1: "Sevenbaum"
Aus: Leonhart Fuchs, "New Kreutterbuch" (1543), Holzschnitt LXXXII

Darreichungsform, dies entspricht jedoch der Tradition.[29] Sämtliche Angaben zu diesen Pflanzen lassen sich auf die Arzneimittellehre des Dioskurides zurückführen.[30]

Die übrigen Abortivdrogen sollen eine Austreibung der Leibesfrucht bewirken oder allgemein eine Fehlgeburt hervorrufen, wie zum Beispiel "Colubrina/ Natterwurtz, Schlangenkraut", deren Geruch bereits ausreiche, um bei zarten Foeten einen Abort auszulösen, wohingegen man die Wurzel mit Honig zu geburttreibenden Zäpfchen verarbeiten könne: "Ex ea et melle, collyria ad ... partus evocandos componuntur ... Herbae, radicisque odor teneros conceptus abortu vitiat".[31] Die zweite Species, "Dracunculus minor/ Klein Natterwurtz" soll schon durch den Geruch ihrer welken Blüten eine Fehlgeburt hervorrufen. Die Verwendung des Wortes "conceptum" - das Empfangene - im Unterschied zu "foetus" oder "partus" steht im Einklang mit Dioskurides und weist auf die geringe Wertschätzung hin, die die antike Tradition dem Embryo zu Beginn der Schwangerschaft beimaß.[32]

Unter den Anwendungsgebieten von "Leucoion/ Gel Violaten" erwähnt Brunfels die orale und die vaginale Applikation zum Herausziehen der Leibesfrüchte. Weiterhin schreibt er "Pulegium/Poleyen", "Salvia/Salbey" und "Hedera/Epphaw" abortive Eigenschaften zu, wobei die Blattstiele der letztgenannten Droge mit Honig zum Zäpfchen zu verarbeiten seien.[33] Neben der Herstellung von halbfesten Suppositorien empfiehlt Brunfels auch die Verabreichung von Pflanzensäften in Zäpfchenform, in der Regel mit Wolle als Arzneiträger. So soll der Saft von "Conyza parva/ Flehkraut" bei vaginaler Applikation eine Fehlgeburt herbeiführen; die gleiche Wirkung besitze ein aus den Blüten der Pflanze bereiteter Trank. Auch hier beruft sich Brunfels auf Dioskurides.[34]

29 Auch bei Dioskurides heißt es allgemein: "Omnnis autem nasturtii semen ... fetus interimit"; vgl. Dioskurides. ed.Sprengel.: Mat.med.I, 294 f.

30 Vgl. Dioskurides. ed.Sprengel.: Mat.med.I, 628, 631, 295, 384, 665 u. 670.

31 Brunfels I (1530), 69. Für "Colubrina" werden nicht weniger als sechs lateinische Synonyme angegeben: "Colubra", "Serpentaria", "Viperina", "Dracunculus maior", "Dracontium magnum", "Collum draconis", die Brunfels selbst an der wahren Identität der Pflanze zweifeln lassen; vgl. hierzu Sprague (1928/31), 82.

32 Vgl. Dioskurides. ed.Sprengel.: Mat.med.I, 308 f. u. Keller (1988), 261 f.

33 Vgl. Brunfels I (1530), 137, 227-229 u. Brunfels II (1531), 8, 88 f. Alle Angaben nach Dioskurides; vgl. Dioskurides. ed.Sprengel.: Mat.med.I, 330, 377 u. 381.

34 Die bei Dioskurides als "Conyza" bezeichnete Droge wird von Brunfels unter der Überschrift "De Pulicariis" abgehandelt; vgl. Brunfels II (1531), 16 u. Dioskurides. ed.Sprengel.: Mat.med.I, 469 f.

Bei den Heilkräften von "Aristolochia/ Holwurtz" zitiert Brunfels neben Dioskurides den arabischen Arzt Avicenna. Beide Autoren berichten, daß das Kraut als Zäpfchen oder mit Pfeffer und Myrrhe getrunken die Leibesfrüchte heraustreibe.[35] Im Kapitel "Chamaedrys/ Gamenderlin" zieht der Autor zum Beleg der Abortivwirkung das mittelalterliche Lehrgedicht "Macer floridus" hinzu: "Vires et iuvamenta eius ... Ex Aemilio Macro: Depellit abortum, si mixta potetur aqua unciis duis".[36] Über "Chamaemelum" erfährt der Leser, daß die Droge "mit Wein getrunken angeblich eine Fehlgeburt auslöst". Auch dies stimmt wörtlich mit dem "Macer floridus" überein.[37] Im Kapitel "Malva hortensis/ Bappelen" beruft sich Brunfels wiederum auf den antiken Arzt Olympiades von Theben, dem zufolge die Pflanze mit Gänsefett abtreibend wirkt.[38]

"Artemisia/ Beyfussz, Bucken, S. Johans gürtel", nach Dioskurides eine Droge zur Herstellung emmenagog-abortiver Sitzbäder und Tränke, deren Saft mit Myrrhe vermischt und als Zäpfchen eingelegt werden kann, liefert laut Brunfels darüber hinaus ein fruchtabtreibendes Destillat. Der Autor empfiehlt, drei Unzen [39] "Aqua Artemisiae" zu trinken und beruft sich auf einen "Hieronymus herbarius", hinter dessen Identität sich der Straßburger Wundarzt Hieronymus Brunschwig (1450-1512), Verfasser eines um 1500 erstmals erschienenen Destillierbuches, verbirgt.[40] Auf Brunschwig geht auch die Bemerkung zurück, das

35 Vgl. Brunfels I (1530), 53 f.; dsgl. Dioskurides. ed.Sprengel.: Mat.med.I, 345. Ibn Sina (980-1037), latinisiert Avicenna, gilt als einer der bedeutendsten Mediziner des Islam; sein Hauptwerk Qanun ("Der Kanon") enthält im zweiten Buch eine Lehre von den einfachen Heilmitteln und wurde im 15./16. Jahrhundert in lateinischer Übertragung 36 mal gedruckt; vgl. Ullmann (1970), 152-154.

36 Brunfels I (1530), 127. Das dem römischen Dichter Aemilius Macer (gest. 17 n. Chr.) zugeschriebene Werk mit dem Titel "Macer floridus" entstand vermutlich um 1140, als Autor gilt der französische Arzt Odo von Meudon. Der in lateinischer Sprache abgefasste Text beschreibt die Wirkung und Anwendung von 77 überwiegend einheimischen Arzneipflanzen. Obiges Zitat konnte verifiziert werden bei Macer. ed.Choulant (1832), 107.

37 "Pellere cum vino potata refertur abortum"; Brunfels I (1530), 253. Brunfels bezieht sich auf Kapitel 14, "Chamomilla"; vgl. Macer. ed.Choulant (1832), 52. Die Abortivwirkung der Pflanze ist indes schon bei Dioskurides belegt; vgl. Dioskurides. ed.Sprengel.: Mat.med.I, 483.

38 "Dicit Olympias Thebana, abortivas esse cum adipe anseris", Brunfels I (1530), 200f. Auf denselben Text, wenn auch ausführlicher, nimmt der "Macer floridus" Bezug: "Scripsit abortivam Thebana Olympias illam/ Si resolutus adeps miscebitur anseris illi/ Et sic subdatur, veluti pessaria, vulvae"; vgl. Macer. ed.Choulant (1832), 110. Zu Olympiades aus Theben vgl. Zedler XXV (1740), Sp. 1373.

39 Entspricht etwa 90 Gramm.

40 "Liber de arte distillandi de Simplicibus", Straßburg 1500 u. öfter. Das Werk enthält über 200, vornehmlich dem "Hortus Sanitatis" entnommene Pflanzenabbidungen; vgl. Nissen II

Destillat von "Haselwurtz/ Asarum" treibe ebenso wie das Dekokt den lebenden und den toten Foetus heraus, es sei daher nicht an Schwangere zu verabreichen.[41]

Ein ähnlicher Warnhinweis findet sich bei den Indikationen von "Polypodium, Filix/ Engelsüß, Baumfar": Dort heißt es, keine der beiden "Filix"-Arten dürfe den Frauen gegeben werden, da die Droge bei Schwangeren eine Fehlgeburt, bei den übrigen Frauen aber Unfruchtbarkeit hervorriefe. Die gesamte Textstelle einschließlich der Einschränkung, "Filix" nicht an Frauen zu verabreichen, geht auf Plinius d.J. (23-79 n.Chr.) zurück.[42] Auch vor der arzneilichen Verwendung der Wurzelrinde von "Laurus/ Lorbörbaum" während der Schwangerschaft wird gewarnt. Den Anstoß dazu mag die von Dioskurides beschriebene fruchttötende Wirkung der Droge gegeben haben.[43]

Auf ein Werk oder einen Autor namens "Mesarugie" bezieht sich Brunfels im Kapitel "Linum/ Linsomen, Flachß". Ohne nähere Angaben zu Dosis und Applikationsform schreibt er, die Pflanze bewirke eine rasche Austreibung des Foetus. Als Urheber könnte Masargawaih (pers. Masargoye) in Betracht kommen, ein Arzt des 7. bis 9. Jahrhunderts ungeklärter Identität, wohl jüdisch-persischer Abstammung.[44]

Im dritten, posthum herausgegebenen Band der "Herbarum vivae eicones" sind die den Pflanzen zugeordneten "Vires et iuvamenta" nicht mehr nach einzelnen Quellenautoren untergliedert. Indes lassen sich zahlreiche Simplicia, die als Abortiva dargestellt werden, unschwer auf die Materia medica des Dioskurides zurückführen; so die als Zäpfchen zu applizierenden Wurzeln von "Rubea/ Röte", "Gentiana/ Entian" und "Pastinaca/ Bestenaw"; die roh oder gekocht zu essenden

(1951), 26 f. u. Dilg (1969) 19. Zu Brunschwig vgl. Schmitz (1981). Ein dem zweiten Teil des Brunfels'schen Kräuterbuches angegliederter Text beginnt mit "Hieronymi herbarii Apodixis Germanica" und wird ebenfalls Brunschwig zugeschrieben, obgleich manche Historiographen die Autorenschaft von Hieronymus Bock in Betracht ziehen; vgl. Stannard (1981), 220. "Aqua Artemisiae" ("Bucken wasser") begegnet bei Brunschwig als menstruationsförderndes und totgeburtaustreibendes Mittel; vgl. Brunschwig (1500), XXXI^{V}

41 "Aqua Asara, vel decoctum eius potum, foetum pellit, et viventem et mortuum: quare praegnantibus propinanda non est"; Brunfels I (1530), 74. Entsprechend Brunschwig (1500), LVIII^{V}: "Die frowen die mit kinden gond sollent es nit trincken/ wan es trybt das kind von ir/ es sy dot oder lebendig".

42 Vgl. Brunfels II (1531), 86 u. Keller (1988), 251. Plinius soll Abtreibungsmittel kategorisch abgelehnt haben ("Ego nec abortiva dico"), dennoch macht er in seinem Werk etwa 40 Angaben zu Abortiva; vgl.a.a.O., 51.

43 Vgl. Brunfels III (1536), 229 u. Dioskurides. ed.Sprengel.: Mat.med.I, 108.

44 Vgl. Brunfels I (1530), 174. Die Pflanze wird bei Dioskurides nicht als Abortivum genannt. Zu Masargoye vgl. Ullmann (1970), 23 f.

Bätter von "Sion/ Bachbunn"; der als Räuchermittel anzuwendende "Pinus/ Dannenbaum" und "Thymus/ Thymian", der seine fruchtabtreibende Wirkung in Form des wäßrigen Dekokts entfalten soll.[45] "Dictamus/ Diptam" ist nach Brunfels und Dioskurides sowohl als Trank oder Zäpfchen wie auch als Räuchermittel applizierbar.[46] Bezüglich der Droge "Cicere/ Zißeren" beschränkt sich Brunfels entsprechend der antiken Vorlage auf die Zuschreibung emmenagog-abortiver Eigenschaften, ohne auf Dosis und Darreichungsart einzugehen.[47]

Bei "Centaurea/ Tausent guldin kraut" weicht Brunfels dagegen von der Tradition ab: Er empfiehlt, drei bis vier Tage lang eine Abkochung des Krautes zu trinken, während Dioskurides die Droge zum Mutterzäpfchen verarbeiten läßt.[48] Das Kraut "Cherefolium" setzt Brunfels mit einer bei Dioskurides als "Myrrhis" bezeichneten Pflanze gleich und schreibt ihm gleichfalls fruchtaustreibende Eigenschaften zu.[49]

Lediglich zwei Abortivdrogen lassen sich im dritten Band nicht unmittelbar auf die Antike zurückführen, und zwar "Enula campana/ Alant" und "Iuniperus/ Wechholder". Bei "Iuniperus" dient der arabische Mediziner Averroes[50] als Gewährsmann: "Averrois ait. Iuniperus provocat ... menstrua ... Aborsum facit, et foetum mortuum educit."[51] Bei "Enula campana" bleibt hingegen unklar, welche Vorlage der Autor heranzieht, wenn er bemerkt, ein Trank der abgekochten Wurzel fördere die Menstruation und treibe die tote Frucht heraus. In Betracht käme wiederum der "Macer floridus".[52]

Bemerkenswert erscheint auch eine dem ersten Band der "Herbarum vivae eicones" als "Tabula medicinarum simplicium" angehängte tabellarische Übersicht der pharmakologischen Simplicia-Gruppen. Unter dem Oberbegriff

45 Vgl. Brunfels III (1536), 145 f, 161, 173, 169, 238-240 u. 162. Entsprechend Dioskurides. ed.Sprengel.: Mat.med.I, 490, 343, 271, 90 u. 385.

46 Vgl. Brunfels III (1536), 158 u. Keller (1988), 131.

47 Vgl. Brunfels III (1536), 217 u. Dioskurides. ed.Sprengel.: Mat.med.I, 245.

48 Vgl. Brunfels III (1536), 125 f. u. Dioskurides. ed.Sprengel.: Mat.med.I, 349 f.

49 "Cit menstrua, et partus"; Brunfels III (1536), 141. Vgl. Dioskurides. ed.Sprengel.: Mat.med.I, 603.

50 Der arabische Arzt und Philosoph Averröes (1126-1198) lebte in Cordoba; sein medizinisches Hauptwerk, lateinisch unter dem Titel "Colliget" erschienen, behandelt lehrbuchartig die gesamte Heilkunde seiner Zeit; vgl. Ullmann (1970), 166 f.

51 Brunfels III (1536), 182 f. Zur Bedeutungsgleichheit von "aborsus" und "abortus" vgl. Mittellat. Wörterbuch I (1967), 38.

52 "Cocta, et pota radix ... menstrua cit mulieribus ... Foetum mortuum expellit"; Brunfels III (1536), 101. Zum Macer floridus vgl. Macer. ed.Choulant (1832), 89; dort "Enula" als Abortivum.

"Aborsum facientia" listet sie zehn Abortivdrogen vegetabilischer oder animalischer Herkunft auf.[53] 35 weitere Drogen sind unter der Rubrik "Ducentia foetum et secundinam" zusammengestellt. Obschon es sich nur um eine Aufzählung von Simplicia ohne Angaben zu Dosis und Applikationsform handelt, mag die Tabelle dem Leser eine rasche Übersicht über gängige Abortivdrogen ermöglicht haben.[54]

Zusammenfassend läßt sich sagen, daß von den 32 Simplicia, die Brunfels in der lateinischen Ausgabe seines Kräuterbuches als Abortivmittel benennt, 26 Einzeldrogen auf antike Quellen, namentlich die Arzneimittellehre des Dioskurides, zurückgehen. Die übrigen sind der mittelalterlichen (Macer floridus), arabischen (Avicenna, Averroes, Masargoye) beziehungsweise der zeitgenössischen Literatur (Hieronymus Brunschwig) entnommen. Dies verdeutlicht, daß Brunfels, obschon humanistisch gesinnt, der mittelalterlich-arabistischen Tradition weiterhin verhaftet blieb.[55]

1.2. Das "Contrafayt Kreuterbuch"

Die deutsche Fassung der "Herbarum vivae eicones", die keine wortgetreue Übersetzung, sondern vielmehr eine landessprachliche Bearbeitung des lateinischen Textes darstellt,[56] enthält mit 31 Drogen etwa die gleiche Anzahl an Abortiva. Hinsichtlich ihrer Beschreibung ergeben sich indes merkliche Unterschiede. So kommt es an einigen Stellen zu Kürzungen, beispielsweise bei der Indikation von "Naterwurtz", wo die Herstellung eines geburttreibenden Medikamentes mit Honig Erwähnung findet, nicht aber die angebliche Abortivwirkung des bloßen

53 Nur zwei der genannten Drogen, "Chamomilla" und "Calamentum", werden im Monographieteil des Brunfels'schen Kräuterbuches als Abortiva beschrieben. Von den übrigen gehen "Pomum terrae" (Cyclamen), "Radix Opoponaci", "Ireos" und "Cassia" auf antike Quellen zurück (vgl. Keller (1988), 256, 169, 213 u. 189); "Squilla" und "Cotula foetida" treten neu hinzu. Bei den tierischen Drogen handelt es sich um "Stercus tauri" (Stierkot) und "Cantharides (spanische Fliegen). Letztere werden auch in der Pharmakopöenliteratur erwähnt, so bei Schröder (1662), 340, der ihren Gebrauch den "boshaften Huren" anlastet.

54 Vgl. Brunfels I (1530), E 4^{v}- F ^{r}

55 Vgl. hierzu Baader (1978), 196.

56 Unterschiede bestehen hinsichtlich der Reihenfolge der Pflanzenmonographien; der Text erscheint übersichtlicher durch verstärkte Verwendung von Teilüberschriften und Paraphrasierung der langen Quellenzitate; vgl.Stannard (1981), 536.

Kräuterduftes auf die zarten Embryonen.[57] Hingegen reichert Brunfels den Text bisweilen mit Bemerkungen zu geburtshilflich-magischen Praktiken an, die zweifellos zeitgenössisches Brauchtum widerspiegeln. So wird die "Osterlucey" nicht nur als oral oder vaginal zu applizierendes, fruchttreibendes Arzneimittel empfohlen, sondern auch zur Abwehr von bösem Zauber im Kindbett.[58]

Im Vergleich zum lateinischen Text begegnen häufiger Mahnungen zum vorsichtigen Umgang mit Abortivdrogen, beispielsweise bei den "Gelben Violaten" und beim "Beyfusß", die nur "in nottürftigkeit" bzw. "nach radt eines verstendigen artzet/ oder hebammen" gebraucht werden sollen.[59] Beim "Ephew" warnt Brunfels alle "frummen frawen" vor der Einnahme des fruchtabtreibenden Pflanzensaftes oder des Destillats und fügt ergänzend hinzu, den "Schleppsecken/ und den Schappel jungkfrauwen" solle man "solich geheymnüß " nicht offenbaren.[60] Am eindringlichsten nehmen sich seine Vorbehalte im Kapitel über die "Haszelwurtz" aus: "Die frawen die mit kinden gon/ sollen dißes wasßers nit trincken. dann es treibet die geburt/ todt und lebendig. welches ich gern wolt verschweigen/ bößer schlepseck halben. welche/ wann sye so ein stücklin wisßen/ vertreiben/ und tödten sye die kinder in muterleib unnd setzen darnach wider ein kräntzlin auf".[61] Brunfels bemerkt, er könne diese Mittel nicht mit Stillschweigen übergehen, da es häufig nötig sei, eine tote Geburt auszutreiben, er wolle sich aber "hyerinn massen so vil müglich".[62]

57 "Es mögen auch von dißer wurtzel mit honig salben gemacht werden ... die geburt zu treiben". Brunfels I (1532), LXXVII. Man beachte den Übersetzungsfehler: Im lateinischen Text ist nicht von einer Salbe, sondern von einem mit Honig herzustellenden Kollyrium die Rede; vgl.Brunfels I (1530), 69.

58 "Wo man Osterlucey hatt/ do kompt kein bößer feyndt hyen/ mag auch kein unhold oder hex kein schaden thun. darumb es in etlichen landen gewonheyt/ das es die kindtbetterin bey inen im vorhang haben/ sich unn das kindlin damit bereuchen"; Brunfels I (1532), CXLIX. Der volkstümliche Brauch dürfte mit der positiven Wirkung zusammenhängen, die man der Aristolochia seit der Antike im Hinblick auf den gesamten Geburtsvorgang zuschrieb.

59 Vgl. Brunfels I (1532), C u. CCXXXVII f.

60 Vgl. Brunfels I (1532), CLII. Eine Warnung vor der Abortivwirkung des "Ephew"-Destillats findet sich auch bei Brunschwig (1610), 535.

61 Brunfels I (1532), XI. In der Tat enthält Haselwurz, Asarum europaeum L., ein ätherisches Öl, das bis zu 90% aus dem stark schleimhautreizenden Asaron besteht und bei oraler Einnahme u.a. Uterusblutungen und Abort hervorrufen kann; vgl. Hiller u. Bickerich (1988), 34, sowie Kap. VII. 6.

62 Brunfels I (1532), XI.

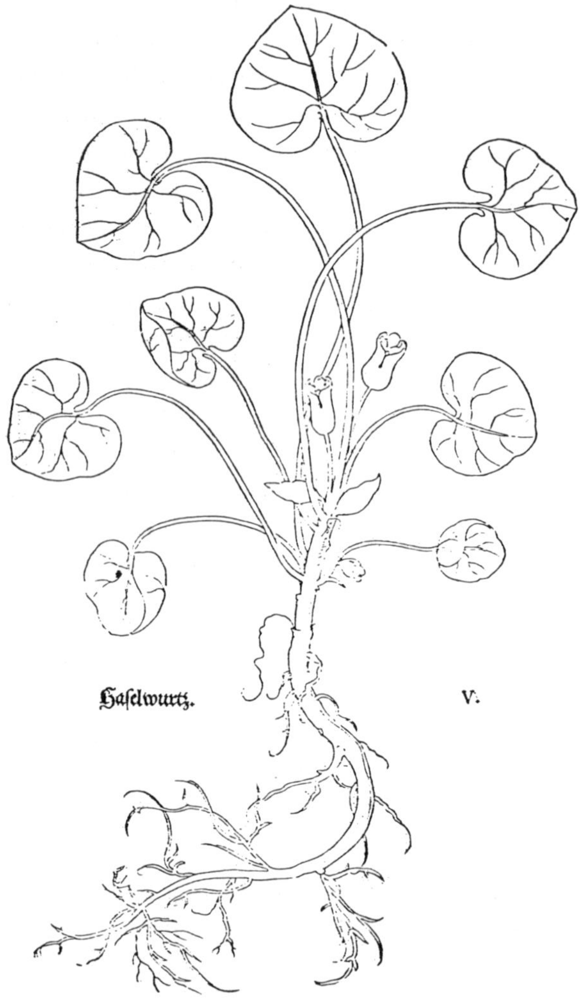

Abb. 2: Haselwurz
Aus: Leonhart Fuchs, "New Kreutterbuch" (1543), Holzschnitt V

Die Absicht des Verfassers, bezüglich der Aussagen zu Abortivmitteln Maß zu halten, bewahrheitet sich im Hinblick auf die Phthoria, denn bei den meisten Simplicia, denen die lateinische Ausgabe fruchttötende Eigenschaften zuschreibt, entfällt diese Indikation ohne Angabe von Gründen.[63] Im Kapitel "Coloquint" wird der Hinweis auf die fruchttötende Wirkung mit einer Warnung versehen: "Soll den tragenden frawen nit gebraucht werden. dann es die frucht in muter leib umbbringt".[64] Ähnlich äußert sich Brunfels bei den Indikationen von "Oelbaum/ Olea": "Sunst gyfftiger art. Dann es die frucht im leib verderbt unnd uß treibt".[65]

Bei den Ekbolia ist vom "Maßhalten" indes wenig zu bemerken. Bei 17 Drogen, die eine Austreibung des Foetus bewirken sollen, wurde der Anwendungszweck unverändert in den deutschen Text übernommen, wobei die sprachliche Charakterisierung durch Wendungen wie "treibt die Geburt/ die frucht von muter leib", "zeucht die frucht härfür" oder "treibet auß die todten kinde" erfolgt.[66] Im Vergleich zur lateinischen Ausgabe treten sogar einige neue Mittel hinzu: "Weisß Gilgen wasser" und "Meyenblümlin wasßer" sollen zur schadlosen Austreibung der Geburt geeignet sein; Brunfels bezieht sich hier auf Hieronymus Brunschwig.[67] Auch den Gebrauch von "Bingelkraut" und "Kolkraut" als Abortivum erwähnt Brunfels erstmals in der deutschen Ausgabe; er soll auf Hippokrates zurückgehen. Brunfels empfiehlt übereinstimmend mit Plinius, "Kolkraut" roh zu essen, während "Bingelkraut" mit Rosen- oder Lilienöl als Zäpfchen, als Trank oder zu Umschlägen verwendet werden könne.[68] Schließlich begegnet entgegen der lateinischen Vorlage der "Sevenbaum" als Abortivum: "Sevenbaum bletter ...

63 Brunfels I (1532), "Christwurtz/ Helleborus" (LXIIII), "Flöhkraut/ Pulicaria" (CLXVIII), "Kresßen/ Nasturcium" (CCLX f.), "Calamentum/ Calamintha" (CCLIIII f.) u. "Engelsüß/ Polypodium" (CCCVIII f.); Brunfels II (1537), "Kellerßhals/ Thymelea" (CII).

64 Brunfels II (1537), LXXIX f.

65 Brunfels II (1537), CLIX.

66 Die Indikation "Fruchtaustreibung" wurde unverändert übernommen bei: Brunfels I (1532) "Gamenderlin" (L), "Chamillen blumen" (CXXXVI-CXXXIX), "Bappelen" (CCXXXI), "Poley" (CCXLVII f.), "Dausentguldinkraut" (CCLXVI f.), "Salbey" (CCCIII f.), "Alantwurtz" (CCCXXVIII f.); Brunfels II (1537), "Bestenaw" (XXII-XXIIII), "Zyßeren" (LXVII f.), "Körbelkraut" (XCIIII), "Diptam" (XCVIII f.), "Thymian" (CX f.), "Entian" (CXIIII f.), "Bachbunn" (CXVII), "Röte" (CXLVIII f.), "Lorbörbaum" (CLXIIII f.), "Dannenbaum" (CLXXII f.).

67 Vgl. Brunfels I (1532), CIIII f. u. CLXV sowie Brunschwig (1500), CXIX^{r} u. LXXIII^{v}

68 Vgl. Brunfels I (1532), CCCXVI u. Brunfels II (1537), LII.

Getruncken/ treiben ... die todte frucht uß muter leib. Und ob man sye nur unden uff zum beräuchen braucht/ oder sunst hynzu thut/ würcken sye gleich so vil."[69]

Insgesamt stellt das "Contrafayt Kreuterbuch" unter Beweis, daß die klassischen Abortivdrogen durchaus Eingang in die landessprachliche Literatur der frühen Neuzeit fanden. Die Gewichtung der ihnen zugeschriebenen Indikation verdeutlicht, daß der Gebrauch von seiten des Autors vornehmlich zur Austreibung der toten Frucht oder zur Förderung der Wehen im Geburtsvorgang gedacht war. Die im Vergleich zum lateinischen Text gehäuft auftretenden Mahnungen zeigen, daß Brunfels dem Leser gegenüber eine vorsichtigere Haltung einnahm und keinen Mißbrauch provozieren wollte. Andererseits verzichtete er nicht darauf, fruchttreibende Drogen in ansehnlicher Zahl zu benennen. Zudem darf nicht übersehen werden, daß sich die Suche nach Abtreibungsmitteln für den Leser durch ein Krankheitsregister wesentlich erleichterte.[70]

2. Leonhart Fuchs

Der 1501 in Wemding (Schwaben) geborene Leonhart Fuchs gilt innerhalb der deutschen "Väter der Botanik" als entschiedenster Vertreter des Humanismus.[71] Sein Lebensweg führte ihn unter anderem an die Universität Ingolstadt, an der er 1524 zum Doktor der Medizin promovierte. Als überzeugter Lutheraner trat er 1528 als Leibarzt in die Dienste Markgraf Georgs von Brandenburg, folgte jedoch 1535 einem Ruf an die Tübinger Universität. Dort wirkte er bis zu seinem Tod im Jahre 1566 als einer der namhaftesten Mediziner seiner Zeit. Bestrebt, die antike Medizin wiederaufleben zu lassen, war Fuchs an der Übersetzung und Herausgabe zahlreicher Schriften von Hippokrates und Galen beteiligt; auf dem Gebiet der Anatomie machte er die Neuerungen des Andreas Vesalius (1514-1564) in Deutschland bekannt.[72]

69 Brunfels II (1537), CLXVI f. Die Applikationsformen entsprechen Dioskurides. ed.Sprengel.: Mat.med.I, 105.

70 Dort sind, wenn auch unvollständig, die einschlägigen Textstellen unter dem Stichwort "Geburt treiben" bzw. "Todte Geburt treiben" aufgelistet.

71 Nach Schipperges (1961), 22 gebührt ihm "das entscheidende Verdienst in der Verdrängung des Arabismus".

72 Zu Leben und Werk von Leonhart Fuchs vgl. Stübler (1928); Sprague u. Nelmes (1928-31); Harig (1966); Baader (1979), 276-282; Egerton (1981); Müller-Jahncke (1982), 48-51; Baader (1984), 65 f.; Krafft (1986), 130 f.; Telle (1986), 375 f. mit weiterführenden Literaturangaben.

Auch in seinem 1542 in Basel erschienenen Kräuterbuch, "De historia stirpium commentarii insignes", hatte er sich zum Ziel gesetzt, die arabistische Medizin zugunsten der antiken zu verdrängen.[73] Bei den Pflanzenbeschreibungen und bei der Beurteilung der galenischen Qualitäten bot Fuchs dagegen zum Teil eigenständige Beobachtungen dar.[74] Über 100 der insgesamt 487 behandelten Pflanzenarten fanden erstmals in Deutschland Erwähnung.[75] Die an botanischer Genauigkeit kaum zu übertreffenden Holzschnitt-Illustrationen zeigen die Pflanze in ihren verschiedenen Entwicklungsstadien und wurden späterhin häufig kopiert.[76] Dennoch blieb der buchhändlerische Erfolg der lateinischen Erstausgabe zunächst begrenzt, so daß eine deutsche Bearbeitung geplant wurde, die bereits im folgenden Jahr unter dem Titel "New Kreuterbuch" in Druck ging. Es folgten reine Bilderausgaben mit verkleinerten Abbildungen, die sich großer Beliebtheit erfreuten und wohl bei botanischen Wanderungen mitgeführt wurden.

Übersetzungen ins Französische, Holländische, Englische und Spanische sowie insgesamt 31 zu Lebzeiten des Verfassers erschienene Ausgaben belegen die außerordentliche Wirkmächtigkeit des Kräuterbuches.[77] Eine von Fuchs geplante, auf drei Bände erweiterte Neuausgabe konnte indes aus Kostengründen nicht mehr verwirklicht werden.[78]

2.1. Die "Historia stirpium"

Die in 344 Kapitel eingeteilte lateinische Fassung besticht durch ihre übersichtliche Gestaltung und textliche Ausführlichkeit, die die Verpflichtung des Autors gegenüber humanistischen Vorstellungen zu erkennen gibt. Fuchs bemühte sich darum, eine möglichst umfassende Kompilation antiker Heilkräuter-

73 Zum Begriff der Autorität bei Leonhart Fuchs vgl. Toellner (1984), 172.

74 Vgl. Harig (1968/69), 71-77 u. Krafft (1986), 131.

75 Vgl. Egerton (1981), 161. Zur Identifizierung der bei Fuchs genannten Pflanzen vgl. Sprague u. Nelmes (1928/31), 573-634.

76 Als Künstler wirkten A. Meyer, H. Füllmaurer und V.R. Speckle. Im Gegensatz zu Brunfels war Fuchs am Zustandekommen der Abbildungen beteiligt; vgl. Nissen I (1951), 44-46 u. Müller-Jahncke (1984), 2545.

77 Zur Bibliographie vgl. Stübler (1928), 128-133 u. Nissen II (1951), 63 f.

78 Vgl. Ganzinger (1959), 213-224. Auf der letzten Seite der deutschen Ausgabe von 1543 erwähnt Fuchs die geplante Fortsetzung: "Allso wöllen wir disen ersten theyl diß Kreuterbuchs hie beschliessen/ unnd mit der zeit/ wils Gott/ den andern teyl/ so wir schon haben angefangen/ auch meniglichem zu nutz im truck lassen außgeen".

kunde zusammenzutragen.[79] Die Anordnung der Pflanzenmonographien folgt nicht botanischen Gesichtspunkten, sondern weitgehend dem Alphabet. Mit besonderer Gründlichkeit widmet sich Fuchs den arzneilichen Anwendungen der Drogen, die er aus antiken und byzantinischen Quellen schöpft.[80]

45 Simplicia schreibt er fruchttötende beziehungsweise fruchtaustreibende Eigenschaften zu, wobei nur 24 davon bereits aus dem Werk von Brunfels bekannt sind.[81] Häufiger als Brunfels belegt Fuchs die Abortivwirkung einer Pflanze anhand mehrerer Quellen. So enthält das Kapitel über "Sabina/Sevenbaum" nicht nur die oben zitierte Textstelle des Dioskurides, sondern auch entsprechende Zitate aus den Schriften von Plinius und Galen: "Foetum etiam viventem interficit, et mortuum eijcit".[82] Auch bei den Indikationen von "Calamintha/ Katzenmüntz", "Thymus/ Thym", "Centaurium minus/ Klein Tausendtguldenkraut" und "Leucoion/ Veiel" erfahren die Angaben des Dioskurides eine Ergänzung durch Galen. Eine Abkochung der Blüten von "Leucoion", zu Latein "Viola alba", soll demnach nicht nur Totgeburten heraustreiben, sondern ganz allgemein eine Fehlgeburt herbeiführen. Zudem bemerkt Fuchs, daß die Früchte nach antikem Volksglauben den lebenden Embryo töten, wenn sie in der Menge zweier Drachmen getrunken oder mit Honig als Zäpfchen eingelegt werden.[83]

79 Vgl. Krafft (1986), 131. Die Kapitel sind regelmäßig in folgende Abschnitte unterteilt: Nomina - Genera (soweit vorhanden) - Forma - Locus - Tempus - Temperamentum - Vires (nach einzelnen Autoren).

80 Die gynäkologischen und geburtshilflichen Arzneimittel der "Historia stirpium" sind bereits 1949 Thema einer medizingeschichtlichen Dissertation gewesen; vgl. Lücking (1949). Der Autor glaubt eine gewisse Benachteiligung der frauenheilkundlichen Indikationen festzustellen, allerdings hat er bei den Abortiva zahlreiche Angaben übersehen: Unter der Überschrift "Stirpes, quae abortum faciunt" zählt er lediglich sieben Drogen auf, unter den "Stirpes, quae emortuas partus pellunt" sind es sogar nur fünf. Zur Gynäkolgie und Geburtshilfe bei Leonhart Fuchs vgl. Kuhn (1949).

81 Die schon bei Brunfels genannten Abortiva sind: Vgl. Fuchs (1542), "Anthemis/Camillen" (28 f.), Artemisia/Beyfuß" (49), "Aristolochia/Holwurtz" (93), "Pulegium/Poley" (197-199), "Gentiana/Entzian" (199-201), "Dracunculus maior/Schlangenkraut" (236), "Salvia/Salbey" (247-250), "Cicer/Zyssern" (266), "Elleborus albus/ weiß nießwurtz" (271), "Helleborus niger/Christwurtz" (276), "Rubia/Röte" (279), "Nasturtium sativum/ Gartenkreß" (363), "Colocynthis/ wilder Kürbß" (373), "Hedera/Ephew" (424), "Calamintha" (433-437), "Pastinaca/Pastiney" (685), "Sion/Bachpungen" (724), "Thymus/Thym" (826-828), "Chamaedrys" (873). Die Liste führt die von Fuchs an erster Stelle angegebenen lateinischen und deutschen Pflanzennamen auf, die zahlreichen Synonyma blieben unberücksichtigt.

82 Fuchs (1542), 149. Vgl. Keller (1988), 182.

83 Vgl. Fuchs (1542), 456-460. Zu Galen vgl. Keller (1988), 197.

Das Kraut "Brassica sativa/ Kol", nach Dioskurides und dem byzantinischen Arzt Symeon Seth [84] zur Empfängnisverhütung geeignet, treibt nach Plinius die abgestorbenen Leibesfrüchte heraus, wenn es roh gegessen wird.[85] Anhand mehrerer Autoritäten belegt Fuchs auch die kontrazeptive und abortive Wirkung von "Filix/Waldtfarr": Neben Dioskurides, Plinius und Galen zieht er Theophrast von Eresos als Quelle heran.[86]

Innerhalb der Abortivdrogen, die im Vergleich zum Brunfels'schen Kräuterbuch neu hinzukommen, finden sich mehrere Phthoria. Das gemeinhin als "Saponaria" bezeichnete "Lanaria herba/ Seyffenkraut" töte den Foetus "offenkundig", wenn die Wurzel als Zäpfchen eingelegt werde. Fuchs bezieht sich hier ebenso auf Dioskurides wie bei der Darstellung der fruchttötenden Wirkung von "Thlaspi/ Bauernsenff" und von "Elaterium", dem Pflanzensaft von "Cucumis sylvestris/ Wild Cucumer". Ersteres soll in Form von Tränken, letzteres vaginal appliziert werden.[87]

Die Wurzel von "Vitis alba/Stickwurtz", die in den Apotheken "Bryonia" heiße, beschreibt Fuchs als ein Arzneimittel, das sich je nach Applikationsart zur Fruchttötung oder -austreibung eignet: Zu zwei Drachmen getrunken, tötet es den Foetus; als Zäpfchen eingelegt, zieht es ihn mitsamt der Nachgeburt heraus; zu Sitzbädern verwendet, bewirkt es gleichfalls eine Fehlgeburt.[88] Ähnlich ausführlich äußert sich Fuchs zu den Heilkräften von "Cyclamen/ Erdwurtz oder Apffel". Neben der aus der Arzneibuchliteratur bekannten magischen Wirkung der Wurzel, die beim Überschreiten einen Abortus auslösen soll,[89] erwähnt Fuchs die Verwendung des Pflanzensaftes zum Zweck der Fruchtabtreibung. Er empfiehlt, ihn dazu auf Nabel, Unterleib und Hüfte zu streichen und weist darauf hin, daß

84 Der byzantinische Enzyklopädist Symeon Seth (2.H.11.Jh.) verfaßte eine Abhandlung "Über die Wirkungen der Nahrungsmittel", in der er sich mit den medizinisch-diätetischen Kräften von Pflanzen und Früchten auseinandersetzte; vgl. Choulant (1841), 150 f.

85 Vgl. Fuchs (1542), 417-419. Dieselbe Indikation , allerdings ohne Hinweis auf die kontrazeptiven Eigenschaften, findet sich im "Contrafayt Kreuterbuch"; vgl. Brunfels II (1537), LII.

86 "Foemina Filix ... mulieri si detur, praegnanti quidem abortum simpliciter aut foeminis sterilitatem facere affirmant". Fuchs (1542), 597; ebenso Dioskurides. ed.Sprengel.: Mat.med.I, 678 u. Theophrast. ed.Sprengel.: Naturgesch.I, 352.

87 Vgl. Fuchs (1542), 781, 305-308 u. 706.

88 "Pota drachmis duabus ... Foetus necat ... Apposita utero, foetus, et secundas trahit ... Ad insessus decoquitur: vulvas siquidem purgat, et abortum facit"; Fuchs (1542), 95. Vgl. Dioskurides. ed.Sprengel.: Mat.med.I, 674 f. u. Keller (1988), 241.

89 Vgl. Wecker (1617), Sp. 172; Horst (1651), CXLVII u. Schroeder (1662), 511.

die Droge allgemein einen Bestandteil von Abortivarzneien bilde. Seine Angaben entstammen wiederum den Werken von Dioskurides, Galen und Plinius.[90]

Eine ungewöhnlich anmutende Applikationsform weist das Kapitel "Oxyacantha/ Paissel beer" auf: Wenn der Bauch dreimal sanft mit der Wurzel geschlagen oder damit gestrichen werde, komme es zum Abort. Die Textstelle geht auf Dioskurides zurück, der sie seinerseits aus der Überlieferung geschöpft hat.[91] Das Kraut "Smyrnion" identifiziert Fuchs als "Levisticum/ Liebstöckel" und nennt die von Dioskurides beschriebene Anwendung der gekochten Wurzel als Abortivum: "Radix ... fervefacta et subdita, abortus facit".[92]

Zur Austreibung des lebenden oder toten Fetus treten gegenüber Brunfels 13 neue Ekbolia hinzu. Wiederum geht ein erheblicher Teil auf die Arzneimittellehre des Dioskurides zurück, so "Tussilago/ Roßhub, Brandtlattich", "Seseli Maßiliense" und "Daucus", die in Form von Tränken zu verabreichen sind; auch die nach Verarbeitung mit Honig als Zäpfchen zu applizierenden Drogen "Iris/ blaw Gilgen, Veielwurtz", "Aiuga/ Ye lenger ye lieber" und "Lupinus sativus/ Feigbon".[93] Die als Zaubermittel bekannte "Mandragora/ Alraun" wirkt nach Fuchs, der sich hier ebenfalls auf Dioskurides beruft, abortiv, wenn der aus Wurzel und Früchten gewonnene Saft in der Menge eines halben Obolus (ca.0,3g) in die Scheide eingeführt wird.[94] Zu fruchtabtreibenden Räucherungen sollen sich "Sabina/ Sevenbaum" und die angezündete Rinde von "Larix/ Loerchenbaum" eignen.[95] Den Hinweis auf die Abortivwirkung von "Stachys/ riechender Andorn" hat Fuchs den Schriften Galens entnommen.[96]

Fünf weitere Ekbolia schöpft Fuchs aus der Naturgeschichte des Plinius. Ihr zufolge besitzt die bei Dioskurides und Galen lediglich als Emmenagogum bekannte Pflanze "Myrrhis/ Wilderkorffel" geburttreibende Eigenschaften, wenn sie mit Wein eingenommen wird. Für die abgestorbenen Leibesfrüchte empfiehlt

90 Vgl. Fuchs (1542), 450-452 u. Keller (1988), 256 f. Bei den Pflanzen der Gattung Cyclamen handelt es sich in der Tat um stark toxische Gewächse, die als Abortiva mißbraucht wurden; vgl. Frohne u. Pfänder (1983), 171 sowie Kap. VII. 5.

91 Vgl. Fuchs (1542), 544; Dioskurides. ed.Sprengel.: Mat.med.I, 117 u. Keller (1988), 267.

92 Fuchs (1542), 761; vgl. Dioskurides. ed.Sprengel.: Mat.med.I, 416.

93 Vgl. Fuchs (1542), 141, 787, 234, 316, 884 u. 308. Die deutschen Bezeichnungen der drei "Daucus"-Arten werden mit "Berwurtz", "Weiß Hirtzwurtz" und "Schwartze Hirtzwurtz" angegeben, für "Seseli" fehlt ein landessprachlicher Ausdruck. Den Begriff "Berwurtz" erklärt Fuchs mit der Wirkung der Pflanze gegen Uterusleiden.

94 Vgl. Fuchs (1542), 531; Dioskurides. ed.Sprengel.: Mat.med.I, 572 u. Keller (1988), 235. Zur Bedeutung der Mandragora als Zauberpflanze vgl. Marzell (1963), 5-30.

95 Vgl. Fuchs (1542), 456-460 u. 495.

96 Vgl. Fuchs (1542), 767. Zu Galen vgl. Keller (1988), 144.

Plinius ein wäßriges Dekokt von "Seris/ Endivien" oder die in Weißwein gekochten Blätter von "Laser/ Laserwurtz, Meysterwurtz", die nach dem Bade zu trinken seien.[97] Auch die Einschränkung, Schwangere sollten das Kraut "Sisymbrium/ Brunnenkreß" wegen seiner Abortivwirkung nur dann zu sich nehmen, wenn das Empfangene schon tot sei, läßt sich bei Plinius belegen.[98] Bei den Indikationen von"Ruta hortensis/ Weinrauten" zitiert Fuchs neben Plinius den Byzantiner Symeon Seth. Dieser gibt an, daß es der Überlieferung nach beim Trinken des Saftes zu Fehlgeburten komme, dasselbe geschehe, wenn Schwangere die Blätter fünfzehn Tage lang einnehmen.[99]

Betrachtet man die Quellenlage der "Historia stirpium", so ergibt sich abschließend folgendes Bild: Zum Beleg der Abortivwirkung von insgesamt 45 Simplicia finden sich 39 Dioskurides-Zitate, 13 Textstellen aus der Naturgeschichte des Plinius und 11 aus den Schriften Galens.[100] Die übrigen, von Fuchs befragten Autoren fallen dagegen kaum ins Gewicht: Theophrast sowie die Byzantiner Paulos von Aigina und Symeon Seth sind lediglich mit einem einschlägigen Zitat vertreten, mittelalterliche oder zeitgenössische Texte fehlen ganz. Das Ergebnis verdeutlicht die Dominanz der Arzneimittellehre des Dioskurides bis in die frühe Neuzeit hinein, es veranschaulicht aber auch die Verpflichtung des humanistisch gesinnten Autors gegenüber den antiken Autoritäten, deren Indikationen er selbst dann kritiklos übernimmt, wenn von fruchttötenden Mitteln die Rede ist.[101]

97 Vgl. Fuchs (1542), 524, 681 u. 764. Zu den Plinius-Zitaten vgl. Keller (1988), 154 u. 174.

98 "Non edendum gravidis nisi mortuo conceptu. Quippe etiam impositum eijcit"; Fuchs (1542), 724. Zu Plinius vgl. Keller (1988), 137.

99 "Fertur etiam, quod si praegnans mulier ex eius succo bibat, abortiat. Et si in dies quindecim folia assumat, idem facit"; Fuchs (1542), 618. Vgl. Keller (1988), 203.

100 Bezüglich der Abortiva bewahrheitet sich demnach nicht die Beobachtung von Stübler, Fuchs gebe stets Galen den Vorzug und erachte diesen für zuverlässiger als Dioskurides. Vgl. Stübler (1928), 76.

101 Alle einschlägigen Zitate sind unverändert in eine spätere, ohne Abbildungen zu Lyon erschienene Ausgabe übernommen worden; vgl. Fuchs (1555).

2.2. Das "New Kreutterbuch"

Die deutsche Ausgabe der "historia stirpium" mag im wesentlichen auf Betreiben des Verlegers erschienen sein, ermöglichte sie es doch, eine über den lateinkundigen Gelehrtenkreis hinausgehende Käuferschicht zu erreichen. Fuchs befürwortete zwar die Vermittlung botanischer Kenntnisse an den Laien, einer vom Arzt unabhängigen arzneilichen Verwendung der Pflanzen stand er jedoch eher ablehnend gegenüber. Im Vorwort zur deutschen Ausgabe betont er, sein Buch sei nicht dazu bestimmt, daß "auch der gemeine mann kündte jhm selbert in der not artzney geben/ und allerley kranckheyt heylen".[102] So verwundert es nicht, daß er die Angaben zu den Heilkräften teilweise erheblich kürzte, wie er überhaupt die verschiedenen Autoren-Zitate zu einem einzigen Abschnitt zusammenzog. Fuchs bekundet selbst, von welchen Erwägungen er sich leiten ließ: "In dem Teutschen aber hab ich mich in sonderheyt beflissen/ das die ding so dem gemeinen mann zu wissen nit dienstlich noch nötig seind/ würden außgelassen und überschritten".[103] Bezüglich der Popularisierungstendenz ist es demnach kaum statthaft, ihn mit Brunfels und Bock in eine Reihe zu stellen.[104]

Zu dem Wissen, daß der Verfasser für den Laien als "nicht dienstlich" erachtete, zählten offenbar die Kenntnisse über Abortivdrogen, denn bei ihnen sind die Kürzungen besonders augenfällig. Wurden in der lateinischen Ausgabe dreizehn Pflanzen mit fruchttötenden Eigenschaften genannt, so erwähnt das "New Kreutterbuch" nur noch vier. Der Autor versäumt es auch nicht, schwangere Frauen vor dem Gebrauch des jeweiligen Mittels zu warnen. So berichtet er bei den Heilanzeigen von "wilden Kressen/ Thlaspi"-Samen: "auff ein halb becherlin vol getruncken/ ... bringt den frawen jr zeit/ tödt aber die frucht in muter leib/ derhalben kein schwanger weib solchen samen brauchen sol".[105] Die von Dioskurides beschriebene kontrazeptive und abortive Wirkung der Wurzel von "Waldtfarn/ Filix" veranlaßt Fuchs zu einer ähnlichen Ermahnung: "Doch sollen

102 Fuchs (1543), 2^{v}. Vgl. hierzu Telle (1986), 331 f.

103 Fuchs (1543), 2^{v}. Bereits Lücking (1949) stellte fest, daß die Pflanzenbeschreibungen, welche sich dem intrauterinen Leben und der Geburtshilfe zuwenden, von Fuchs in der deutschen Ausgabe mit Zurückhaltung behandelt werden.

104 Laut Baader (1979), 278 sind alle drei Autoren Vertreter einer "Zeitströmung medizinischen Reformdenkens, die von der humanistischen Pädagogik eines Erasmus von Rotterdam ausgeht, und zu der Vermittlung von Heilwissen oder seiner Grundlagen auch für die Selbstmedikation bzw. für die Medikation durch nicht vollautorisiertes Heilpersonal führt". Schon Telle (1986) wies darauf hin, daß dies für Fuchs nicht uneingeschränkt zutrifft.

105 Fuchs (1543), Kap.115.

sich die weiber für diser wurtzel hüten/ dann sie verhindert die empfengnuß/ unnd tödtet die frucht im leib".[106] In gleicher Weise äußert er sich zu "Stickwurtz/ Bryonia".[107]

Im Kapitel über "Schweinbrot/ Cyclamen" rät Fuchs schwangeren Frauen davon ab, über die Wurzel zu schreiten, "dann sie bringen sonst das kindt nit an die statt". Andererseits empfiehlt er, dieselbe Wurzel zur Beschleunigung der Geburt umzuhängen.[108] Bezüglich der Wirkung von "Peisselbeer/ Oxyacantha", in den Apotheken "Berberis" genannt, erfährt der Leser nur noch, "das dise wurtzel zerstossen drey mal über den bauch gestrichen den schwangern frawen sol schaden bringen", wohingegen im lateinischen Text eindeutig vom Abort die Rede war.[109]

Immerhin finden sich noch siebzehn Drogen mit der Indikation "Austreibung der Leibesfrucht"; es fällt jedoch auf, daß fast ausnahmslos von der toten Frucht die Rede ist. Angaben zu Dosis und Applikationsform wurden indes getreulich übernommen. Über die Pflanze "Beyfuß/ Artemisia" erfährt der Leser zum Beispiel: "Dise kreuter gesotten seind seer dienstlich den weiberen zu dampff oder schweyßbädern/ dann sie bringen jnen jhre kranckheyt/ treiben auß das bürdlin und die todten frucht".[110] Zur vaginalen Applikation empfiehlt Fuchs in bekannter Weise die Wurzeln von "Entzian/ Gentiana", "Roedte/ Rubia", "Pastnachen/ Pastinaca" und "Seyffenkraut/ Lanaria", ebenso das mit Honig und Myrrhe zu einem Mutterzäpfchen verarbeitete Dekokt von "Feigbonen/ Lupinus".[111] Bei zehn Drogen wurden die Hinweise zur Herstellung fruchttreibender Tränke in den deutschen Text übernommen.[112] Ermahnungen zur vorsichtigen Verwendung finden sich bei den Mitteln zur Austreibung der Totgeburt eher selten. Sie begegnen bei "Stachys/ riechender Andorn" und interessanterweise bei "frembdem Petersilg", einer Droge, die in der antiken Tradition lediglich als Emmenagogum

106 Fuchs (1543), Kap. 227.

107 "Die schwangern frawen sollen sich vor diser wurtzel hüten/ dann sie tödtet die frucht inn muter leib"; Fuchs (1543), Kap. 32.

108 Vgl. Fuchs (1543), Kap. 171. Das Umhängen der Wurzel geht auf Dioskurides zurück; vgl. Dioskurides. ed.Sprengel: Mat.med.I, 304.

109 Vgl. Fuchs (1543), Kap. 206.

110 Fuchs (1543), Kap. 13.

111 Vgl. Fuchs (1543), Kap. 74, 107, 264, 301 u. 116.

112 Vgl. Fuchs (1543), "Sevenbaum/ Sabina" (Kap.54), "Poley/ Pulegium" (Kap.73), "Salbey/ Salvia" (Kap.92), "Zisern/ Cicer" (Kap.101), "Raut/ Ruta hortensis" (Kap.236), "Wegwarten/ Serides" (Kap.263), "Meisterwurtz/ Laser, Laserpitium" (Kap.293), "Sesel/ Seseli" (Kap.304), "Vogelnest/ Daucus" (Kap.306) u. "Ye lenger ye lieber/ Abiga" (Kap.341).

eine Rolle spielte, gleichwohl ein pharmakologisch wirksames Abortivum darstellt.[113] Ob hier ein zeitgenössischer Mißbrauch den Anlaß gab, bleibt dahingestellt.

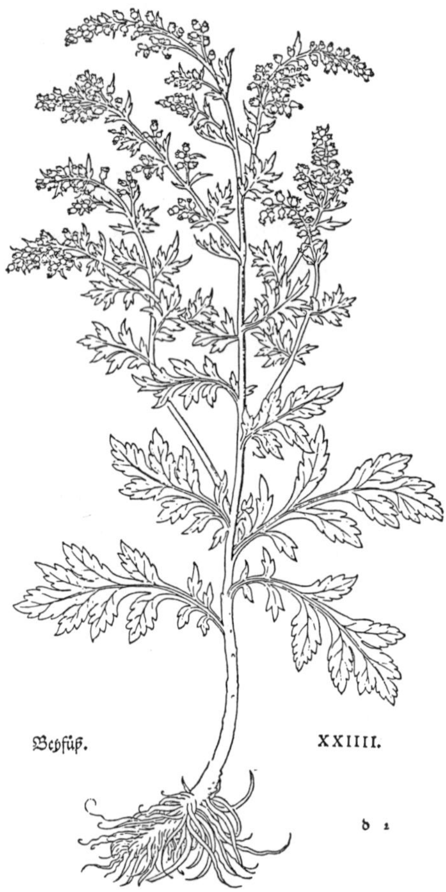

Abb. 3: "Beyfuß"
Aus: Leonhart Fuchs, "New Kreutterbuch" (1543), Holzschnitt XXIIII

113 Vgl. Fuchs (1543), Kap. 276, 294 u. 254: "Die schwangern frawen sollen disen samen nit jnnemen". Die Abortivwirkung des Petersiliensamens beruht auf dem Gehalt an Apiol und Myristicin; vgl. Wichtl (1989), 369 u. Kap. VII. 6.

Insgesamt läßt sich also im "New Kreutterbuch" eine verminderte Anzahl an Abortivdrogen feststellen, wobei vor allem die fruchttötenden Indikationen häufig aus dem Text herausgestrichen wurden. Die Hinweise auf fruchttreibende Pflanzen blieben dagegen -zumeist unter dem Aspekt der Totgeburt - weitgehend erhalten. Der Zugang zu ihnen erleichterte sich wesentlich durch das Krankheitsregister, das in der lateinischen Ausgabe fehlt.[114] Aus sprachhistorischer Sicht kann man dem "New Kreutterbuch" eine gewisse Nüchternheit nicht absprechen. Im Gegensatz zu Brunfels und Bock verzichtete Fuchs auf Tiraden gegen Huren und Kräuterweiber, wie er auch als überzeugter Vertreter des Humanismus den volkstümlichen Aberglauben völlig außer Acht ließ.[115]

3. Hieronymus Bock

Hieronymus Bock, latinisiert Tragus, wurde im Jahre 1498 in Heidelsheim bei Bretten/ Baden geboren. Über Art und Umfang seiner Ausbildung ist wenig bekannt; es wird jedoch angenommen, daß er an einer Hochschule des südwestdeutschen Raumes studierte. Zunächst als Lehrer und Verwalter des fürstlichen Gartens in Zweibrücken/ Pfalz tätig, wirkte er seit 1533 als protestantischer Prediger am St.-Fabian-Stift in Hornbach. Nachdem Bock aus konfessionellen Gründen von seiner Pfarrstelle vertrieben worden war, nahm er vorübergehend eine Stelle als Leibarzt bei Landgraf Philipp von Nassau-Saarbrücken an, dem er die dritte Ausgabe seines Kräuterbuches widmete. 1551 kehrte er nach Hornbach zurück, wo er im Jahre 1554 verstarb.[116]

114 Unter dem Stichwort "Todte frucht außtreiben" finden sich dort die Ekbolia, unter der Rubrik "Der Geburt schedlich" die Phthoria fast vollzählig aufgelistet.

115 Fuchs schien sich dessen bewußt zu sein, denn im Vorwort zu einer späteren Ausgabe seines Kräuterbuches verteidigte er sich: "Es sei ihm vor allem darauf angekommen, die Wirkung der Kräuter, soweit sie sich auf die alten Ärzte gründe, zu zeigen. Die andern dagegen hätten sich nicht gescheut, alles, was die alten Hexen, Mönche und Meßpfaffen zusammengetragen, mitzuschreiben, um ja recht dicke Bücher zu bekommen, damit der gemeine Mann damit betrogen werde". Die Kritik mag sich vor allem gegen seinen Konkurrenten Bock gerichtet haben. Zit.n. Wengle (1926), 33.

116 Zu Leben und Werk von Hieronymus Bock vgl. Nissen I (1951), 51 f.; Figala (1979); Lefrère (1963), 17; Stannard (1981), 218-220; Müller-Jahncke (1982), 24-27; Krafft (1986), 54 f.; Telle (1989), 38 f.Eine Identifikation sämtlicher Pflanzenarten wurde von Hoppe (1969) vorgenommen; dort auch eine umfassende Würdigung der wissenschaftlichen Leistung Bocks.

Die Erstausgabe seines botanischen Hauptwerkes erschien 1539 zu Straßburg unter der Titelei "New Kreutter Buch von underscheydt/ würckung und namen der kreut=ter so in Teutschen landen wachsen". Sie unterscheidet sich in zweierlei Hinsicht von den Werken Brunfels' und Fuchs': Zum einen durch die Sprachwahl - Bock veröffentlichte in der deutschen Landessprache und wandte sich somit von Anfang an nicht an den gebildeten, sondern an den "gemeynen verstand" -, zum andern durch das Fehlen von Abbildungen, was den Verfasser zu detaillierteren Pflanzenbeschreibungen nötigte.[117] Weder Arzt noch Buchgelehrter im eigentlichen Sinn, ließ sich Bock vornehmlich vom äußeren Erscheinungsbild der Pflanzen leiten, deren gesamten Lebensgang er verfolgte. Dabei gelang es ihm, das überkommene Wissen um zahlreiche Einzelbeobachtungen zu vermehren. Insgesamt beschrieb er über 800 vorwiegend wildwachsende Pflanzenarten, die er nach natürlichen Verwandtschaften ordnete.[118]

Um den Interessen der Käufer Genüge zu leisten, wurde das Buch nachträglich mit Illustrationen ausgestattet, die der Straßburger Künstler David Kandel teils nach der Natur zeichnete, teils nach den Abbildungen bei Brunfels und Fuchs kopierte. Die zahlreichen Ausgaben, die das "Kreutter Buch" in der Folgezeit erlebte, sprechen für seinen buchhändlerischen Erfolg. Für die Beliebtheit bei der Leserschaft dürfte vor allem die "mit erzählerisch-rhetorischen Elementen versetzte Prosa, am stärksten aber wohl der medizinisch-therapeutische Grundzug" des Werkes verantwortlich sein.[119] Wie Brunfels und Fuchs ordnete Bock den Pflanzen überwiegend aus der Literatur entlehnte Indikationen zu, scheute sich jedoch nicht, bisweilen volkstümliche und abergläubische Vorstellungen einfliessen zu lassen.[120]

117 Hoppe (1969), 10 wies nach, daß die Pflanzenbeschreibungen von Bock die deutsche Fassung des Kräuterbuches von Fuchs beeinflußten und in gekürzter Form Eingang in das Werk von Adam Lonitzer fanden. Aufgrund der auffallend selbständigen Pflanzenbeschreibungen gilt Bock eher als praktischer Naturforscher denn als Buchgelehrter; vgl. Dilg (1980), 121.

118 Zu den Gruppierungsprinzipien vgl. Hoppe (1969), 35-43. Die wildwachsenden, einheimischen Pflanzenarten machen etwa drei Viertel des Buches aus; daneben behandelt Bock zu etwa einem Viertel die Kulturpflanzen und 24 ausländische Gewächse.

119 Vgl. Telle (1989) 39. Nissen II (1951), 18 verzeichnet fünfzehn deutschsprachige Ausgaben für die Zeit von 1539 bis 1595.

120 Vgl. Hoppe (1969), 66 u. 88. Zeugnisse zeitgenössischen Aberglaubens finden sich zum Beispiel in Kapitel 46 "Von Ringelblumen" ("Etliche Weiber treiben superstition damit/ brauchen sie zu der Bulschafft") und Kapitel 60 "Von Braunwurtz" ("Die Weiber binden

3.1. Das "Kreuter Buch" in deutscher Sprache

Die Ausgabe von 1551 benennt 28 Simplicia zur Fruchtaustreibung, von denen 21 im Krankheitsregister vermerkt sind.[121] Indes ist eine kritische Haltung des Verfassers bei der Auswahl und Weitergabe der überlieferten Indikationen nicht zu übersehen.[122] Während zum Beispiel Brunfels und Fuchs selbst in den deutschen Übertragungen vereinzelt Pflanzen mit fruchttötenden Eigenschaften erwähnen, findet sich bei Bock kein einziger derartiger Hinweis. Daß sie nicht zufällig, sondern mit Bedacht übergangen wurden, geht aus seinen Worten über den "Waltfarn" hervor: "Dise wurtzel ist nit gut den weibern/ dann sie verhindert die empfengnuß und anders/ so nit zuschreiben gebüren wil/ unrath zuverhüten".[123] Die Furcht, "mißbrauch und frevel viler onverstendiger Juden unnd weiber" zu provozieren, hindert ihn auch daran, nähere Angaben zur Indikation der bei Brunfels und Fuchs als fruchttötend bezeichneten "Coloquinten" zu machen.[124]

Die aus der Literatur bekannten Phthoria "Hunds kürbs/ Bryonia" und "Seiffenkraut" begegnen im Bock'schen Kräuterbuch lediglich als Mittel zur Austreibung der toten Frucht,[125] wie überhaupt meistens von der Totgeburt die Rede ist ("treibt/ bewegt/ erfordert/ zeucht auß ... die todte geburt/ todte frucht/ die todten Kinder"). Bisweilen spricht der Autor von "foetus"-treibenden Simplicia, wobei der in der deutschsprachigen Literatur unübliche Gebrauch des lateinischen Wortes "Foetus" möglicherweise verständniserschwerend wirken sollte.[126] Zwanzig Abortivmittel überschneiden sich mit den bei Brunfels und Fuchs genannten.[127]

die Braunwurtzel dem vihe an/ vertreiben Maden unn Würm darmit/ treiben seltzame superstition"); vgl. Bock (1577), 53^{r} u. 68^{r}.

121 Die Rubrik "todte Geburt oder frucht außtreiben" verweist auf 21 Kapitel.

122 Vgl. hierzu Hoppe (1969), 69.

123 Bock (1551), 207^{v}.

124 Vgl. Bock (1551), 314^{r}.

125 Vgl. Bock (1551), 311^{v} u. 340^{r}.

126 "treiben auß foetum"; vgl. z.B. Bock (1551), 7^{r}.

127 Es handelt sich um folgende (die Seitenzahlen beziehen sich auf die Ausgabe 1551): "Poley" (10v), "Dictam" (11v), "Thymus" (17r), "Haselwurtz" (25r), "Dausent gulden" (53v), "Dürwurtz und Flöhkraut" (64r), "Entian" (67r), "Bach Bungen" (71v), "Beifuß" (130v-131r), "Roßhub" (158v), "Meisterwurtz" (165r), "Rödt" (189v), "gäl Violaten" (213v), "Feigbonen" (238r), "rund Holwurtz" (294r), "weiß Gilgen wasser" (301r), "Hunds kürbs" (311v), "breitter walt Kümmel und Siler montan(um)" (332r), "Speichelwurtz oder Seiffenkraut" (340r) und "Sevenbaum" (404r).

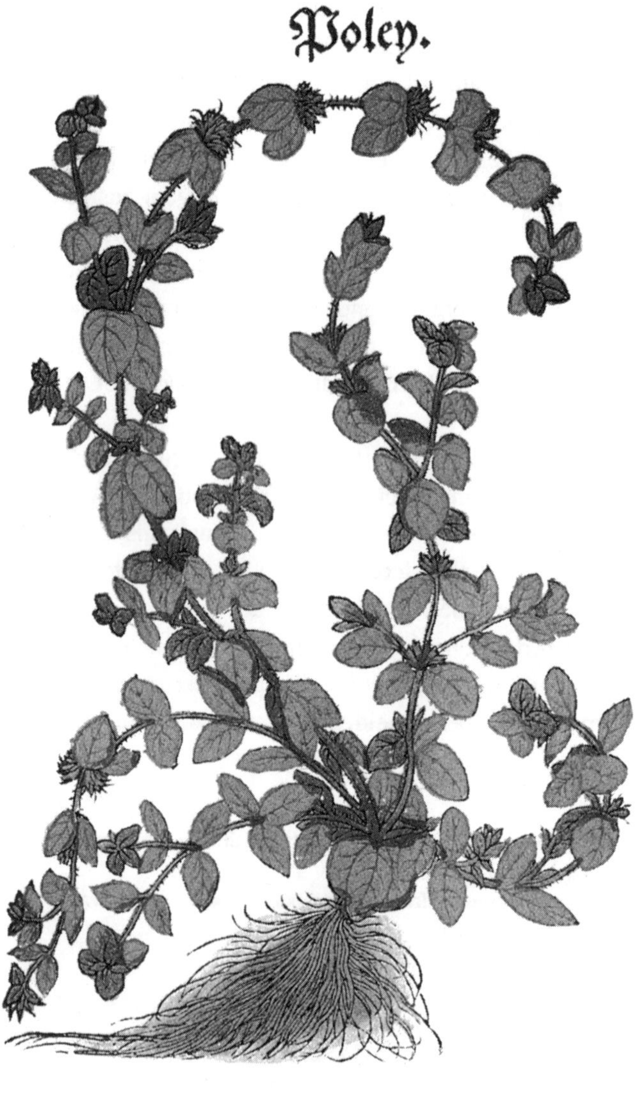

Abb. 4: "Poley"
Aus: Hieronymus Bock, "Kreutterbuch" (1577), 9^{v}

Hinsichtlich der Darreichungsform und Dosierung macht Bock zum Teil detailliertere Angaben. Während Fuchs zum Beispiel beim "Beifuß" schlicht die Anwendung emmenagog-abortiver "Dampff oder Schweyßbäder" erwähnt, empfiehlt Bock neben der äußerlichen Applikation als Bähung, Bad oder Zäpfchen auch den innerlichen Gebrauch: "Roter Beifuß in Wein gesotten/ darzu genommen Muscat blüet/ wenig oder vil/ unn zum tag zween oder drei drinck gethon/ ... zertheilet die verstandene blumen oder Menses/ fürt dieselbigen auß/ deßgleichen Secundinam/ die todten frücht/ und allen innerlichen unraht/ solche krafft hat auch d[a]z gebrandt wasser".[128] Der Gebrauch von Beifuß zu fruchtabtreibenden Tränken, Sitzbädern und Zäpfchen wird bereits bei Dioskurides beschrieben, während der Hinweis auf die Wirksamkeit des Destillats vermutlich dem Destillierbuch von Hieronymus Brunschwig entnommen ist.[129] Die Empfehlung, zum Dekokt "Muscat blüet" hinzuzufügen, begegnet auch im Kräuterbuch von Rösslin [130] und ist insofern bedeutsam, als diese Droge, deren abortive Wirksamkeit pharmakologisch erwiesen ist, erst seit dem Mittelalter in Europa Bekanntheit erlangte. Ihr Zusatz könnte zeitgenössischem Erfahrungswissen entsprungen sein.[131] Schließlich beschreibt Bock die Zubereitung eines "Beifuß"-Weines zu gynäkologisch-geburtshilflichen Zwecken: "Etliche machen ein holdtseligen Beifußwein im Herbst/ lassen den Most darüber verjären/ zu obgemelten Weiber presten".[132] Auch im Kapitel "Dausent gulden" finden sich ergänzende Gebrauchsanweisungen. Der Leser erfährt, eine Handvoll des Krautes solle zusammen mit den Blüten "in einer guten halben maß Weins/ oder wasser uber das halb theil" eingekocht und zur Fruchtaustreibung mehrere Tage lang morgens und abends getrunken werden.[133]

Besonders aufschlußreich sind Bocks Ausführungen über den "Sevenbaum", in denen er zauberische Praktiken und den häufigen Mißbrauch als Abtreibungsmittel anprangert: Während der Weihe am Palmsonntag durch die "Meßpfaffen" achteten die "alten Hexen und Huren" auf die jungen Triebe, die ans Kreuz geworfen werden, "geben für die selbige schüßling seien gut für hawen und stechen/ für zauberei/ böß gespenst/ unnd treiben darmit vil abentheuer/ lassens

128 Bock (1577), 124^{r} f.

129 Vgl. Brunschwig (1610), 519. Zu Dioskurides vgl. Keller (1988), 147.

130 Vgl. Rösslin (1546), LIIII^{v}f.

131 Der Zusatz von Muskat findet weder in der übrigen Pharmakopöen- und Kräuterbuchliteratur noch im mittelalterlichen "Macer floridus" Erwähnung. Zur emmenagog-abortiven Wirksamkeit von Muskat vgl. Wagner (1982), 43 u. 85 sowie Kap. VII. 6.

132 Bock (1577), 124^{v}.

133 Vgl. Bock (1551), 53^{v}.

von neuem weihen/ und Messen darüber lesen. Zu letst so verfüren sie die jungen huren/ geben inen Seven palmen gepulvert/ oder darüber zu drincken/ dadurch vil kinder verderbt werden".[134] Bock fordert, zu einem solchen Handel gehöre "ein scharpffer Inquisitor und meister". Dies hindert ihn jedoch nicht daran, anschließend das Dekokt von "Sevenbaum" zur Austreibung der Totgeburt zu empfehlen. Bocks Äußerungen lassen nicht nur die zeitgenössische Verwendung des Sadebaums durch Prostituierte erkennen, sondern erlauben auch Rückschlüsse auf seine Beschaffung, die offenbar im Aufsammeln der jungen Triebe bei den Weihmessen bestand.

Weitere im "Kreuter Buch" begegnende Pflanzen mit fruchttreibenden Eigenschaften, beispielweise "Nept", "Scharlach" und "Rapontic wurtzel", erscheinen neu, finden sich doch bei Brunfels und Fuchs keine Abortiva dieses Namens. Indes zeigt die nähere Betrachtung, daß es sich um bekannte Drogen handelt: Da Bock die von ihm beobachteten Gewächse anhand der Materia medica des Dioskurides identifizierte und dessen Heilanzeigen übernahm, ordnete er die Indikation "Fruchtaustreibung" bisweilen fremden Pflanzen zu. So verbirgt sich hinter "Nept" letztlich die "Kalaminthe" des Dioskurides; abweichend von diesem nennt Bock jedoch die Anwendung als Dampfbad anstelle eines Zäpfchens und empfiehlt die Droge auch nicht zur Abtötung, sondern zur Austreibung des Foetus.[135] Das Kraut "Scharlach" bezieht die Indikation "geburttreibend" daher, daß Bock es bezüglich seiner Wirkung dem "Dictam" gleichstellte: Ebenso wie "Dictam" soll "Scharlach" seine Wirkung in Form einer wäßrigen Abkochung entfalten, deren Dampf auf die Geschlechtsteile zu leiten ist.[136] Die "Rapontic wurtzel" identifizierte Bock zu Unrecht[137] als eine Centaurea-Species. Bei den Heilanzeigen steht daher geschrieben, die Droge treibe die Geburt, wenn ein Zäpfchen mit dem Saft benetzt und anschließend in die Scheide eingeführt werde.[138] Auch "geel und roht Rüben" sowie "Teutscher Pfeffer" werden als Abortivmittel genannt;

134 Bock (1551), 403^{v}. Die Erwähnung der "Meßpfaffen" verdeutlicht die Polemik des überzeugten Lutheraners Bock gegen die katholischen Priester seiner Zeit. Der gesamte zitierte Abschnitt fehlt in einer späteren Bearbeitung des Kräuterbuches aus dem Jahre 1595.

135 Vgl. Bock (1551), 7^{r}. Zur Deutung nach Dioskurides. ed.Wellmann: Mat.med.III, 35 vgl. Hoppe (1969), 98.

136 Vgl. Bock (1577), 19^{r}: "Scharlach inn wasser gesotten/ und den warmen dampff darvon unden empfangen/ fordert mit gewalt die zeit/ die Bürden/ und anders gleich dem Dictam".

137 Vgl. Hoppe (1969), 133.

138 Vgl. Bock (1551), 52^{v}. Zur Identifizierung der "Rapontic wurtzel" vgl. Bock (1577), 50^{r}: "Die köstlich wurtzel aber Rhapontic genannt/ wöllen die Gelehrten Centaureum magnum deutten".

Bock übertrug hier die Indikationen der Kapitel "Daucus" bzw. "Piper" des Dioskurides. Allerdings rät er bei den "Rüben" nicht zur innerlichen, sondern zur äußerlichen Anwendung als Umschlag; der "Pfeffer" kann, wie er ergänzend hinzufügt, mit Lorbeerblättern getrunken oder in einer Latwerge eingenommen werden.[139] "Angelica", eine Umbelliferenart, deutet Bock als "Panax Heracleon"; er schreibt dem Wurzelpulver eine fruchtaustreibende Wirkung zu, die er auch auf das Destillat überträgt.[140]

Nur vier Abortiva lassen sich nicht auf antike Quellen zurückführen. Zwei von ihnen stammen aus arabischen bzw. mittelalterlichen Vorlagen, wobei Bock zunächst Avicenna (980-1037) heranzieht: "Avicenna gibt des weissen wolriechenden Mooß ... ein quinten gepulvert den weibern so ire blumen nicht haben. Den Wassersüchtigen (schreibt er) möge man auff drei quinten reichen ... Solche artznei soll auch den weibern so todte geburt bei sich tragen/ gegeben werden".[141] Zum andern zitiert Bock den Salernitaner Constantinus Africanus (ca. 1015-1087), der in seinem Werk "De Gradibus" eine in Armenien wachsende "Stabwurtz"-Art beschreibt, die als Räuchermittel die tote Frucht herausführen soll. Bock verhehlt allerdings nicht, daß er bezüglich der Identität dieser "frembden Stabwurtz" mit der zu Worms gefundenen Pflanze Zweifel hegt.[142] An zeitgenössischer Literatur floß im Hinblick auf Abortiva lediglich das Werk des Hieronymus Brunschwig mit ein, auf den neben dem Hinweis auf das Destillat von "Beifuß" auch die Empfehlung zurückgeht, "Haselwurtz"- und "weiß Gilgen wasser" zum Treiben der Geburt zu verwenden. Beide Mittel sind aus dem Kräuterbuch von Brunfels bekannt.[143]

139 Vgl. Bock (1551), 168v u. 351r sowie Hoppe (1969), 214 u. 335.

140 "bewegt unnd treibet auß Foetum und Menses"; vgl. Bock (1551), 160^{v} u. Hoppe (1969), 208.

141 Bock (1551), 357^{r}. Zu Avicenna vgl. Hoppe (1969), 340.

142 "obs aber dise frembde Stabwurtz sei im Gau/ gib ich zubedencken"; Bock (1551), 129^{r}. Zum Corpus Constantinum vgl. Schipperges (1964), 17-54; bes. S.32.

143 Vgl. Bock (1551), 25^{r} u. 301^{r} ; Brunschwig (1500), XXXIv, LVIIIv u. CXIXr; Brunfels I (1532), XI u. CIIII f.

3.2. Spätere Bearbeitungen des Bock'schen Kräuterbuches

Das "Kreuter Buch" von 1551 stellt die dritte und zugleich letzte Ausgabe dar, an der Bock selbst Anteil nehmen konnte. Die folgenden wurden von Melchior Sebitz d.Ä. (1539-1625) herausgegebeben.[144] Im Vorwort zur Ausgabe von 1577 übt Sebitz heftige Kritik an den Laienmedizinern.[145] Dennoch bleibt der "gemeine Nutzen" auch für ihn das schlagende Argument für die Veröffentlichung in deutscher Sprache, sollte doch der Leser durch den Erwerb eigener medizinischer Kenntnisse in die Lage versetzt werden, Bagatellerkrankungen selbst zu heilen und sich aus den Fängen zweifelhafter Kurpfuscher zu befreien.[146]

Sebitz gab das Kräuterbuch zusammen mit einer diätetischen Fachschrift aus Bocks Feder heraus, der "Teutschen Speißkammer".[147] Unter den animalischen Lebens- und Arzneimitteln wird dort das Abortivum "Bibergeil" abgehandelt. Übereinstimmend mit Dioskurides empfiehlt Bock, das Mittel in der Menge zweier Quinten (ca.7,5g) "inn Boley unnd Bachmüntz wasser oder pulver" zu verabreichen, um eine Fruchtaustreibung zu erzielen. Der Autor fügt hinzu, daß ihm die von Dioskurides angegebene Dosierung zu hoch erscheint: "Ein halbs quintlein eingenommen/ duncket mich zu einem mal genug sein".[148] Er halte das Mittel jedoch für wirkungsvoller als die von den Hebammen zur Geburtsförderung verwendeten "Hasen- und Rehesprünge".[149]

Der von Sebitz bearbeitete Text führt unverändert die in der "Kreuter Buch"-Ausgabe von 1551 genannten Abortivdrogen auf; darüber hinaus findet sich die Indikation "Frucht- bzw. Geburtaustreibung" bei den Heilanzeigen der Pflanzen "Cressen", "Pestnachen" und "Bachmüntz".[150] Sebitz mahnt die Schwangeren,

144 Melchior Sebitz d.Ä. (1539-1625) war Stadtarzt in Hagenau und ab 1574 Professor der Medizin an der Straßburger Hochschule; sein gleichnamiger Sohn (1578-1671) gab das Bock'sche Kräuterbuch seit 1630 heraus; vgl. ADB XXXIII (1891), 508.

145 "Es will sich doch hienfüro Mann und Weib/ Reich unnd Arm/ ohn alle schew/ sollicher schweren kunst der Artzney anmassen/ jedermann curiren und heilen/ allerley starcke treibende Artzneyen eingiessen und einschütten"; Bock (1577), a IIII^{r}. Mit den "treibenden Artzneyen" können sowohl Drastica als auch Abortiva gemeint sein.

146 Vgl. Bock (1577), a IIII^{v}

147 Zur "Teutschen Speißkammer" von Bock vgl. Walther (1988), 9-11.

148 Bock (1577), 432^{r}. Zu Dioskurides vgl. Keller (1988), 105.

149 Vgl. Bock (1577), 431^{v}. Unter den Hasensprüngen, Tali Leporum, sind die etwa 2 cm langen Knochen vom Unterschenkel der Hinterläufe zu verstehen; die württembergische Pharmakopöe von 1785 erwähnt sie noch als Mittel zur Geburtserleichterung; vgl. Schneider I (1968), 46.

150 Vgl. Bock (1577), 31^{v}u. 158^{r}

"Bachmüntz"-Zubereitungen zu meiden, "es seye dann ein todte geburt fürhanden".[151] Daß die Notwendigkeit, Abtreibungsmittel zur Austreibung der Totgeburt zu empfehlen, stets mit der Furcht konkurrierte, bei Schwangeren Mißbrauch zu provozieren, zeigt sich auch im Kapitel "Poley". Sebitz erwähnt die fruchtaustreibende Wirkung der Abkochung und empfiehlt zur Verstärkung den Zusatz von "Saffran", einem in der Antike wenig beachteten Abortivmittel. Er betont jedoch, den Trank nur zu gebrauchen, "es sey dann von nöten", und meint allgemein: "Schwangere Weiber sollen sich von Poley enthalten".[152]

Eine nochmals erweiterte Fassung des Bock'schen Kräuterbuches erschien 1595 in Straßburg. Der dort ansässige Mediziner und Botaniker Nikolaus Ager(ius) (1568-1634) hatte sie mit neuen Anmerkungen versehen.[153] Das Buch verzeichnet 27 Abortivmittel im Krankheitsregister; zu den in der Sebitz'schen Bearbeitung genannten Drogen kommt "Bibernell" hinzu, dessen Destillat Ager eine fruchtaustreibende Wirkung zuspricht.[154] Es fällt auf, daß der Bearbeiter im Kapitel "Sevenbaum" die Kritik an den zauberischen Praktiken der Huren und "Meßpfaffen" herausstrich; offenbar war er mit Bocks übler Polemik nicht einverstanden.

3.3. Die lateinische Fassung des Kräuterbuches

Im Jahre 1552 erschien für die gelehrte Welt eine latinisierte Fassung des Bock'schen Kräuterbuches unter dem Titel "De stirpium ... usitatis nomenclaturis ... Commentariorum Libri tres". Übersetzt von dem Straßburger Mediziner David Kyber und mit einem Vorwort von Konrad Gessner (1516-1565) ausgestattet, konnte diese einzige lateinische Ausgabe die Beliebtheit und Verbreitung des deutschen Werkes jedoch bei weitem nicht erreichen.[155]

Im Gegensatz zu den lateinischen Kräuterbüchern von Brunfels und Fuchs enthält die Rückübersetzung des Bock'schen Werkes, wohl in Anlehnung an die deutsche Vorlage, ein Krankheitsregister, das auf 19 fruchttreibende und, abwei-

151 Bock (1577), 9^r.

152 Bock (1577), 10^r. Zur Abortivwirkung von Safran vgl. Wichtl (1989), 414 u. Kap. VII. 6.; zu seiner Beachtung in der Antike vgl. Keller (1988), 202.

153 Zu Ager(ius) vgl. NDB I (1953), 94.

154 Vgl. Bock (1595), 173^r.

155 Zu Kyber (gest.1553) vgl. Jöcher II (1750), Sp. 2188; zu Gessner vgl. Pilet (1981), 378 f.

chend von der deutschen Ausgabe, eine fruchttötende Droge verweist.[156] Es handelt sich um die bei Dioskurides beschriebene Droge "Laurus/ Lorbeerbaum". Bock erwähnt die fruchttötende Wirkung der Wurzelrinde,[157] fügt allerdings warnend hinzu, Frauen sollten sich von dieser Arznei fernhalten. Dieselbe Ermahnung findet sich in der deutschen Ausgabe, obschon dem "Lorbeerbaum" dort nur emmenagoge und nach der Geburt reinigende Kräfte zugesprochen werden.[158] Die Textstelle verdeutlicht, daß der Übersetzer Kyber nicht nur die deutsche Ausgabe des Bock'schen Kräuterbuches, sondern auch den ursprünglichen Dioskurides-Text als Vorlage benutzt haben muß.

Im übrigen erweist sich die lateinische Fassung im Hinblick auf die Darstellung von Abortiva mit der ein Jahr zuvor erschienenen deutschsprachigen Ausgabe als nahezu identisch. Fast immer stimmen die Angaben zur fruchttreibenden Wirkung wörtlich überein. Auch Warnungen vor Mißbrauch werden in der Regel unverändert übernommen. So heißt es bei der Pflanze "Conyza", zu deutsch "Dürrwurtz", deren Abkochung die verhaltenen Menses und die toten Früchte sicher herausziehen soll:"Videant interea, qui hoc medicamine uti instituunt, ne quid aliud Christiano et pio homine indignum hac herba efficere conentur".[159] Bisweilen sind Applikationsformen gekürzt worden.[160] Bei "Artemisia/ Beifuß" entfällt der Hinweis auf die fruchtabtreibenden Eigenschaften, die Droge wird lediglich als Emmenagogum beschrieben.[161] Anstelle des "Teutschen Pfeffers" führt der lateinische Text eine Pflanze namens "Siliquastrum/ Indianischer Pfeffer" auf; die zugeschriebenen Indikationen entstammen wie beim "Teutschen Pfeffer" dem Kapitel "Piper" des Dioskurides.[162]

Das innerhalb der "Väter der Botanik" keineswegs einheitlich gelöste Nomenklaturproblem manifestiert sich bei den Namen von "Meisterwurtz": Fuchs ordnete die Begriffe "Laser" und "Laserpitium" zu, während Bock als lateinische Bezeichnung "Smyrnion" angibt. Beide sind sich jedoch einig, daß die

156 Die Stichwörter lauten: "Foetum quae expellant", "Foetus mortuos expellentia", "Partus mortuos et aborsus quae extrahant vel pellant", "Partus enecantia".

157 "Cortex radicis ... partus necat ... tribus obolis in vino odorato potus"; Bock (1552), 1065. Vgl. Dioskurides. ed.Sprengel: Mat.med.I, 108.

158 Vgl. Bock (1595), 396^{r}.

159 Bock (1552), 169. Zur deutschen Ausgabe vgl. Bock (1577), 61^{v}: "Hiemit sehen zu die jhenigen so es brauchen/ das sie nicht anders darmit anrichten".

160 Bei "Dictamnus/ Diptam" fehlt die Applikation als Zäpfchen, bei "Rubia/ Röde" die innerliche Anmwendung als Abortivtrank; vgl. Bock (1552), 28 u. 499.

161 Vgl. Bock (1552), 343-346.

162 "Dioscorides Piper potum cum recentibus Lauri foliis ... partus denique extrahere ... tradidit"; Bock (1552), 931.

Droge in den Apotheken "Osteritium" genannt werde und als Abkochung in Wein die toten Foeten heraustreibe.[163]

Im Gegensatz zu den Werken von Brunfels und Fuchs ergibt ein Vergleich der deutschen und lateinischen Ausgaben des Bock'schen Kräuterbuches also keine wesentlichen Unterschiede; es handelt sich um eine fast wortgetreue Übersetzung. Auch im Bock'schen Kräuterbuch zeigt sich eine deutliche Präponderanz der antiken, namentlich der von Dioskurides erwähnten Abtreibungsmittel. Im Reigen der drei "Väter der Botanik" ist Bock indes als derjenige Autor zu betrachten, der die meisten Ergänzungen bezüglich Dosis und Darreichungsformen anbrachte, wie er auch zeitgenössische Bräuche am stärksten berücksichtigte. Beides gibt ihn als einen kritischen und praxiserfahrenen Autor zu erkennen, darf jedoch nicht darüber hinwegtäuschen, daß er als umfassend gebildeter Humanist weit davon entfernt war, eine volkstümliche oder gar von Frauen tradierte Kräuterkenntnis zu akzeptieren.[164] Zu Recht gilt sein Werk als "in sich widerspruchsvoll".[165]

4. Eucharius Rösslin und Adam Lonitzer

Im Vergleich zu den Werken der Väter der Botanik zeichnen sich die Kräuterbücher, die aus der Offizin des Frankfurter Buchdruckers Christian Egenolff hervorgingen, durch einen geringeren wissenschaftlichen Anspruch und höhere Volkstümlichkeit aus.[166] Im Jahre 1533 erschien dort erstmals das "Kreutterbuch von allem Erdtgewächs", ein von dem Frankfurter Stadtarzt Eucharius Rösslin d.J. (1526-1554) verfaßtes Werk, dem unter anderem der "Gart der Gesundheit" des Johann Wonnecke von Kaub als Grundlage diente.[167] Rösslin selbst gibt an,

163 Vgl. Bock (1552), 435 u. Fuchs (1555), 826-835. Unter "Smyrnion" versteht Fuchs wiederum die Pflanze "Liebstockel", der er, als Zäpfchen appliziert, gleichfalls abortive Wirkung zuschreibt.

164 Seine ablehnende Haltung sowohl gewissen Medizinern als auch kräuterkundigen Frauen gegenüber äußert sich bei der Diskussion um die Identität von "Nepeta montana": "dise Receptschreiber lehrnen jhr höchste kunst von den Ammen und alten Weibern/ daran ich mich glatt nicht ker"; Bock (1577), 6.v

165 Vgl. Hoppe (1969), 89.

166 Christian Egenolff, Buchdrucker zu Frankfurt 1530-1555 (Erben bis 1602). Sein Hauptinteresse galt dem gut illustrierten Buch, mit dem er das Lesebedürfnis lateinisch- wie deutschsprachiger Kreise zu befriedigen suchte; vgl. Benzing (1982), 120 f.

167 Vgl. Belkin (1973).

der Wunsch, "dem gemeinen man/ so etwan den Artzten und Apotecken entsessen/ ein haußapoteck und Artzenei buch zu zurichten",[168] habe ihn zur Herausgabe bewogen. Für den Erfolg spricht die hohe Zahl der Neuausgaben - allein sechs zu Lebzeiten des Verfassers.[169] Nach Rösslins Tod besorgte Egenolffs Schwiegersohn Adam Lonitzer (1528-1586), zugleich Nachfolger im Amt des Frankfurter Stadtarztes, weitere Ausgaben.[170] Von 1557 an gab Lonitzer zudem eine Neubearbeitung des Rösslin'schen Werkes unter eigenem Namen heraus. Sie erfreute sich großer Beliebtheit und erlebte über 20 Auflagen; die letzte erschien 1783 in Augsburg.[171]

4.1. Das "Kräuterbuch" des Eucharius Rösslin

Das Rösslin'sche Kräuterbuch behandelt - entsprechend der "Gart"-Tradition - neben den vegetabilischen auch animalische und mineralische Arzneimittel; es enthält 40 Simplicia mit der Indikation "Fruchtaustreibung".[172] Wie in anderen deutschsprachigen Werken fehlen Hinweise auf fruchttötende Drogen; meist spricht der Verfasser von Mitteln mit geburt- beziehungsweise totgeburttreibenden Eigenschaften. Über die Hälfte der Abortiva kann auf die Materia medica des Dioskurides zurückgeführt werden.[173] Bisweilen fallen indes

168 Rösslin (1546), Vorrede.

169 Zur Bibliographie vgl. Roth (1902), 338-340 u. Nissen II (1951), 154. Zur Biographie Rösslins vgl. Belkin (1978).

170 Adam Lonitzer (1528-1586) war von 1551 bis 1553 Professor der Mathematik in Marburg, promovierte 1554 bei Dryander zum Doktor der Medizin und erhielt noch im gleichen Jahr das Amt eines Stadtarztes zu Frankfurt am Main, das er bis zu seinem Tode ausübte; vgl. Roth (1902), 277-286; Schmitz (1978), 91 f.; Figala (1981); Müller-Jahncke (1982), 109 f..

171 Lonitzers Neubearbeitung des Rösslin'schen Kräuterbuches erschien bereits 1551-1555 in lateinischer Sprache ("Naturalis historiae opus novum", 2 Bde.). Im Gegensatz zur deutschen Ausgabe erlebte die lateinische Fassung jedoch nur eine weitere Drucklegung ("Botanicon", 1565). Zur Bibliographie der Kräuterbücher von Adam Lonitzer vgl. Roth (1902), 341-345 u. Nissen II (1951), 112 f.

172 Im Krankheitsregister sind unter dem Stichwort "Todte geburt" nur 22 Abortiva zu finden.

173 Von Dioskurides übernommene Abortiva (die Zahlen in Klammern geben die Seiten bei Rösslin (1546) an): "Bibergeyl/ Castoreum" (XVIII^r), "Bdellium" (XXXVIII^v), "Schwefel, Lebendiger/ Sulphur, Vivum" (XLVII^v), "Osterlucei/ Lang Holwurtz" (LVI^r), "Stinckendt baum/ Anagyris" (LXXII^r), "Balsam" (LXXXVII^v f.), "Camillen" (LXXXVII^v f.), "Dürwurtz/ Conisa" (LXXXIX^v), "Tausent Gülden/ Centaurea" (CV^r), "Negelblümlin/ Leucoium" (CXV^r), "Diptan/ Dictamus Cretensis" ($CXXVI^r$), "Ephew/ Hedera arborea" ($CXXXIII^r$), "Weiß Nießwurtz/ Elleborus albus" ($CXXXIIII^r$), "Huff Lattich/ Tussilago"

vom antiken Text abweichende Darreichungsempfehlungen auf. So läßt Rösslin die Früchte von "Feigbonen/ Lupinus" mit Honig und Myrrhe zum Pflaster verarbeiten; die Wurzel von "Röte/ Rubia" soll nicht nur vaginal, sondern auch als Arzneitrank, Bad oder Bähung angewendet werden.[174] Bei "Alraun/ Mandragora" genüge es, die Rinde vor die weiblichen Genitalien zu halten, um eine Fruchtaustreibung zu bewirken, während Dioskurides deren Einführung in die Vagina empfiehlt. Die von Rösslin beschriebene magische Handlung mag einem volkstümlichen Brauch entspringen, galt die Alraune doch seit jeher als eine Zauberpflanze.[175]

"Beifuß/ Artemisia" entfalte seine abortive Wirksamkeit unter anderem in Form einer Abkochung mit Muskat; unverhohlen lobt Rösslin die herausragenden Kräfte des Wurzelpulvers: "Die wurtzel ingenommen/ treibt so krefftiglich/ daß das kindt inn mutter leib nit bleiben mag/ es sei todt oder lebendig".[176] Zu "Liebstöckel/ Levisticum" bemerkt er dagegen vorsichtig, man solle die Droge wegen ihrer stark geburttreibenden Wirkung vor dem Gebrauch durch Zusatz von "Fenchel-" oder "Enіß samen" abschwächen.[177]

Große Beachtung schenkt Rösslin den destillierten Wässern, von denen er zahlreiche - meist in Anlehnung an Hieronymus Brunschwig - behandelt: Neben den bereits bei Brunfels und Bock beschriebenen Wässern ("Weiß Lilien wasser", "Beifuß wasser", "Haselwurtz wasser", "Meyblümlin wasser") erwähnt er zur Fruchtaustreibung die Destillate von "Camillen", "Tausentgülden", "Je lenger je lieber", "Poley", "Salbey" und "Rauten"; ebenso die Destillate von "Alantwurtz", "Wilgenlaub", "Nesseln wurtzeln" und "Weckholder".[178] Der praxisnahe Autor

(CLXV^{v}), "Kresse/ Nasturcium" (CLXXIIII^{r}), "Benedicten körner/ Peonia" (CLXXIX^{v}), "Welsch Quendel/ Thimum" (CCXII^{r}), "Weiß Violen" (CCXXXVI^{r}), "Bachpungen/ Sium" (CCXLIIII^{r}).

174 Vgl. Rösslin (1546), CLXIII^{r} u. CCIX^{r}. Bei einer Bähung handelt es sich um eine Heilbehandlung mit warmen Umschlägen oder Dämpfen; vgl. Goltz (1976), 207.

175 Vgl. Rösslin (1546), CLXIX^{v}. Zur Zauberpflanze Mandragora vgl. Marzell (1963) u. Grabner (1987), 85.

176 Rösslin (1546), LV^{r}. Die Empfehlung, Beifuß zusammen mit Muskat zu verabreichen, findet sich ebenso bei Bock.

177 Vgl. Rösslin (1546), CLVI^{v}. Dioskurides erwähnt die Früchte und Wurzeln von "Ligusticum" nur als Emmenagoga; Fuchs deutet "Liebstockel" als "Smyrnion" des Dioskurides und schreibt der gekochten Wurzel bei vaginaler Applikation Abortivwirkung zu; vgl. Dioskurides. ed.Sprengel: Mat.med.I, 400 f. u. Fuchs (1555), 829.

178 Vgl. Rösslin (1546), CLXr, LIIIIv, LXVIIr, CLIXr, LXXXVIIv, CVr, CXIIIr, CLXXXIIr f., CCXv f., CCIIIr, CXXIXr, CCXXVIIv, CCXXXVv, CLIIIr. Mit Ausnahme von "Je lenger le lieber Wasser" lassen sich alle genannten Destillate bei Brunschwig, Liber de arte distillandi de simplicibus (Straßburg 1500) belegen.

versäumt es nicht, jeweils den günstigsten Zeitpunkt für die Destillation anzugeben und eine genaue Einnahmevorschrift beizufügen.[179]

Innerhalb der Vegetabilia kommen zwei Abortivdrogen hinzu: "Rettich/ Raphanus" sowie "Erdzwibel/ Squilla", die angeblich in Form einer wäßrigen Abkochung mit Wermut und Mastix die Totgeburt heraustreibe. Während "Raphanus" auf antike Quellen zurückgeht, läßt sich für die "Erdzwibel" keine Vorlage finden.[180] Ein Einfluß volkstümlich-empirischen Wissens wäre denkbar. Andere Abortivmittel stammen aus dem Tierreich. Rösslin empfiehlt einen aus Hundemilch mit Honig oder Wein bereiteten Arzneitrank zur Austreibung der Totgeburt.[181] Denselben Effekt schreibt er Pferdemist und Pferdeschweiß zu, wobei ersterer als Räuchermittel, letzterer oral appliziert werden soll.[182] Die Verwendung von Hundemilch und Pferdemist zum Zwecke der Abtreibung wird bereits bei Dioskurides und Plinius referiert; zweifelsohne sollten hier Sympathiebeziehungen eine Rolle spielen.[183]

4.2. Die Bearbeitungen von Adam Lonitzer

Das wesentlich erweiterte Werk wurde von Lonitzer neu geordnet, ohne jedoch an Wissenschaftlichkeit zu gewinnen.[184] Im Vergleich zur Ausgabe von 1546 ergänzte Lonitzer zehn Drogen mit fruchtaustreibender Wirkung.[185] Sie sind zum überwiegenden Teil aus den Schriften des Dioskurides bekannt, etwa "Rot Ochsenzung/ Anchusa" und "Rhodißholtz/ Aspalathus", die beide als Zäpf-

179 Zum Beispiel soll "Alantwurtzel wasser" Ende Mai destilliert werden; die Einnahmedosis beträgt zwei bis drei Loth (ca. 30-45 g), jeweils morgens und abends getrunken.

180 Vgl. Rösslin (1546), CCIIII^r u. CCXXI^r. "Raphanus" wird in den Euporista-Schriften des Dioskurides zu einem abortiven Trank verordnet; vgl. Keller (1988), 199.

181 Vgl. Rösslin (1546), XVII^r.

182 "Pferds schweyß eim weib inngeben/ treibt die frucht hinweg"; Rösslin (1546), XIX^r.

183 Vgl. Keller (1988), 104 f. u. 107.

184 Roth (1902), 284 bezeichnet das Werk als "eine vollständig systemlose Kompilation für den Laien, es entbehrt aller Synonymik, wissenschaftlicher Tiefe, terminologischer Beschreibung, eingehender Angabe der Standorte, wie Bock solche brachte, und konnte die Wissenschaft an sich nicht fördern".

185 Berücksichtigt wurden die Ausgaben 1569 und 1679. Erstere trägt den Titel "Kreuterbuch. Künstliche Conterfeytunge der Bäume" und wird im folgenden entsprechend Nissen II (1951), 114 f. unter Lonitzer (1569) zitiert, obschon dieser nicht auf dem Titelblatt, sondern lediglich in der Vorrede als Bearbeiter in Erscheinung tritt.

chen zu applizieren sind.[186] Bisweilen begegnen bekannte Abortivdrogen mit veränderten Darreichungsformen. So empfiehlt Lonitzer die sonst vaginal einzulegende "Seyffenkraut"-Wurzel zur äußerlichen Anwendung (Anbinden oder Auflegen) bei toten Geburten; zugleich mahnt er, das Mittel "mit Sorgen" zu gebrauchen.[187] Eigentümlich mutet sein Ratschlag an, das von dem Gummiharz "Sagapenum" durch Destillation gewonnene Öl in die Nase zu streichen, um eine Austreibung des toten Foetus herbeizuführen.[188] "Linsenunkraut/ Hedysarum", nach Dioskurides eine kontrazeptive Droge, soll nach Lonitzer in Form eines Arzneitrankes abortiv wirken; auch hier fügt er eine Mahnung an Schwangere hinzu.[189] Die Zuschreibung fruchtaustreibender Eigenschaften zu "Wild Roßmarin/ Polium" geht auf Plinius zurück. Nur für "Gummi Elemi", das dieselbe Kraft besitzen soll, läßt sich kein antiker Beleg finden.[190]

Eine textliche Verwandtschaft zum Kräuterbuch von Bock legt der Abschnitt über "Mooß/ Muscus arborum" nahe: auch Lonitzer schreibt, daß die Droge in der Dosis dreier Quinten bei toten Geburten Abhilfe schaffe.[191] Ebenso wie Bock wendet sich Lonitzer gegen den Mißbrauch von "Sevenbaum/ Savina": "Es brauchen diß kraut sehr unverschämpte und unzüchtige Weiber/ damit das empfengkniß der geburt zuverhindern/ Oder die geburt zutödten. Weil aber solcher brauch Gottloß ist/ wöllen wir jhn verschweigen".[192] Die Empfehlung, ein Kraut zur Geburtsförderung oder Fruchtaustreibung um den Leib zu hängen, begegnet nicht nur beim "Seyffenkraut", sondern auch bei "Beyfuß" und "Aller manns harnisch/ Victorialis herba".[193] Dies mag verwundern, wurden doch magische Heilpraktiken wie das Anbinden von Heilkräutern seit langem von kirchlicher Seite mißbilligt.[194]

186 Vgl. Lonitzer (1569), CCXXV^{v}, CCCXLII ^{v} u. ders. (1679), 326, 543.

187 Vgl. Lonitzer (1569), CLVIII^{v}u. ders. (1679), 202.

188 Vgl. Lonitzer (1569), LXVII^{r} u. ders. (1679), 739.

189 Vgl. Lonitzer (1569), CCCXX^{r} u. ders. (1679), 501 f. Zu Dioskurides ,"Hedysarum", vgl. Dioskurides. ed.Sprengel: Mat.med.I, 477.

190 Vgl. Lonitzer (1569), CCCXXV^{r}, LXVII^{r} u. ders. (1679), 511, 740. Vgl. Keller (1988), 140 f.

191 Vgl. Lonitzer (1569), CXXXVI^{v} u. ders. (1679), 162. Nach Bock (1551), 357^{r} stammt die Verordnung der Droge bei Totgeburten von Avicenna.

192 Lonitzer (1569), LXXXIX^{v}. In der Ausgabe 1679, S.73, fehlt die Wendung "geburt zutödten".

193 Vgl. Lonitzer (1569), CCXXXIIII^{v}, CCCI^{v} u. ders. (1679), 343 f., 467: "Soll auch die frucht fürdern den schwangern weibern/ die wurtzel angehenckt".

194 Schon das Trierer Konzil von 1310 verordnete: "abergläubische Mittel, sei es, daß sie in Anrufungen und Beschwörungen ... geschehen, oder in Dingen bestehen, die an den Hals

Eine 1679 in Ulm erschienene, von Peter Uffenbach (1566-1635) bearbeitete Ausgabe des Lonitzer'schen Kräuterbuches erwähnt die Austreibung des toten Foetus im Zusammenhang mit den "Menschenmumien/ Mumia sepulchrorum": Zusammen mit "Terra Lemnia" und "Färberrötewurtzel" soll "Mumia" bei oraler Einnahme all jenen helfen, die Totgeburten oder "gestockt Geblüt bey sich haben". Sympathetische Vorstellungen und vielleicht eine barocke Vorliebe für die Arzneimittel der "Dreckapotheke" mögen dazu beigetragen haben, die "Mumien" als Emmenagogum-Abortivum zu deklarieren.[195]

Wenngleich die auf Dioskurides zurückgehenden Abortivdrogen weiterhin überwiegen, läßt sich in den Werken von Rösslin und Lonitzer doch ein deutlicher zeitgenössischer Einfluß feststellen. Er äußert sich teils in der Auswahl der Abortivdrogen ("Erdzwibel", "Pferdtschweyß", "Mumien"), teils in deren Applikationsformen. Die Hinweise auf das Anbinden bestimmter Kräuter oder auf wirkungsverstärkende Zusätze wie Muskat spiegeln vielleicht die Bräuche der zeitgenössischen Volksmedizin wider; ihre genaue Herkunft bleibt leider im Dunkeln.

5. Das "Kreutter Buch" des Dioskurides in der Übertragung von Johann Dantz von Ast

Im Jahre 1546, zeitgleich mit der ersten bebilderten Ausgabe des Bock'schen Kräuterbuches, erschien zu Frankfurt am Main bei Cyriacus Jacob[196] eine deutsche Übersetzung der "Materia medica" des Dioskurides unter dem Titel "Kreutter Buch. Des Hochberümpten ... Dioscorides ... beschreibung aller materien oder gezeugs der Artznei ... Jetzt erstmals auß der Griechischen unnd Lateinischen sprachen gründlich verteutscht". Über den Übersetzer, einen "Doctor der Artznei" namens Johann Dantz von Ast, ist wenig zu erfahren.[197] Eine lateinische Dioskurides-Ausgabe war drei Jahre zuvor bei Egenolff von Walther Hermann Ryff herausgegeben worden; sie basierte auf der Übersetzung

oder anderswo angehängt werden, verbieten wir als von allen Christgläubigen verurteilt, unsern Untergebenen strengstens"; zit.n. Wengle (1926), 37.

195 Vgl. Lonitzer (1679), 747.

196 Zu dem Frankfurter Buchdrucker Cyriacus Jacob (gest. 1551) vgl. Benzing (1982), 121.

197 Es handelt sich um einen Arzt deutscher oder italienischer Herkunft, der 1546 in Frankfurt gestorben sein soll. Neben der deutschen Dioskurides-Übersetzung schreibt man ihm verschiedene lateinische Schriften medizinischen Inhalts zu; vgl. Jöcher II (1750), Sp. 30 u. NUC 133 (1971), 41.

des französischen Arztes Jean Ruel (1474-1537).[198] Dantz begründet seine Übertragung ins Deutsche mit der Notwendigkeit, das Wissen über Heilpflanzen zu verbessern, und wendet sich vor allem an die Apotheker, die aufgrund mangelnder Sprachkenntnisse häufig nicht in der Lage seien, den griechischen oder lateinischen Dioskurides zu verstehen. Unter Berufung auf Jesus Sirach weist er der Medizin einen der Theologie untergeordneten Stellenwert zu.[199]

Die Anlage des Werkes folgt ganz dem antiken Vorbild und behandelt neben den Vegetabilia auch die Mineralia, Animalia und einige Composita.[200] Die Pflanzenmonographien sind in der Regel mit Holzschnitten ausgestattet, deren Zuordnung zum Text wegen fehlender Bildunterschriften indes nicht immer eindeutig ist.[201]

In einer Zeit, in der die Abtreibung gesetzlich verboten war und gesellschaftlich ein Tabu darstellte, entpuppt sich der deutsche Dioskurides-Text als ein verblüffender Anachronismus: Bei der Durchsicht des Werkes entdeckt man nicht weniger als 72 Mittel, die sich zur Tötung beziehungsweise Austreibung der Leibesfrucht eignen sollen: Neben 62 vegetabilischen Drogen handelt es sich um vier animalische, zwei mineralische und vier zusammengesetzte Arzneimittel.[202] Der Übersetzer folgt also nahezu ausnahmslos den Angaben des Dioskurides, ohne Kürzungen oder Ergänzungen vorzunehmen. So empfiehlt er "Alaun/Alumen" von Milo ganz offen als Kontrazeptivum und Abortivum: "Die Alaune auß der Insel Melo inn sonderheyt/ macht die frawen unfruchtbar/ und treibt die frucht auß mutter leib".[203]

198 "De medicinali materia libri sex, Joanne Ruellio interprete... additis etiam annotationibus per Gualtherum H. Ryff", Frankfurt u. Marburg 1543; vgl. Nissen II (1951), 48.

199 Vgl. Dioskurides (1546), a III^{r}. In Sirach, Kap.38, spricht Jesus, ein Kranker solle zuerst seine Sünden bekennen und Buße tun, ehe er einen "frommen Gottfürchtigen/ erfarnen unnd gelerten Artzt" aufsucht.

200 Den fünf Büchern "De materia medica" ist als sechstes Buch eine deutsche Übersetzung des pseudo-dioskuridischen Traktates über die Gifte beigefügt, der im 9. Jahrhundert von arabisch-syrischen Autoren angegliedert wurde und erst nach 1500 im Abendland Bekanntheit erlangte; vgl. Riddle (1986), Sp. 1096 f.

201 Als Vorlagen dienten Brunfels (30%), Bock (27%), Fuchs (22%), Rösslin und der "Gart"; vgl. Nissen II (1951), 48.

202 Das wenig ausführliche Krankheitsregister verweist nur auf sechs frucht- bzw. geburttreibende Simplicia.

203 Dioskurides (1546), CLXXIIII^{v}; vgl. Dioskurides. ed.Sprengel.: Mat.med.I, 790 u. Keller (1988), 115 f.

Von allerley scharpffen Kochkräutern. 133

Seyffenkraut.

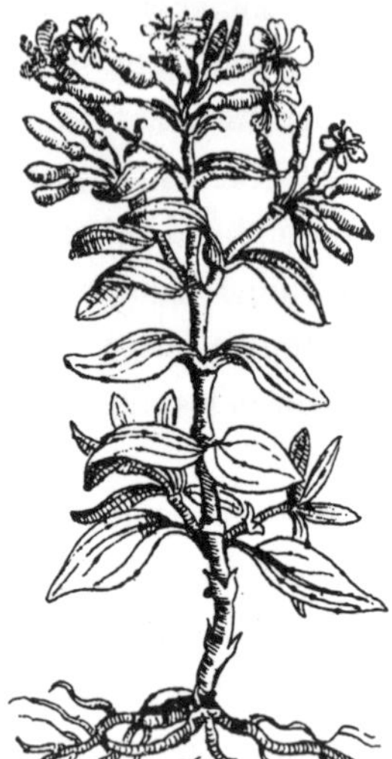

168.

Seyffenkraut / Struthion, Herba Lanaria. Cap. lxxvj.

SEyffenkraut oder Welckerkraut / Griechisch Struthion, zu Latein Radicula vnnd Herba Lanaria, ist jederman wol bekannt / dann die Welcker gebrauchen sich dieses krauts / die Woll damit zu säubern. Dieses krauts Wurtzel ist räß vnnd scharpff / treibt den Harn. Ist mit Honig vermischt / vnd auff zwey quintlin eingenommen den Lebersüchtigen gut / vnd denen die schweÿrlich / vnnd anders nit dann auffrecht athmen / legt den Husten / vnd treibt den Stulgang. Dieselbige Wurtzel mit Panace vnnd Caperwurtzel misciert / bricht den Stein / treibt denselbigen mit dem Harn auß / verzehrt die Härte deß Miltzes. Die Wurtzel in der Gestalt eines Zäpfflins appliciert / befördert der Weiber Blum / vnd tödt die Frucht in Mutterleib mercklich. Heylt mit Gersten Grieß / oder Maltz vnd Essig vermischt / vnnd wie ein Pflaster vbergelegt / die Raude. Vertreibt mit Gerstenmeel in Wein gesotten die Geschwulst vnd Beulen / die man Panos zu Latein nennet. Diese Wurtzel wirdt auch vnter die erweychende Pflaster vermischt. Wie gleichfalls auch vnter die Artzneyen / die zu der Klarheit der Augen werden bereyt / erregt ein niesen / vnnd reyniget / klein gestossen vnd mit Honig in die Naß getröpfft / das Haupt durch den Mundt.

Krafft vnd Vermögen.

Sewbrodt.

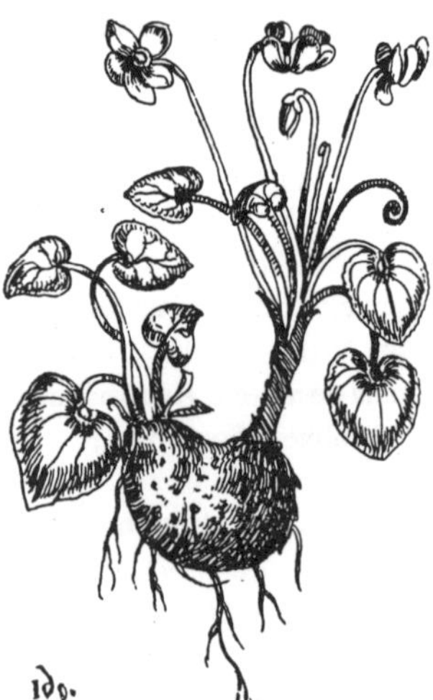

169.

Sewbrodt / Cyclaminus. Cap. lxxvij.

SEwbrodt oder Erdtäpffel / Griechisch vnd zu Latein Cyclaminus, hat Blätter dem Ephew fast gleich / purpur vnnd vielerley Farb / mit weissen Flecken vnden vnnd oben / einen glatten blossen Stengel / vier Finger lang / darauff purpurfarbe Blumen wachsen / den Rosen ehnlich / mit einer schwartzen runden Wurtzel / ein wenig breyt / also daß sie wie ein rüb anzusehen ist.

Beschreibung.

Die Wurtzel mit Honigwasser getruncken / treibt die kalte zehe Feuchtigkeiten / vnd das wasser durch den Stulgang hinweg / vnnd hilfft den Weibern zu der öffnung jrer Blumen / getruncken oder zum Zäpfflin gemacht / vnnd in die Scham geschoben. Man sagt / weñ ein schwangere Fraw vber diese Wurtzel gehe / so bring sie ein Mißgeburt auff die Welt. Wann man sie einer geberenden Frauwen anhengt / so hilfft sie derselbigen sehr baldt zur Geburt. Diese Wur-

Krafft vnd Vermögen.

M tzel

Abb. 5: "Seyffenkraut" und "Sewbrodt"

Aus: Dioskurides, "Kräuterbuch", übers. v. Johann Dantz von Ast (1610), 133

Bei den Mineralia erwähnt er außerdem "Schweffel/ Sulphur" als Abortivum. Die Droge soll zu diesem Zweck angezündet und zu Räucherungen verwendet werden.[204] Die im "Kreutter Buch" enthaltenen animalischen Abortivdrogen "Byber geyl", Geier- und Ziegenmist sowie "Hasen Kimm/ oder lipp" (Coagulum leporis) sind bereits aus der Pharmakopöenliteratur bekannt; sie fanden unter anderem Eingang in die Arzneibücher von Wecker und Schroeder.[205]

Innerhalb der Vegetabilia beeindruckt die hohe Zahl der fruchttötenden Simplicia. Im Gegensatz zu anderen zeitgenössischen Bearbeitern, welche die Phthoria bei der Übertragung medizinischer Texte in die Landessprache mit merklicher Zurückhaltung behandeln, hält Dantz von Ast sich streng an seine Vorlage.[206] Die sonst üblichen mahnenden Zusätze begegnen nur in zwei Ausnahmefällen, bei "Sewbrodt/ Cyclaminus"[207] und der "weissen stickwurtz/ Bryonia"[208] Alle übrigen Simplicia enthalten die Angaben des Dioskurides unverändert im Katalog ihrer Indikationen. Zur Anwendung von "Seyffenkraut/ Lanaria herba" erfährt der Leser zum Beispiel: "Die wurtzel in der gestalt eynes zäpflins undergestochen/ zeucht die Monzeit der frawen/ unnd tödt die frucht in mutter leibe mercklich".[209] Bei vaginaler Applikation sollen ebenfalls embryotoxisch wirken: "Calamintha/ Nepeta", "Kellerhalß/ Thymelea", "Coloquint/ Cucurbita sylvestris", "Weisse Nießwurtz"/ Veratrum album" und "Christwurtz"/ Veratrum nigrum"; zudem neben "Elaterium" der bei den "Vätern der Botanik" nicht als Abortivum erwähnte Pflanzensaft von "Scammonei/ Scammonia".[210] Auch aber-

204 Vgl. Dioskurides (1546), CLXXIIII^{v}; Dioskurides. ed.Sprengel.: Mat.med.I, 791 u. Keller (1988), 115.

205 "Coagulum leporis" soll, wenn es unter Zusatz von Butter in die weiblichen Geschlechtsorgane eingebracht wird, die Empfängnis fördern, andererseits bei oraler Einnahme den Foetus töten und unfruchtbar machen; vgl. Dioskurides (1546), XLVv f. Zu den übrigen animalischen Abortivmitteln vgl. a.a.O., XLr, XLIXr, XLIXv u. Keller (1988), 103-107. Zu Wecker und Schroeder vgl. Kapitel III. 2.3. u. 2.4.

206 Zur Charakterisierung der Phthoria gebraucht er die Wendung "tödt die frucht".

207 "Den schwangern frawen ist es nit gut/ den es bringt eyn mißgeburt/ und treibt sie auß ehe es zeit ist". Es folgt das Zitat zur magischen Wirkung des Krautes (Berichten zufolge führe das Überschreiten der Wurzel zum Abort) sowie die Bemerkung, der Saft werde den Arzneien zugemischt, "die bereydt werden/ eyn mißgeburt zu machen"; vgl. Dioskurides (1546), LXIX^{r} f. Die Angaben finden sich ebenso in der "Historia stirpium" von Fuchs, nicht hingegen in dessen "New Kreuterbuch" (s. Kap. IV. 2.).

208 "die schwangern sollen sich darfür hüten/ denn sie machen auch eyn miß geburt"; Dioskurides (1546), CXLIX^{r}.

209 Dioskurides (1546), LXIX^{r}. Vgl. Dioskurides. ed.Sprengel.: Mat.med.I, 303: "Eius radix ... Subdita menses trahit, et fetus manifesto necat".

210 Vgl. Dioskurides (1546), LXXXV^{r}, CXLVII^{r}, CXLVIII^{r}, CXL^{r} f., CXLII^{r} u. CXLVI^{v}

gläubisch anmutende Zitate werden ungekürzt ins Deutsche übernommen, wie die Indikationen von "Dracunculus maior/ Groß Naterwurtz" verdeutlichen: "Man macht auß diser wurtzeln zäpflin ... die frucht auß mutter leib ziehen ... Dreissig körner in wasser da weinessig under vermischt getruncken/ bringt den schwangern frawen ein mißgeburt. Man sagt daß der geruch der Naterwurtz blumen/ nach dem sie welck worden sindt/ die newlich empfangene frucht umb bringt".[211]

Aus den lateinischen Werken von Brunfels und Fuchs sind die Samen von "Gartenkreß/ Nasturtium" und "Wildem Kreß/ Thlaspi" bereits als Phthoria bekannt, ebenso "Weinraut/ Ruta" und die als Trank zu verabreichende Wurzelrinde von "Lorber baum/ Laurus".[212] Neu treten bei Dantz die Gummiharze "Sagapenum" und "Opopanax" sowie die Früchte von "Cardamömlin/ Cardamomum" hinzu. Die beiden ersteren sind zur Tötung der Leibesfrucht mit Honigwasser einzunehmen, wohingegen letztere in Form einer Bähung ihre embryotoxische Wirkung entfalten sollen.[213]

Die im lateinischen Dioskurides-Text eher als Kontrazeptivum zu deutende Pflanze "Kol/ Braßica" erscheint in der Übertragung des Dantz von Ast ebenfalls als Abortivmittel: "Kol blüt zu zäpflin gemacht/ unn understochen nach der empfengnuß/ verderbt die frucht/ unn macht ein mißgeburt".[214] Ähnliches erfährt man unter den Anwendungsgebieten von "Angelic/ Smyrnion" und "Waldtfarn weiblin/ Filix foemina".[215] Ein aus den Blättern und Blüten von "Mucken kraut/ Conyza" in Wein zubereiteter Arzneitrank soll fruchttreibend wirken, wohingegen der Saft des Krautes, "zum zepflin gemacht unnd in die schäme gethan" einen Abort auslöse.[216] Die auf magischem Denken beruhende Vorstellung, be-

211 Dioskurides (1546), LXX^{r}. Vgl. Keller (1988), 261 u. Dioskurides. ed.Sprengel.: Mat.med.I, 308 f.: "Ex ea quoque cum melle collyria efformantur ad ... eliciendos ... fetus ... Eius autem grana triginta si in posca bibuntur, abortum inferunt. Quin et odorem aiunt, postquam marcuerint flores, recens conceptus fetus enecare". Das Zitat findet sich auch im lateinischen Käuterbuch von Brunfels, wurde in der deutschen Ausgabe indes erheblich gekürzt (vgl. Kap. IV. 1.).

212 Vgl. Dioskurides (1546), LXVII^{r}, LXXXVII^{r} f. u. XXV^{r}.

213 Vgl. Dioskurides (1546), XCVI^{v}, LXXXVIII ^{r}u. III. ^{v}

214 Dioskurides (1546), LVIII^{v}. Vgl. Dioskurides. ed.Sprengel.: Mat.med.I, 263: "Flos autem post puerperium in pesso subditus, conceptionem impedit".

215 Vgl. Dioskurides (1546), XCII^{v}u. CL .^{r}

216 Vgl. Dioskurides (1546), CIIII^{r}; ebenso Dioskurides. ed.Sprengel.: Mat.med.I, 470. Die Abortivwirkung des Safts von "Conyza" findet auch im Kräuterbuch von Brunfels Erwähnung, die fruchtaustreibende Wirkung des Tranks aus Blättern und Blüten bei Bock. Man beachte die Synonymenvielfalt der deutschen Bezeichnungen: bei Brunfels II (1531) lautet

reits das Überschreiten einer bestimmten Pflanze könne eine Fehlgeburt verursachen, begegnet bei "Wild Ochsen zung/ Onosma", dessen Blätter aber auch in Form eines Arzneitranks die Leibesfrucht heraustreiben.[217]

Ein Großteil der bei Dioskurides in der Übersetzung des Dantz von Ast beschriebenen Ekbolia fand bereits Eingang in die Werke der Väter der Botanik und soll daher an dieser Stelle nicht mehr behandelt werden. Indes wurden 13 der insgesamt 39 fruchttreibenden Simplicia in der Kräuterbuchliteratur bislang nicht als Abortivmittel erwähnt. Das Spektrum ihrer Anwendungsformen ist breit gefächert und entspricht vollkommen der antiken Vorlage: Bei "Cimmetrinden/ Cinamomum" wird die Bereitung eines Arzneitranks oder eines Zäpfchens mit Myrrhe empfohlen, die Harzdrogen "Bdellium" und "Galbane/ Galbanum" können oral und vaginal, aber auch als Räuchermittel appliziert werden.[218] Das Commiphoren-Harz "Myrrh/ Myrrha", häufiger Bestandteil von Medikamenten zur Fruchtabtreibung, soll mit "Wermut/ feigbonen brü oder rauten safft" zu Mutterzäpfchen vermischt werden; die verwandte Droge "Ammoniacum", das Kraut "Wirbeldost/ Clinopodion" und die Blätter von "Stinckendt Baume/ Anagyris" eignen sich laut Verfasser zu emmenagog-abortiven Tränken.[219] Ein anderes Gummiharz, "Balsam öl/ Opobalsamum" soll mit Rosensalbe zu einem vaginal einzulegenden Arzneimittel verarbeitet werden.[220] "Cederpech", das Harz des "Cederbaums/ Cedrus", zieht nach den Angaben des Verfassers die Leibesfrucht heraus, wenn es "mit eynem Clysterlein ingeworffen", das heißt als Klistier gegeben wird.[221]

sie "Flehkraut", bei Bock (1552) "Dürrwurtz", bei Dioskurides/Dantz (1546) "Mucken kraut".

217 Vgl. Dioskurides (1546), CVI^{r}; ebenso Dioskurides. ed.Sprengel.: Mat.med.I, 478.

218 Vgl. Dioskurides (1546), VI^{r} f., XIX^{v} u. XCVII^{r}; dsgl. Dioskurides. ed.Sprengel.: Mat.med.I, 27, 84 u. 437.

219 Vgl. Dioskurides (1546), XIX^{r}, XCVII^{r}, XCIX^{r} u. CX^{r}; ebenso Dioskurides. ed.Sprengel.: Mat.med.I, 80 f., 439, 447 u. 495. Vgl. Keller (1988), 184-186.

220 Vgl. Dioskurides (1546), VIII^{r} u. Dioskurides. ed.Sprengel.: Mat.med.I, 34 sowie Keller (1988), 183 f.

221 Vgl. Dioskurides (1546), XXIIII^{v}; ebenso Dioskurides. ed.Sprengel.: Mat.med.I, 106 u. Keller (1988), 179.

Zu den Ekbolia gehören außerdem das Holz "Aspalathus", für das eine deutsche Bezeichnung fehlt, die Wurzeln von "Benedicten Kraut/ Baccharis", "Rot Ochßenzung/ Anchusa" sowie "Groß Sonnenkraut/ Heliotropium maius". Alle genannten Drogen sind in Form von Zäpfchen zu applizieren; letzteres soll zudem, am Körper getragen, kontrazeptiv wirken.[222]

Im Gegensatz zu den "Vätern der Botanik" behandelt Dantz von Ast auch einige Composita, etwa die aus "baum öl" (aus unreifen Oliven gewonnenes Öl) und verschiedenen Drogenkomponenten herzustellenden Salböle. Für das als Abortivum beschriebene Majoransalböl ("Maioran salb/ Sampsuchinum unguentum") gibt er folgende Rezeptur an: "Nim Quendel/ der wolriechenden Casie/ staubwurtze/ bachmintz blumen/ der bletter myrti/ maioran/ eines jeden nach seiner krafft/ soviel als dich genug bedunckt sein/ stoß sie alle durch eynander/ und gieß so viel baum öls darunder/ als genug wirdt sein/ daß aber doch das öl den kreutteren die darinn weychen jhre macht nit beneme".[223] Nach viertägiger Extraktion soll das Öl ausgepreßt und mit einer frischen Kräutermischung versetzt werden. Nach weiteren vier Tagen erhält man schließlich das fertige Majoransalböl durch neuerliches Abpressen. Über seine Kräfte heißt es unter anderem, es fördere die Menses und ziehe die Leibesfrucht ebenso wie die Nachgeburt heraus.

Ein anderes Arzneimittel mit geburttreibenden Eigenschaften enthält die bei Dioskurides als Abortivum bekannte "Violwurtz/ Iris" als Hauptbestandteil und kann auf zwei Wegen hergestellt werden. Beide basieren auf der Zubereitung einer durch pflanzliche Zusätze ("Palmbaum" beziehungsweise "Balsam holtz", "Calmus" und "Myrrhe") verstärkten Ölkomponente, in der anschließend eine erhebliche Menge an "Violwurtz" mazeriert wird. Ein hochwertiges Produkt zeichnet sich laut Verfasser durch einen reinen Geruch nach "Violwurtz" aus. Die lo-

222 "Das kraut angehengt/ wehret der empffengnuß/ unnd macht unfruchtbar ... Dieselbigen bletter zerstossen/ zum zäpflin gemacht/ den frawen in die scham gethan ziehen die monzeit und frucht"; Dioskurides (1546), CLI^{V} . Ebenso Dioskurides. ed.Sprengel.: Mat.med.I, 684. Vgl. Keller (1988), 226 f. Zu den übrigen Abortivdrogen vgl. Dioskurides (1546), VIII^{r} f., LXXXVI^{V}, CXVI ^{V}.

223 Dioskurides (1546), XIIII^{V}. Vgl. Keller (1988), 218. Das Majoransalböl fand unter der Bezeichnung "Oleum Sampsuchinum" Aufnahme in die Arzneibuchliteratur des 16. Jahrhunderts, beispielsweise in die "Pharmacopoeia Augustana" von 1597. Die ungenauen Mengenangaben des Dioskurides wurden dort präzisiert; vgl. Kap. III. 1.2.

kale Applikation des Präparates erscheint naheliegend, allerdings fehlen nähere Erläuterungen zur Art der Anwendung.[224]

Bei den im fünften Buch abgehandelten Arzneiweinen versäumt Dantz von Ast es ebenfalls nicht, auf fruchtabtreibende Mittel hinzuweisen. Es begegnen "Panacite Vinum", ein aus dem Kraut "Panace" durch Extraktion in Most zu gewinnendes Präparat,[225] sowie "Schwartz Nießwurtz Wein/ Vinum Helleborite", zu dessen Herstellung der Autor neben dem Auszug der unvermischten Droge die folgende Rezeptur empfiehlt: "Mann nimpt Christwurtze zwölff quintlein/ Niter schaume/ vier quintlein/ Diese stück sencket man inn fünff maß Mosts/ unnd läst sie funffzehen tage darinnen weychen/ darnach zeucht mann den Wein ab/ unnd seihet den durch/ setzet den zu der bewarunge hin/ erstmals nach sechs Monaten zugebrauchen". Zur Wirkung erklärt er unverhohlen: "Dieser Wein getruncken/ bringet den schwangeren frawen eyne mißgeburt".[226] Eine andere Vorschrift sieht vor, eine Mischung von "Christwurtz" mit fünf weiteren Drogen, darunter "Wechholterbeer", "Myrrhen" und "Saffran", vierzig Tage lang in zuvor mit Gips versetztem Most zu mazerieren. Der nach dem Kolieren erhaltene Wein soll hervorragende gynäkologisch-geburtshilfliche Eigenschaften besitzen, die Leibesfrucht heraustreiben und die Frauen nach Geburt oder Fehlgeburt reinigen.[227]

Das "Kreutter Buch" des Dioskurides in der Bearbeitung des Johann Dantz von Ast übersteigt also bezüglich der Anzahl an Abortivmitteln deutlich die übrigen zeitgenössischen Werke: Innerhalb der Indikationsangaben finden sich 19 Hinweise auf fruchttötende, 48 auf frucht- oder geburttreibende Simplicia bzw. Composita; neunmal ist von Mißgeburt verursachenden Drogen die Rede. Mahnende Zusätze begegnen dagegen kaum.[228] Offenbar rechtfertigte die Autorität

224 Vgl. Dioskurides (1546), XVI^{v} f.; Dioskurides. ed.Sprengel.: Mat.med.I, 71; Keller (1988), 222.

225 Vgl. Dioskurides (1546), CLXIII^{r}; Dioskurides. ed.Sprengel.: Mat.med.I, 733; Keller (1988), 169 f.

226 Dioskurides (1546), CLXIIII^{r}. Ebenso Dioskurides. ed.Sprengel.: Mat.med.I, 737. Vgl. Keller (1988), 233 f. "Niter schaum" (Spuma nitri), im lateinischen Text "Aphronitrum", bezeichnet Mauersalpeter bzw. allgemein Ausblühungen jeglicher Art an Mauern; vgl. Hickel (1965), 67-69.

227 Vgl. Dioskurides (1546), CLXIIII^{r}. Ebenso Dioskurides. ed.Sprengel.: Mat.med.I, 737 f. Eine dritte Rezeptur für einen abortiven Veratrum-Wein wurde später von Hans Jakob Wecker in sein "Antidotarium speciale" aufgenommen, vgl. Kap. III. 2.3..

228 Beim Vergleich mit den lateinischen Dioskurides-Ausgaben fällt indes auf, daß ein spezieller, unter dem Titel "Vinum abortivum" abgehandelter Fruchtabtreibungswein im deutschen Text fehlt - möglicherweise veranlaßte hier der unmißverständliche Titel den Über-

des antiken Pharmakologen Dioskurides, der auf dem Titelblatt als Verfasser des Werkes in Erscheinung tritt, eine kritiklose Übertragung der "heiklen" Stellen in die Landessprache. Indes erreichte das Buch - vielleicht wegen des fehlenden Kommentars - längst nicht die Popularität der Werke der "Väter der Botanik". Erst im Jahre 1610 wurde es von Peter Uffenbach[229] bearbeitet und zusammen mit Brunschwigs Destillierbuch erneut herausgegeben. Auch diese, über 60 Jahre jüngere Ausgabe nennt sämtliche oben genannten Abtreibungsmittel; das Krankheitsregister wurde sogar um etliche Belegstellen erweitert.[230] Für den lateinunkundigen, frühneuzeitlichen Leser eröffnete sich somit bis ins 17. Jahrhundert hinein die Möglichkeit, den Arzneischatz des Dioskurides, namentlich dessen breite Palette an Abortivmitteln, in deutscher Übertragung unzensiert einzusehen.

6. Pietro Andrea Mattioli

Auch der Name des Pietro Andrea Mattioli verbindet sich aufs engste mit dem Werk des Dioskurides. Im Jahre 1500 zu Siena geboren, studierte er Medizin in Padua. Mattioli wirkte in Trient und als Stadtphysikus von Görz, ehe er von Erzherzog Ferdinand als Leibarzt nach Prag berufen wurde. Nach 16 Jahren aus kaiserlichen Diensten entlassen, kehrte er nach Tirol zurück, wo er 1577 an der Pest verstarb.[231]

Sein Kommentar zum Dioskurides erschien zunächst in italienischer und seit 1554 in lateinischer Sprache. Innerhalb kurzer Zeit folgten Übersetzungen ins Französische, Böhmische und Deutsche. Im Gegensatz zu rein philologisch orientierten Autoren ließ Mattioli in sein Werk eigene Beobachtungen ebenso einfließen wie humanistische Gelehrsamkeit; eine wesentliche Rolle spielte der Anspruch, den praktischen Erfordernissen von Arzt und Apotheker gerecht zu werden.[232] Wenn auch die Äußerung des Bearbeiters Georg Handsch, innerhalb von

setzer dazu, die Rezeptur zu streichen; vgl. Dioskurides. ed.Sprengel.: Mat.med.I, 734 f. u. Mattioli (1554), 585.

229 Auf den Frankfurter Stadtarzt Peter Uffenbach (1566-1635) gehen auch spätere Bearbeitungen des Lonitzer'schen Kräuterbuches zurück; vgl. Ferchl (1937), 547.

230 Vgl. Dioskurides (1610). Mit Ausnahme von "Sium" blieben alle Angaben zu abortiv wirksamen Simplicia bzw. Composita unverändert gegenüber der Ausgabe von 1546, die Rubrik "Todte Geburt und Nachgeburten auß zu treiben" verweist nun auf 26 Kapitel.

231 Zu Mattioli vgl. Roth (1910); Nissen I (1951), 53 f.; Kühnel (1962); Stannard (1969); Zanobio (1981); Müller-Jahncke (1982), 116-119; Telle (1986), 330 f.

232 Vgl. Zanobio (1981), 179 f. u. Telle (1986), 330.

20 Jahren seien bereits 32000 Exemplare verkauft worden, eine Übertreibung sein mag, zeugen doch die zahlreichen Ausgaben, die das Kräuterbuch erlebte, tatsächlich von seiner hohen Wirkmächtigkeit und Wertschätzung bei den Zeitgenossen.[233]

6.1. Die lateinischen Ausgaben des Dioskurides-Kommentars

Die lateinischen "Commentarii, in libros sex Pedacii Dioscoridis" erschienen erstmals 1554 in Venedig.[234] Der Dioskurides-Text ist durch Kursivdruck von den Erläuterungen des Kommentators abgesetzt. Das Werk enthält alle bei Dantz von Ast genannten Angaben zu Abortivmitteln in lateinischer Sprache sowie einen speziellen Abtreibungswein ("vinum, quod phthorion vocant"), der von einem Weinstock zu gewinnen ist, in dessen Nähe "Veratrum", "Scammonia" oder "Cucumer sylvestris" gepflanzt wurde. Die den Kräutern zugeschriebene fruchttötende Wirkung soll sich nach antikem Glauben auf den Weinstock und seine Trauben übertragen.[235]

Eine wohl für botanische Exkursionen gedachte Kurzfassung gelangte 1571 unter dem Titel "Compendium de plantis omnibus" in Druck. Sie widmet jeder Pflanze genau eine Seite und liefert neben den verkleinerten Abbildungen stichwortartige Bemerkungen zu deren Namen, Standort, Qualität und Wirkungen. Im Vergleich zu den ursprünglichen "Commentarii" erhöht sich der Gebrauchswert des Buches durch die Ergänzung der landessprachlichen Drogennamen (in italienischer, deutscher, spanischer, französischer und böhmischer Sprache); zahlreiche orthographische Fehler lassen indes vermuten, daß bei der Übersetzung kein Fachkundiger am Werk war.[236]

Im "Compendium" finden sich 46 Simplicia mit der Indikation "Fruchtabtreibung", darunter zehn Phthoria. Die Ausführungen fußen keineswegs ausschließlich auf Dioskurides, sondern sind, wie aus den Marginalien ersichtlich, auch auf andere Quellen, etwa Galen oder Mattioli selbst, zurückzuführen.[237] So treten drei Abortivmittel hinzu, die in der Arzneimittellehre des Dios-

233 Vgl. Roth (1910), 320; zur Bibliographie vgl. Nissen II (1951), 119 f.

234 Vgl. Nissen I (1951), 53.

235 Vgl. Mattioli (1554), 585 u. Keller (1988), 268 f.

236 Zum Beispiel "Tausent gladen kraut", "Bayfuoß", "Rodt Ocsenzungen"; vgl. Mattioli (1571), 384, 532, 658.

237 Acht Drogen mit fruchttötenden Eigenschaften lassen sich bei Dioskurides ("Laurus", "Nasturtium", "Thlaspi", "Calamintha", "Ruta sylvestris", "Elleborum nigrum",

kurides nicht behandelt werden: "Costus vulgaris", "Dictamnum album/ Gemeiner Dictam" und "Botrys/ Traubenkraut". Die fruchttreibenden Eigenschaften von "Costus" gehen auf die antiken "Euporista"-Schriften zurück. Auf den "Gemeinen Dictam" übertrug Mattioli die Indikationen des kretischen Diptams, wie die übereinstimmenden Applikationsarten (Trank, Zäpfchen, Räuchermittel) zeigen.[238] Nur für das Kraut "Botrys", das zu Räucherzwecken verwendet die toten Foeten heraustreiben soll, läßt sich keine antike Belegstelle finden.[239]

6.2. Das deutschsprachige "Kreutterbuch"

Die deutsche Ausgabe des Kräuterbuches von Mattioli erschien erstmals 1563 in Prag in einer Übertragung von Georg Handsch.[240] Bis ins 18. Jahrhundert hinein läßt sich die Druckgeschichte dieses "beliebtesten Kräuterbuches des 16. Jahrhunderts" verfolgen;[241] zu den Bearbeitern zählte unter anderem der Nürnberger Mediziner Joachim Camerarius d.J. (Frankfurt 1586 und öfter).[242] Das Werk fand nachweislich Eingang in die Bibliotheken von Adel und Geistlichkeit, von Apothekern und Ärzten.[243]

Im Vergleich zum lateinischen Dioskurides-Text sind etliche Abweichungen festzustellen. Im Nachwort hält Handsch dem Autor Mattioli zugute, er habe dem Buch einerseits zahlreiche, bei Dioskurides nicht beschriebene Gewächse hinzugefügt, andererseits "die disputationes, so dem gemeinen Mann zu wissen nicht dienlich noch nöthig sind, ... uberschritten und außgelassen".[244] Die von Handsch so positiv hervorgehobenen Textkürzungen und Streichungen fallen hinsichtlich der Abortivmittel deutlich ins Gewicht. Von den über 70 Simplicia, die in den lateinischen "Commentarii" mit fruchttötenden bzw. -austreibenden Eigenschaf-

"Elaterium", "Colocynthis"), zwei bei Galen ("Sabina", "Leucoium") nachweisen; vgl. Mattioli (1571), 47, 311, 312, 429, 445, 856, 861, 898, 42, 555.

238 Vgl. Mattioli (1571), 20 u. 420 f. sowie Keller (1988), 149.

239 Vgl. Mattioli (1571), 535. "Botrys" wird in der "Materia medica" des Dioskurides nicht als Abortivum dargestellt; vgl. Dioskurides. ed.Sprengel.: Mat.med.I, 465 f.

240 Das Werk war dem Kaiser gewidmet und zählt zu den Prachtausgaben der Prager Offizin Melantrichs. Der humanistische Arzt Georg Handsch (1529-1578?) gehörte seit 1561 zu Mattiolis Mitarbeitern; vgl. Kühnel (1962), 83 f.

241 Roth (1910), 317.

242 Spätere Bearbeiter waren die Ärzte Bernhard Verzascha (Basel 1678), Theodor Zwinger (Basel 1696) und F. Zwinger (Basel 1744); vgl. Telle (1986), 331.

243 Vgl. Kühnel (1962), 87 f.

244 Mattioli (1600), J III II.

ten begegnen, verbleiben nur 41. Die Phthoria fehlen nahezu völlig, sieht man von "Groß Besemkraut/ Thlaspi" ab, über dessen Wirkung es heißt: "Der Samen auff ein halb Becherlen voll getruncken ... bringt den Frawen jre Zeit/ verstößt die Frucht in Mutterleib."[245] Andere fruchttötende Drogen, beispielsweise "Brunnenkreß/ Nasturtium aquaticum", "Rauten/ Ruta", "Sagapenum" und "Stickwurtz/ Bryonia" erscheinen lediglich als Mittel zur Austreibung des toten Foetus; wegen ihrer treibenden und schädlichen Wirkung rät der Übersetzer bzw. Bearbeiter den schwangeren Frauen meist von ihrer Anwendung ab.[246]

Im Kapitel über den "Beyfuß" erfährt der Leser, ein aus dem Saft der Droge mit warmem Wein bereiteter Arzneitrank sei nach Hippokrates das beste Mittel zur Austreibung der Nachgeburt. Handsch betont jedoch, den "Beyfuß" nur zu diesem Zweck zu verwenden, "unnd nicht wie etliche meynen/ die Geburt dardurch zu fürdern/ wiewol er dieselbige kan forttreiben. Jedoch weil er gar bitter/ mag er auch leichtlich schaden/ unnd sie schwechen/ daß die Geburt dardurch stirbt".[247]

Dagegen wurden bei den Ekbolia die Indikationsangaben meist unverändert ins Deutsche übernommen.[248] Zuweilen finden sich ergänzende Erläuterungen, die den Text offenbar für den medizinischen Laien verständlicher machen sollten. So wird im ersten Kapitel über die "Veielwurtz" mit großer Ausführlichkeit die Herstellung eines emmenagog-abortiven Mutterzäpfchens beschrieben: "Ein gut Mutterzäpffle/ zu befürderung der Blumen/ und Geburt/ mach also: Nimm zween Eßlöffel vol Honig in ein eysern Löffel oder Pfann/ laß es uber einem linden Kolfewer ein oder zweymal auffwallen/ darnach misch darunter ein quentle

245 Mattioli (1600), 177^{r}. Der Gebrauch des Begriffs "verstoßen" anstelle von "töten" hängt möglicherweise mit der Intention des Übersetzers zusammen, die ursprüngliche Bedeutung abzuschwächen.

246 Vgl. Mattioli (1600), 246^{r}, 255^{r}, 260^{r} u. 444^{r}. In den Monographien von "Brunnenkreß" und "Rauten" wurde die Mahnung an Schwangere, die Droge zu meiden, erst von Camerarius hinzugefügt.

247 Mattioli (1600), 295^{v}.

248 Vgl. Mattioli (1600): "Costwurtzel" (13^{v}), "Myrrhen" (20^{v}), "Fichtenbaum" (23^{v}), "Feigbonen" (125^{v}), "Pestnachen" (132^{r}), "Wassermerck" (147^{v}), "Gemeiner Pfeffer" (182^{v}), "Schweinbrot, Erdapffel" (188^{r}), "Ephew" (205^{r}), "Rhaponticum, Groß Tausentgülden" (213^{v}), "Tausentgülden, Fieberkraut" (214^{v}), "Entzian" (215^{r}), "Cretischer Dictam (241^{v}), "Gemeiner Dictam" (242^{r}), "Welscher Quendel, Thymian" (248^{v}), "Baccharis" (252^{r}), "Sesel" (256^{v}f.), "Ammoniacum" (259^{v}), "Galbanum" (259^{v}), "Meisterwurtz" (269^{v}), "Wilde Pestnachen, Daucus" (271^{v}), "Röte" (279^{v}), "Dürrwurtz" (301^{r}), "Je länger je lieber" (320^{r}), "Rote Ochsenzung" (341^{v}), "Krebsblumen" (436^{v}), "Stinckendbaum" (450^{v}).

Veielwurtz/ und so viel Erdscheiben oder Schweinbrot/ beydes gepulvert/ rühr es wol durch einander/ daß es nicht anbrenne/ als dann geuß es auff ein Becken/ oder Mörselboden/ biß es halb erkalte/ so formier darauß ein zäpffle Fingers dick und lang/ laß es hart werden/ diß sol das Weib mit Baumöl/ oder zerlassener Butter erstlich schmieren/ und darnach zu jr nemmen/ mit einem angehengten Faden/ ein stund bey jr behalten/ biß es wol beisse/ endlich widerumb herauß ziehen".[249]

Die Kombination von "Veielwurtz" (Iris) mit "Erdscheiben oder Schweinbrot" (Cyclamen) begegnet nicht im lateinischen Dioskurides, obschon beide Drogen dort als Abortiva beschrieben werden.[250] Die Detailgenauigkeit der Vorschrift läßt auf praktische Erfahrungen des Verfassers bei der Suppositorienbereitung schließen; der Ratschlag, das Zäpfchen vor dem Einführen mit "Baumöl" (Olivenöl) oder Butter zu bestreichen und bis zum Beginn von Reizerscheinungen im Körper zu lassen, wirkt ebenfalls sehr praxisnah. Der Autor fährt fort, in seinem Werk sei häufig von Mutterzäpfchen die Rede und er habe sich an dieser Stelle eingehend mit ihnen befaßt, "damit sie die Weiber wissen zu bereiten" - offensichtlich wollte er die Frauen zur Eigenherstellung gynäkologisch-geburtshilflicher Arzneimittel befähigen.

Ähnlich wie Bock kritisiert Handsch jedoch die mißbräuchliche Verwendung des "Sevenbaumes". Er nennt Abtreibungs- und Kindsmorddelikte nicht beim Namen, sondern umschreibt sie mit einer Anspielung auf den biblischen Herodes.[251] Auch Handsch appelliert an die Obrigkeit, sie solle den Apothekern verbieten, "Sevenbaum" an "lose Leute" zu verkaufen. Er liefert damit indirekt einen Beweis für die weite Verbreitung des Sadebaumes als Abtreibungsmittel seiner Zeitgenossen sowie für den mangelnden Erfolg der obrigkeitlichen Verordnungen, die längst Abgabeverbote für Abortiva enthielten.[252]

Auch im Werk von Mattioli begegnen destillierte Wässer mit fruchtaustreibenden Eigenschaften.[253] Im Kapitel "Poley" gewahrt man eine wörtliche Übereinstimmung mit dem Kräuterbuch von Eucharius Roesslin: "Poley ist nicht gut gessen den Frawen/ die Kinder tragen/ dann jre Kinder zu unzeiten darvon gebo-

249 Mattioli (1600), 3[r].

250 In den lateinischen "Commentarii" heißt es zur "Iris" schlicht: "Radices ex melle glandis modo subditae, partus extrahit"; Mattioli (1554), 17.

251 "Die alten Hexen und Wettermacherin uben damit viel zauberey und abenthewer. Sind ärger dann Herodes"; Mattioli (1600), 32[v]. Vgl. Bock (1551), 403 [v].

252 Zum Beispiel die Medizinalordnungen der Reichstädte Nürnberg u. Köln; vgl. Kap. II. 2.4.

253 "Weiß Lilgenwasser" sowie die Destillate von "Angelick" und "gelben Violen"; vgl. Mattioli (1600), 284[v], 410 [r] u. 302 [r].

ren werden". Andererseits empfiehlt Handsch das Dekokt unter Zusatz von Safran denjenigen Kindbetterinnen, "die versäumet werden durch die Hebammen" und die Nachgeburt zu lange bei sich behalten".[254] Aus dem Werk von Rösslin/Lonitzer scheint auch der Hinweis auf die Abortivwirkung von "Polium" zu stammen.[255]

Im Gegensatz zum "Kreutter Buch" in der Übertragung des Johann Dantz von Ast liegt in der deutschen Ausgabe des Mattioli also keine wörtliche Übersetzung der Schriften des Dioskurides vor. Sowohl die Kürzungen von Angaben zu fruchttötenden Drogen als auch die Ergänzungen bezüglich Applikationsformen und zeitgenössischem Brauchtum geben den Einfluß der bereits erschienenen deutschsprachigen Kräuterbuchliteratur zu erkennen.[256]

7. Jakob Theodor gen. Tabernaemontanus

Der nach seinem Geburtsort Bergzabern "Tabernaemontanus" benannte Pfälzer Naturforscher Jakob Theodor wurde im Jahre 1522 geboren.[257] Als Schüler von Otto Brunfels und Hieronymus Bock erhielt er schon früh Anregungen zur Beschäftigung mit der Botanik. Nach einer vorübergehenden Tätigkeit als Leibarzt des Grafen Philipp II. von Nassau-Saarbrücken (1504-1559)[258] immatrikulierte er sich in Heidelberg und trat für die Dauer von 18 Jahren in die Dienste des Bischofs Marquard von Hartstein. Später versah er das Amt eines Stadtphysikus zu Worms. Zuletzt war er Leibarzt bei Kurfürst Johann Casimir (1542-1592) in Heidelberg, wo er 1590 verstarb. Wie seine Lehrer Brunfels und Bock trat Theodor zu einem unbestimmten Zeitpunkt zum Protestantismus über.[259]

254 Mattioli (1600), 240^{v}. Vgl. Roesslin (1546), CLXXXII^{r} f.: "Poley ist nit gut gessen den frawen die Kinder tragen/ dann sie würden zu unzeiten geberen ... Das wasser getruncken/ vertreibt die ander geburt/ so die verhindert wer worden/ durch saumniß der Hebammen".

255 Vgl. Mattioli (1600), 293^{v} u. Lonitzer (1569), CCCXXV^{r}. "Polium" begegnet bei Dioskurides nicht als Abortivum.

256 Wie das Kräuterbuch von Lonitzer enthält die deutsche Ausgabe des Mattioli zudem einen Anhang über die Destillation.

257 Das Geburtsjahr konnte bisher nur geschätzt werden (um 1520; vgl. Figala (1974); Telle (1986), 349); erst Künkele u. Lorenz (1988), 267 stießen bei einer Sichtung der Quellen auf einen, wenn auch indirekten, Hinweis auf das Jahr 1522.

258 Vgl. Lefrère (1963), 17.

259 Zur Bio- und Bibliographie vgl. Roth (1897), 84-104; Nissen I (1951), 64; Figala (1974), 25-28; Müller-Jahncke (1982), 194-197; Telle (1986), 349 f.; Künkele u. Lorenz (1988), 249-390.

Der erste Teil seines auf drei Bände geplanten "Neuw Kreuterbuchs" erschien 1588 in Frankfurt am Main, die beiden folgenden wurden posthum (1591) von dem Marburger Medizinprofessor Nikolaus Braun (1558-1639) herausgegeben, der den fehlenden Text zu den von Theodor hinterlassenenen Pflanzenabbildungen verfasste. Spätere Ausgaben besorgten der berühmte Baseler Botaniker Caspar Bauhin (Frankfurt 1613, Neudruck 1625) sowie dessen Enkel Hieronymus Bauhin (Basel 1664 und öfter). Die letzte Drucklegung erfolgte im Jahre 1731.[260] Während der erste Band zahlreiche eigene Beobachtungen enthält[261] und wegen seiner ausführlichen Angaben zur Pflanzensynonymik eine herausragende kompilatorische Leistung darstellt, ist der von Braun geschriebene Text des zweiten und dritten Teiles botanisch von geringer Bedeutung.[262]

Im gesamten Werk liegt der Schwerpunkt auf dem praktischen Nutzen der Pflanzen, insbesondere auf ihrem heilkundlichen Gebrauch. So verwundert es nicht, daß auf dem Titelblatt neben Ärzten und Apothekern auch Gärtner, Köche, "Marställer" sowie alle Hausväter und Hausmütter als Adressaten angesprochen werden. Ein Krankheitsregister erleichtert wie üblich den Zugriff zu den benötigten Arzneimitteln.[263]

Im ersten Band beschreibt Theodor 19 Abortivpflanzen mit teils sehr umfangreichen Erläuterungen zur Applikationsform. Beispielsweise empfiehlt er im Kapitel "Beyfuß" zur Austreibung der toten Leibesfrucht nicht nur die durch Zusatz von Muskat verstärkte Abkochung, sondern auch die Einnahme des Pflanzensaftes oder der Blüten in Wein. Das Wurzelpulver wirke so stark, "daß es auch beyde die lebendige und tote Frucht außtreibt".[264] Für den Fall des toten Foetus ergänzt Theodor das Rezept eines gebrannten Wassers, das aus "Beyfuß" und "Haselwurtz" unter Zusatz von "Poleyen-" und "Rautenwasser" durch Destillation herzustellen ist. Er versäumt es nicht, eine genaue Einnahmevorschrift

260 Zur Bibliographie des Kräuterbuches vgl. Nissen II (1951), 179. Zur Familie Bauhin vgl. Fuchs-Eckert (1977-1982) u. Whitteridge (1981).

261 Theodors Erfahrung muß sich auch auf das Gebiet der Frauenheilkunde erstreckt haben, wie seine Bemerkung zu einer emmenagogen Kräutermischung im Kapitel "Dill" verdeutlicht: "Mit dieser Artzeney hab ich mancher Weibs Personen geholffen/ unnd grossen Danck darmit verdienet"; Theodor (1588), 205.

262 Vgl. Künkele u. Lorenz (1988), 250 f.

263 Das Krankheitsregister des ersten Bandes (1588) verweist unter der Rubrik "todte Frucht oder geburt austreiben" auf 20 Textstellen, eine weitere ist unter dem Stichwort "leibs Frucht aus Mutterleib treiben" vermerkt.

264 Theodor (1588), 40.

beizufügen.[265] Alle Bestandteile des Destillats gelten nach modernen Gesichtspunkten als abortiv wirksam;[266] ihre Zusammenstellung könnte dem Erfahrungswissen des Autors oder seiner Zeitgenossen entsprungen sein. Den Destillaten von "Reynfahrn" und "Mettram, Meterkraut", die als Subspezies im Kapitel "Beifuß" abgehandelt werden, schreibt Theodor ebenfalls fruchtaustreibende Kräfte zu. Er rät, das "Meter Wasser" zu diesem Zweck durch Hinzufügen von "Goldtschmidt Borres" zu verstärken.[267]

Ein großer Teil der im ersten Band des "Neuw Kreuterbuch" genannten Abortivdrogen ist bereits aus der Literatur bekannt;[268] häufig wurden die Angaben zur Darreichungsform jedoch wesentlich erweitert. So schlägt Theodor vor, die von Dioskurides überlieferten fruchtaustreibenden Räucherungen mit "Galbanum" unter Zusatz von Kuhgalle bzw. Myrrhe und Bibergeil durchzuführen - eine Empfehlung, die er der Hebammenliteratur entnommen haben könnte.[269] Im Kapitel "Ammoniacum" erwähnt Theodor die Herstellung eines abortiven Mutterzäpfchens[270] und die Gewinnung eines destillierten Öles ("Ammoniaci oleum"), das bei oraler Verabreichung mit Lilienwasser die toten Foeten herausführen soll.[271]

Manche Textstellen verdeutlichen Theodors Praxisbezogenheit, etwa wenn er den Frauen empfiehlt, sich nach der Einnahme eines emmenagog-abortiven Arz-

265 "Davon soll man jhr III oder V loth auff ein mal je uber ein stundt zum dritten mal eyngeben"; Theodor (1588), 40.

266 Zur Abortivwirkung von Haselwurz (Asarum europaeum L.) und Poleiminze (Mentha pulegium L.) vgl. Hiller u. Bickerich (1988), 34 u. 144; zu Beifuß (Artemisia vulgaris L.) vgl. Wichtl (1989), 86; zur Raute (Ruta graveolens L.) vgl. Wagner (1982), 43 sowie Kap. VII. 6.

267 Vgl. Theodor (1588), 49. "Borres", ein Synonym zu "Borax", diente in der frühen Neuzeit vornehmlich als Goldlötemittel; vgl. Hickel (1965), 100-110. Nach Lewin (1922), 225 wurde Borax noch zu Beginn des 20. Jahrhunderts in Bayern als Bestandteil von Abortivarzneien verwendet.

268 Vgl. zum Beispiel Theodor (1588): "Chamillen" (75), "Wild Pastenach" (242), "Brunnen unnd Weierpeterlein/ Sium" (250), "Liebstöckel" (254), "Meisterwurtz/ Imperatoria" (296).

269 Vgl. Theodor (1588), 266. Fruchttreibende Räucherungen mit Kuhgalle, Myrrhe und Bibergeil begegnen zum Beispiel bei Rösslin (1513); vgl. Kap. V. 1.

270 "Gummi Armoniac unnd Panaxwurtzelsafft oder Gummi/ jedes gleichviel/ mit Pappelwurtzelsafft vermischt/ und zu einem Teyg oder Massae temperirt/ Mutterzäpfflein darvon gemacht unn zu sich gethan ... führen die todte Frucht auß Mutterleib"; Theodor (1588), 272 f.

271 Vgl. Theodor (1588), 274.

neitranks niederzulegen und warm zuzudecken.[272] Mehrfach wendet er sich unmittelbar an die Hebammen und erteilt ihnen den Ratschlag, sich mit Kräutern zu bevorraten, die wegen ihrer stark treibenden Kräfte zum Ausführen der Totgeburt geeignet sind.[273] In der Absicht, vor bestimmten Abtreibungsmitteln zu warnen, benennt Theodor einige bei Dioskurides als fruchttötend beschriebene Drogen.[274] Auch bei den Heilanzeigen von "Gummi Opopanac" erwähnt er die Verwendung zu fruchtaustreibenden Zäpfchen und Räucherungen, mahnt aber eindringlich davor, das Mittel "nit eher" zu benutzen, "dann biß man der sachen [d.h. des Vorliegens eines toten Foetus] gewiß seye/ damit man nit ein Mordt unn Todtschlag begehe".[275]

Umfangreich sind die Ausführungen im Kapitel "Weinrauthen", in dem Theodor zahlreiche Rezepte für Abortivtränke auflistet: Neben der Abkochung der Blätter und dem Destillat empfiehlt er verschiedene Pulvermischungen (zum Beispiel mit "Bergwermuth", "Reynfarn" und "Pfefferkörnern" oder mit "Myrrhen" und "stinckendem Lasersafft"), die in warmem Wein eingegeben werden sollen.[276] An seltenen Abortivpflanzen begegnen "Kostenheylwurtz/ Panaces Costinum", "Wegwarten/ Cichorium" und "Hasenkol/ Sonchus", die als Dekokt, Pulver oder in Form der eingedickten Pflanzensäfte zu applizieren sind.[277] Auch das bei Pseudo-Theodorus-Priscianus beschriebene "Eisenkraut" findet als Mittel zur Fruchtaustreibung Erwähnung.[278]

Der von Nikolaus Braun verfasste Text des zweiten und dritten Bandes erweist sich als weniger ausführlich, birgt jedoch ebenfalls etliche Abortiva: 26 Pflanzen werden als solche deklariert. Die Indikation läßt sich zumeist aus antiken Quellen (Dioskurides, Galen und Plinius) herleiten.[279] Dabei übernimmt

272 Kapitel "Holwurtzel", vgl. Theodor (1588), 115. Im Gegensatz zu anderen Autoren deutet Theodor die Droge als "Fumaria bulbosa" und nicht als "Aristolochia rotunda".

273 Vgl. Theodor (1588), 40, 47 u. 254.

274 Vgl. zum Beispiel Theodor (1588), "Sagapenum" (261) und "Weinrauthen" (487): "Darvor aber sollen sich hüten die schwangere Weiber/ dann es treibet die Frucht ab und tödtet sie".

275 Theodor (1588), 281.

276 Vgl. Theodor (1588), 483-487, 499 u. 505.

277 Vgl. Theodor (1588), 283, 582, 621. "Wegwarten" wird von Fuchs (1543), Kap. 263, in Anlehnung an Plinius als Abortivum beschrieben.

278 Vgl. Theodor (1588), 474 u. Keller (1988), 207.

279 Folgende Ekbolia (vgl. Theodor, Ausgabe 1625): "Weisse Veieln" (18), "Geel Veieln" (22 f.), "Bergmüntz/ Calamintha" (65 f.), "Roßmareinpoley" (71 f.), "Römischer Quendel/ Thymus"(73), "Saturey" (77), "Polium" (81), "Salbey" (91 f.), "Scharlach" (95), "Gamanderlen" (98 f.), "Gartenkreß/ Nasturtium" (165), "Feigbonen" (201), "Baccharis" (272), "Alraun" (290), "Bachbungen/ Anagallis aquatica" (395), "Entzian" (403), "Groß

Braun sieben Phthoria.[280] Bei "Schweinbrodt/ Cyclamen" erwähnt er sowohl die von Galen beschriebene fruchttötende Wirkung des Pflanzensaftes als auch den von Dioskurides bezeugten magischen Effekt der Droge.[281] Nur vereinzelt geht Braun bezüglich der Darreichungsformen über die antike Überlieferung hinaus; so im Kapitel "Geel Veieln", wo er einen zusammengesetzten Arzneitrank unter Beimischung von "Alandtwurzel", "Entzian", "Chamillen", "Beyfuskraut", "Lorberbeern", "Saffran" und anderen Drogen zur Fruchtaustreibung empfiehlt. Zugleich warnt er schwangere Frauen davor, eine Abkochung von "Geel Veieln"-Blüten einzunehmen.[282]

Ein Einfluß zeitgenössischer Literatur zeigt sich in der Übernahme von destillierten Wässern mit abortiven Eigenschaften[283] und in der Berücksichtigung frühneuzeitlicher Autoren. So beruft sich Braun bei den Heilwirkungen von "Osterlucey" und "Klein Tausendtgülden" auf den französischen Arzt Jean Fernel (1497?-1558)[284]: "Es meldet Fernelius, daß sie auch die Frucht auß Mutterleib treiben/ wenn man jhrer zu viel brauche".[285] Dem am Meer wachsenden Kraut "Kali Geniculatum" spricht Braun in Anlehnung an den Niederländer Rembert Dodoens (1516-1585)[286] stark emmenagoge Kräfte zu, "also daß es auch die todte und lebendige Frucht auß Mutterleib werffe".[287] Neu erscheinen die

Tausendtgülden" (460), "Klein Tausendtgülden" (462), "Röte" (472), "Scammonien" (553), "Epheuw" (564), "Pfeffer" (Tl.III, 7), "Sevenbaum" (Tl.III, 39), "Weckholder" (Tl.III, 42).

280 Vgl. Theodor (1625): "Bawrensenff/ Thlaspi" (176), "Schwartz Nießwurtz" (400), "Seyffenkraut" (414), "Farnkraut/ Filix" (476), "Dürrwurtz/ Conyza" (533), "Zaunrüben/ Bryonia" (575), "Parißkörner/ Cardamomum" (Tl.III, 6).

281 "Ja so auch ein schwanger Weib/ sagt Dioscorides, daruber gehet/ sey es sorglich/ es möchte ein unzeitige Geburt darauß entstehen"; Theodor (1625), 429.

282 "Es sollen sich aber schwangere Weiber für solchen Blumen hüten/ denn sie so starck treiben/ d[a]z sie auch die Frucht auß Mutterleib werffen"; Theodor (1625), 429.

283 Vgl. Theodor (1625) "Gelb Veielwasser" (23), "Poley Wasser" (72), "Satureyenwasser" (77), "Salbey Wasser (92), "Scharlachwasser" (95), "Gamanderleinwasser" (99). "Boley wasser", "Gamander wasser" und "Salbei wasser" werden bei Brunschwig (1500), XXX^{r}, LII^{v} u. CIII^{r} als Mittel zur Fruchtaustreibung beschrieben.

284 Zu Fernel vgl. Granit (1981), 584-586.

285 Theodor (1625), 462.

286 Rembert Dodoens, Leibarzt Kaiser Maximilians II. in Wien, seit 1585 Professor der Medizin zu Leiden, verfaßte das "Cruydeboeck" (1554), dessen latinisierte Fassung erstmals 1583 in Antwerpen erschien ("Stirpium historiae pemptades sex sive libri XXX"); vgl. DSB (1971), 138-140.

287 "Es meldet Dodonaeus, daß diß Kraut dem Leib schädlich sey/ dann wann man ein wenig darvon einnemme/ so treibe es nicht allein den Harn/ sondern auch die menses mit grosser Gewalt/ also daß es auch die todte und lebendige Frucht auß Mutterleib werffe".

Drogen "Basilien" und "Wegerich": "Basilien" soll seine Abortivwirkung als Räuchermittel, "Wegerich" bei oraler Einnahme entfalten. Der Urheber dieser Angaben läßt sich kaum ausmachen, beim "Wegerich" scheint Braun auf zeitgenössisches Erfahrungswissen zurückgegriffen zu haben.[288]

Nimmt man die drei Teile von Theodors Kräuterbuch zusammen, so ergibt sich eine Gesamtzahl von 55 Abortivpflanzen, die mehrheitlich aus der antiken Literatur bekannt sind. Sie alle finden sich unverändert in den späteren, von Caspar und Hieronymus Bauhin bearbeiteten Ausgaben.[289] Das von Theodor und Braun im ausgehenden 16. Jahrhundert niedergelegte Wissen über fruchttötende und -austreibende Drogen blieb also bis ins 18. Jahrhundert hinein erhalten.

Das Kräuterbuch des Jakob Theodor leitete in Deutschland zugleich das vorläufige Ende einer botanikhistorisch bedeutsamen Epoche ein. Nicht zuletzt durch die verheerenden Auswirkungen des Dreißigjährigen Krieges kam es wenig später zu einem Stillstand.[290] Im 17. Jahrhundert gelangte kein botanisches Werk mehr in Druck, dem man herausragende Neuerungen zusprechen könnte. Das "Neuw Kreuterbuch" des Jakob Theodor soll daher für diese Untersuchung den Schlußpunkt bilden.

288 "Etliche sagen wann die Weiber uber das Kraut trincken/ so treibe es jhnen die Geburt fort"; Theodor (1625), 408. Zu "Basilien" vgl. Theodor (1625), 56.

289 Berücksichtigt wurden die Ausgaben Theodor (1664) und ders. (1731).

290 Vgl. Künkele u. Lorenz (1988), 282.

V. DIE ABORTIVA IN DER HEBAMMENLITERATUR

Die Geburtshilfe des 16. und 17. Jahrhunderts war bekanntlich fast ausschließlich eine Domäne der Frauen. Akademisch gebildete Ärzte übten am Wochenbett allenfalls beratende Funktion aus; ein Wundarzt wurde höchstens bei schweren operativen Eingriffen hinzugezogen.[1] Der allgemeine Eintritt männlicher Ärzte in das Feld der Geburtshilfe vollzog sich erst relativ spät.[2] Während die Bezeichnung "Hebamme" ursprünglich keinem Beruf gegolten hatte, sondern sich meist auf Frauen bezog, die selbst mehrere Kinder geboren hatten und anderen im Wochenbett zur Seite standen, bildete sich seit dem 15. Jahrhundert ein geregelter Berufsstand heraus.[3] Zunächst verpflichtete der Klerus die Hebammen zur Spendung von Nottaufen.[4] Mit dem Aufblühen der Städte erwachte indes auch das Interesse der weltlichen Obrigkeit. Es kam zum Erlaß spezieller Verordnungen, auf welche die Hebammen bei ihrer Anstellung einen Eid leisten mußten. So gehörte es zu ihren Pflichten, armen und reichen Frauen in der Stunde der Not gleichermaßen beizustehen und uneheliche Geburten anzuzeigen.[5] Als Vertrauenspersonen zwischen Hebammen und städtischem Magistrat fungierten die sogenannten "Obersten" oder "Ehrbaren Frauen", meist ältere Damen hohen Ansehens, die ehrenamtlich tätig waren und bei kritischen Geburten hinzugezogen werden konnten. Ihnen oblag zugleich die Aufsicht über die Hebammen.[6]

Die durch einen zunehmenden staatlichen Einfluß gekennzeichnete frühneuzeitliche Organisation des Hebammenwesens veranlaßte die feministisch orien-

1 Noch 1586 meinte der französische Arzt Le Bon zum Thema Geburtshilfe: "Haec ars viros dedecet"; zit. n. Wille (1948), 108.

2 Während die Inanspruchnahme akademisch gebildeter Ärzte zunächst den gutsituierten Patientinnen vorbehalten blieb, wurde in Frankreich der Arzt am Wochenbett im 17., in Deutschland und England erst im 18. Jahrhundert zur Gewohnheit; vgl. Diepgen (1963), 225.; Gubalke (1964), 75 f. u. Donnison (1977).

3 Zur Entwicklung des Hebammenstandes vgl. Haberling (1940), 27-66; Gubalke (1964), 68-74; Ackerknecht (1974), 184 f.; Schipperges (1988), Sp. 877.

4 Die Spendung der Nottaufe sollte bei schwierigen Geburten verhindern, daß eine ungetaufte Seele verstarb. Die Forderung, die Hebammen hierin zu unterrichten, findet sich für das Erzbistum Mainz bereits in den Provinzialstatuten von 1233; bis ins 18. Jahrhundert hinein besaß die Kirche dort ein entscheidendes Mitspracherecht bei der Anstellung der Hebammen; vgl. Terhalle (1965), 85 f.

5 Zu den ältesten Verordnungen zählen die Regensburger Hebammenordnung von 1452 und eine württembergische von etwa 1480; vgl. Haberling (1932) u. Pfeilsticker (1928).

6 Im Jahre 1486 gab es in Nürnberg 11 Hebammen und 32 Obfrauen; vgl. Gubalke (1964), 71.

tierte Geschichtsforschung in jüngster Zeit zu einer provokanten These: Die männliche Obrigkeit habe die traditionelle, von Frauen getragene, "natürliche" Heilkunde bewußt unterdrückt.[7] Es darf jedoch nicht übersehen werden, daß die städtischen Hebammen oftmals Privilegien genossen und als medizinische Sachverständige herangezogen wurden; von einer allgemeinen Verunglimpfung kann kaum die Rede sein.[8]

Das Bedürfnis, Ausbildung und Unterricht der Hebammen zu verbessern, erforderte geeignete Lehrbücher, die praktische Dienste bei der Betreuung der Schwangeren und am Wochenbett leisten sollten.[9] Als ältestes deutschsprachiges Werk gilt das "Frauenbüchlein" des (Ps.-) Ortolf von Baierland,[10] das noch vor 1500 in Druck gelangte und lediglich einen obstetrischen Kurztraktat darstellt.[11] Im Jahre 1513 erschien mit dem "Rosengarten" des Frankfurter Stadtarztes Eucharius Rösslin das erste umfassende Werk zur Geburtshilfe. Es fand erhebliche Verbreitung und diente anderen Autoren als Vorbild. Bald folgten in Deutschland und Europa zahlreiche weitere Hebammenlehrbücher.[12]

Während die frühen Werke vornehmlich durch Kompilation antiker, mittelalterlicher und arabischer Texte entstanden sind, macht sich späterhin ein zunehmender Einfluß praktischer Geburtshilfe bemerkbar. Er äußert sich vor allem in

7 Vgl. hierzu die stark ideologisch gefärbte Studie von Ehrenreich u. English (1975); Becker (1977), 79-117; die Dissertation von Riese (1981) sowie Kapitel VI. 3.1.

8 Zum Beispiel erhielten die Zürcher Hebammen um die Mitte des 15. Jahrhunderts das keineswegs gebräuchliche Privileg der Steuerfreiheit; vgl. Simon (1983), 90 f. Auch französische Hebammen wurden von der Steuer befreit; vgl. Jacquart (1981), 49. Zu den Sachverständigengutachten vgl. Bernet (1967).

9 In der Praxis scheint die Hebammenausbildung sehr unterschiedlich gehandhabt worden zu sein - während zum Beispiel in Zürich schon im 16. Jahrhundert die fachlichen Richtlinien durch einen Hebammenkatechismus fixiert wurden, blieben die Mainzer Hebammen bis zum Ende des 18. Jahrhunderts ohne weitgehenden Unterricht; vgl. Simon (1983), 90 u. Terhalle (1965), 87.

10 "Diß biechlin sagt wie sich schwangere frawen halten sullen vor der gepurt in der gepurt und nach der gepurt". [o.O. o.J.]; vgl. Keil (1987). Der Verfasser dieses Ortolf untergeschobenen Büchleins wendet sich vorrangig an die Mütter, weniger an die Hebammen. Daneben waren im Mittelalter zahlreiche kürzere Traktate über die Schwangerschaft verbreitet (Hans von Schwartach, Meister Paulus, Sigismund Goltzkirchner u.a.); vgl. Eis (1962), 38.

11 Ortolf behandelt zwar die medikamentöse Austreibung der Nachgeburt, beschreibt jedoch keine Mittel zum Austreiben der Totgeburt. Im Rahmen einer Schwangeren-Diätetik empfiehlt er, emmenagoge Lebens- und Arzneimittel zu vermeiden, besonders "petersil wurtzen", "rättich wurtz", "pfeffer", "saffran" und "cymatrinden"; vgl. Ortolf [o.J.], a III^{r}.

12 Zu den Hebammenbüchern des 16. und 17. Jahrhunderts vgl. Fasbender (1906), 114-124 u. Wille (1948).

denjenigen Lehrbüchern, die die Hebammen selbst verfaßten (L. Bourgeois, J. Siegemund), tritt aber auch in den Schriften der Wundärzte (Ch. Voelter) hervor. Inhaltlich vermitteln die Hebammenbücher Kenntnisse zur Diätetik in der Schwangerschaft, zur Betreuung normaler und komplizierter Geburten sowie zur Pflege von Wöchnerin und Neugeborenen. Bisweilen finden sich ergänzende Kapitel, die der Anatomie der Frau, der Embryologie[13] oder der Therapie von Kinderkrankheiten gewidmet sind. Für arzneiliche Maßnahmen - etwa zur Förderung der Wehen oder zur Austreibung der Totgeburt - geben die Autoren in der Regel etliche Rezeptvorschriften an, die eine Eigenherstellung von Medikamenten durch die Hebamme ermöglichten.[14]

Zu den Adressaten zählen neben Hebammen und Schwangeren die Obfrauen sowie all jene Personen, die in irgendeiner Weise mit der Geburt betraut sind. Im 17. Jahrhundert erweitert sich der Kreis auf die Hausväter und Hausmütter im allgemeinen, oblag letzteren doch häufig die Pflege von Schwangeren und Wöchnerinnen sowie die Versorgung von Kindsmüttern in benachbarten, sozial ärmeren Familien.[15] In den Büchern ist der Aspekt der gesundheitlichen Unterweisung stets eng mit den ethisch-moralischen Vorstellungen der christlichen, insbesondere der protestantischen Glaubenslehre verknüpft.[16] Indes lassen die hohen Auflagenzahlen, die sie zum Teil erlebten, vermuten, daß sie den Bedürfnissen ihrer Leserinnen weitgehend entsprachen und ansehnliche Verbreitung

13 Die embryologischen Vorstellungen waren im Vergleich zur Antike nahezu unverändert geblieben. Erst die Entdeckung des Eifollikels durch de Graaf 1672 veranlaßte eine kritische Auseinandersetzung mit den überkommenen Lehren; vgl. hierzu Goltz (1987), 135 f.

14 Gewisse Einschränkungen sind bei Rueff (1554) festzustellen: Er gibt die meisten Rezepte in lateinischer Sprache an und möchte die Arzneimittelherstellung auf den Apotheker übertragen.

15 Matthäus Merian wendet sich zum Beispiel in der Vorrede zur deutschen Übersetzung des Hebammenbuches von Louise Bourgeois an alle "frommen Gottseligen, keuschen Hertzen, ... ehrlichen Haußvättern und Matronen". Zu den Aufgaben der Hausmutter innerhalb der frühneuzeitlichen Familie vgl. Günster (1985), 112.

16 Die Verknüpfung von lutherischem Glauben und ärztlicher Ethik tritt bei Johann Wittich besonders deutlich hervor: Er ermahnt die Frauen, das Gebären als ihren von Gott auferlegten Beruf anzunehmen und fügt Gebete hinzu, die bei schwierigen Geburten Trost spenden sollen; vgl. Hafemann (1956), 74 u. Wittich (1598), 66^{v} f. Ein Anhang mit Trostgebeten findet sich auch bei Voelter (1679).

fanden. Ihre Attraktivität verdanken sie nicht zuletzt den zahlreichen Abbildungen, die zur Veranschaulichung des geburtshilflichen Unterrichts in den Text eingestreut wurden.[17]

1. Eucharius Rösslin

Eucharius Rösslin d.Ä. (latinisiert Rhodion) war um 1500 als Apotheker in Freiburg im Breisgau, später als Stadtarzt in Frankfurt und Worms tätig. Bei der Herzogin Katharina zu Braunschweig und Lüneburg, die den Anstoß zur Entstehung des "Rosengartens" gegeben haben soll, stand Rösslin vorübergehend in Diensten.[18] Sein Todesjahr wird mit 1526 angegeben.[19]

"Der Swangern frawen und hebammen roßgarten" bildet laut Verfasser eine Zusammenstellung der geburtshilflichen Lehren von Hippokrates, Galen, den arabischen Ärzten und Albertus Magnus. Die wichtigsten Textstellen sowie die Kindslagenbilder gehen jedoch auf die "gynaikeia" des Soranos von Ephesos (ca. 100 n.Chr.) beziehungsweise eine lateinische Bearbeitung derselben durch Moschion (vermutlich 6.Jh.) zurück.[20] Ein Einfluß eigener geburtshilflicher Erfahrung ist kaum anzunehmen.[21] Bereits 1513, im Jahr seines ersten Erscheinens, gelangte der "Rosengarten" dreimal in Druck (bei Martin Flach in Straßburg und Henricus Gran in Hagenau). Für die gelehrte Welt besorgte der Sohn des Autors,

17 Sehr bekannt sind die Kindslagenbilder, die Abbildungen von Geburtsszenen, Wochenstuben und geburtshilflichen Instrumenten; vgl. Sudhoff (1907); Martin (1917); Herrlinger (1967), 154-156; Speert (1973); Zglinicki (1983), 79-106.

18 Vgl. Rösslin (1513), A III.^{v} Die Überreichung des Buches an die Herzogin findet sich als Holzschnittabbildung zu Beginn der Vorrede.

19 Zur Biographie Rösslins vgl. Roth (1896), 289-311; Baas (1907), 429-441; Klein (1910), 304-334; Feis (1929), 102-104; Baas (1938), 317 f.; Zimmermann (1975), 54-63; Schneck (1976).

20 Es wird angenommen, daß eine der zahlreichen bebilderten Moschionhandschriften des 9. bis 14. Jahrhunderts als Vorbild gedient hat. Angesichts der räumlichen Nähe von Worms, Frankfurt und Heidelberg könnte Rösslin eine ehemals in Heidelberg, heute im Vatikan befindliche Handschrift benutzt haben, nach Klein (1910), 306 f. sprechen jedoch einige Abweichungen dagegen.

21 Nach Gubalke (1964), 77 weisen jedoch einige Bemerkungen darauf hin, daß Rösslin Kenntnisse von den Hebammen übernommen hat: Zum Beispiel empfiehlt er zur Klärung der Frage, ob ein Kind im Mutterleib lebend oder tot sei, eine in heißem Wasser gewärmte Hand auf den Leib der Schwangeren zu legen und danach auf Kindsregungen zu achten - eine im ärztlichen Schrifttum nicht überlieferte Beobachtung, die auf die Berücksichtigung praktischen Erfahrungswissens schließen lasse.

Eucharius Rösslin d.J. (gest. 1554), Verfasser des bekannten Kräuterbuches, eine lateinische Ausgabe, die erstmals 1532 in Frankfurt herauskam.[22] Es folgte eine fast unübersehbare Zahl von Neuauflagen, Bearbeitungen sowie Übersetzungen ins Französische, Holländische, Englische, Spanische und Böhmische; etwa 100 Ausgaben des "Rosengartens" sind heute mit Sicherheit bekannt.[23] Sudhoff vertritt die Überzeugung, daß es Rösslin gelungen war, den Frauen "in dieser artigen Form ein auch ohne die Galanterie des Titels wirklich wertvolles Angebinde für ihre schwere Stunde darzubringen".[24]

Hinweise auf Abortiva finden sich unter dem Aspekt der Totgeburt, deren Extraktion Rösslin ein eigenes Kapitel widmet.[25] Als Anzeichen einer toten Frucht nennt der Autor Symptome wie Welkwerden der Brüste, Schmerzen im Unterleib, übelriechende Abgänge und das Aufhören der Kindsbewegungen.[26] Rösslin empfiehlt, zunächst die medikamentöse Fruchtaustreibung zu versuchen. Bleibt diese erfolglos, so soll die Hebamme das Kind mit chirurgischen Instrumenten aus dem Mutterleib entfernen. Die Reihenfolge verdeutlicht, daß die Verabreichung von Abortiva aus Sicht des Verfassers ein geringeres Risiko bedeutete als ein operativer Eingriff, der angesichts mangelnder antiseptischer Maßnahmen fast immer zu schwerwiegenden Infektionen führen mußte.

Rösslins Abortivarzneimittel stellen überwiegend Composita dar. Im Gegensatz zu den aufwendigen Rezepturen der Pharmakopöen sind sie jedoch leicht herzustellen und enthalten nicht mehr als acht bis zehn Bestandteile. Das Drogenspektrum umfaßt sechsundzwanzig Vegetabilia, sieben Animalia und ein mineralisches Mittel, den seit Dioskurides bekannten "gelen" bzw. "lebendigen schwebel". Zu den tierischen Drogen zählen "bibergeil" und Stercoralia wie Esels-, Tauben- und Habichtmist, außerdem Eselshuf und Schlangenhaut ("naterbalg"). Sie alle läßt Rösslin zu abortiven Räucherungen verwenden, die bei ihm einen breiten Raum einnehmen. Eingehend beschreibt er, wie die einzel-

22 "De partu hominis", Frankfurt 1532, 1535, 1536, 1537, 1538, 1544, 1545, 1551, 1554, 1556, 1563.

23 Zur Bibliographie vgl. Roth (1896), 293-311 u. Klein (1910), 314-332.

24 Sudhoff (1907), 70.

25 "Wie man das todt kindt von muterleib bringen soll"; vgl. Rösslin (1513), J II^{v} - J III^{v}. Das fünfte und sechste Kapitel befassen sich mit den Arzneien zur Förderung der Geburt bzw. zur Austreibung der Nachgeburt; die Schwierigkeit, diese gegenüber den Abortiva abzugrenzen, wird deutlich, wenn Rösslin sich folgendermaßen über die Wirkung äußert: "Das seind so starck pillule das sie die geburt ... leicht machen/ und uß der bermutter triben was dar inn ist es sey todt oder lebendig"; Rösslin (1513), F^{r}.

26 Vgl. Rösslin (1513), J^{v}

nen Drogen mit Kuhgalle zu verarbeiten sind und wie der Rauch in die Geschlechtsteile geleitet werden soll: "Mach der frawen ein rauch unden zu/ von einem naterbalg/ von myrra/ von bibergeil/ von gelem schwebel/ von galbanum/ von oppoponacum/ unn von röte/ damit man rot ferwet/ von tauben mist oder habich mist/ Die alle oder ir yeglichs sol man zerstossen und mit kugallen zu einem teig machen/ unnd daruß kügelin machen in der größe als haselnüß/ Der selben kügelin leg eins nach dem andern uff ein glut/ und lasse den rauch unden zu der frawen durch ein ror in ir gemecht gon."[27]

Der Gebrauch von Eselshufen und verschiedenen Kotsorten zur Fruchtaustreibung wird bereits bei Dioskurides und Plinius überliefert, der abgelegten Schlangenhaut sprachen die antiken Ärzte gleichfalls Abortivwirkung zu.[28] Als neu erweist sich indes ihre durchgehende Verwendung zu Räucherungen.

Auch Gummiharze, Schwefel, "thimiama" und "zymmet rören" sollen nach Rösslin zur Herstellung von Räuchermitteln geeignet sein. Zu fruchtaustreibenden Tränken verordnet er eine Pulvermischung von einem halben Quentchen[29] "azafetida", drei Quentchen "dürr rauten" und zwei Quentchen "myrra", die in Weißwein oder in einer Abkochung von "sevenbaum" eingenommen werden sollen. Dem Saft und dem Wurzelpulver von "Diptam" schreibt Rösslin gleichfalls eine treibende Wirkung zu; die empfohlene Darreichungsform richtet sich danach, ob die Patientin Fieber hat oder nicht.[30] Daneben erwähnt er eine Abkochung von "fygen", "fenugrecum", "rauten" und "rot dosten".

Für die vaginale Applikation empfiehlt der Autor, Baumwollzäpfchen mit verschiedenen Pflanzenauszügen zu durchtränken. Die genaue Anleitung zur Herstellung und Anwendung läßt die Praxisbezogenheit des Autors erkennen: "Nymm gumi armoniacum/ oppoponacum/ christwurtz zu latin elleborus/ leüßsamen/ zu latin staphisagria/ unnd osterlucy/ zu latin aristologia longa/ coloquintida on die kernen. Die ding zerstoß alle/ und mische sie mit kugallen und mit grünem rauten safft/ unn mach ein zapffen mit baumwollen oder sust wollen/ den zapffen bestreich wol/ und mach in vast feücht in dem selben safft und kugallen/

27 Rösslin (1513), J II^{v}. Die lateinische Ausgabe enthält eine Abbildung eines zur Applikation geeigneten Geräts; vgl. Rösslin (1551), 23^{v}. Die Empfehlung, Räuchermittel mit Kuhgalle zu verarbeiten, wurde späterhin von Jakob Theodor (1588) aufgegriffen, vgl. Kapitel IV. 7.

28 Vgl. Keller (1988), 104 f. u. 109 f.

29 1 Quentchen = 1 Drachme = ca. 3,7 g.

30 "gib es der frawen in wein zu trincken/ ist sach das sie nitt hatt böse hitz/ oder gibs ir in warmem wasser/ hat sie hitz/ d(a)z treibt das kind uß on schaden"; Rösslin (1513), J III^{r}.

und schüb in/ in die gemecht der frawen."[31] Alle Rezepturbestandteile begegnen bereits bei Hippokrates und Dioskurides als Abortiva, nach antiken Maßstäben handelt es sich um eine Kombination von fruchttötenden ("christwurtz", "oppoponacum", "coloquintida") und fruchtaustreibenden Drogen ("armoniacum", "osterlucey").[32] Die teilweise ergänzten lateinischen Pflanzennamen sollten vielleicht die Beschaffung des jeweiligen Krautes in der Apotheke erleichtern.[33]

Andere Zäpfchen sind mit in Rautensaft aufgelöster "scamonea" oder mit einer Mischung von "holwurtz", "sevenbaum" und "gartenkreß" herzustellen. Führen diese nicht zum Erfolg, so kann man versuchen, die Totgeburt durch ein aus verschiedenen Drogen zusammengesetztes Sitzbad herauszutreiben.[34] Im Anschluß an das Bad soll das Haupt der Frau gesalbt und ein Trank von "dattel kernen" und "saffran" in Weißwein verabreicht werden. Eine weitere Möglichkeit besteht in der Anwendung von Pflastern, die aus "galbanum", "byfuß safft" und Wachs bereitet werden. Die Pflastermasse ist messerdick auf ein Tuch zu streichen, das groß genug ist, um den gesamten Unterleib vom Nabel bis zur Schamgegend und von der rechten bis zur linken Hüfte zu bedecken. Zusätzlich empfiehlt Rösslin, mit "galbanum" versetzte Ziegenmilch oder die Milch einer anderen Frau zu trinken - eine Verordnung, der vermutlich altes Sympathiedenken zugrunde liegt.[35]

An offizinellen, d.h. apothekenüblichen Composita findet einzig "dyatesseron" Erwähnung, eine theriakähnliche, jedoch nur vier Drogen enthaltende Latwerge, deren Bestandteile ("Gentiana", "Baccae lauri", "Myrrha" und "Aristolochia rotunda") nach der Arzneimittellehre des Dioskurides als Abortiva gelten. Die Rezeptur ist in den frühneuzeitlichen Pharmakopöen nachzuweisen, begegnet dort indes nicht mit der Indikation "Fruchtaustreibung".[36]

31 Rösslin (1513), J II^{v}f.

32 Vgl. Kap. IV. 5. und Keller (1988), 231.

33 Auf das Problem der Synonymenvielfalt weist Rösslin am Ende seines Buches hin; er versucht, es durch eine tabellarische Gegenüberstellung der lateinischen und deutschen Pflanzennamen zu klären und empfiehlt den Leserinnen, sich in Zweifelsfällen an den Arzt oder Apotheker zu wenden; vgl. Rösslin (1513), N III^{v}- O III ^{v}.

34 Laut Rösslin (1513), J III^{r} eine Abkochung folgender Drogen in Regenwasser: "wasser myntz", "gertwurtz" und "byfuß" je eine Handvoll, "bech" ein Loth (ca. 15 g), "röte" fünf Loth, "camillen plumen", "bynsugen" und "fenugrecum" je vier Loth.

35 Eine angebliche Abortivwirkung von Frauen-, Hunde- und Schweinemilch wird von Galen beschrieben; vgl. Keller (1988), 107 f.

36 "Theriaca Diatessaron S.D. Mesuae"; vgl. zum Beispiel Cordus (1546), Sp. 76 u. Enchiridion (1564), Sp. 75.

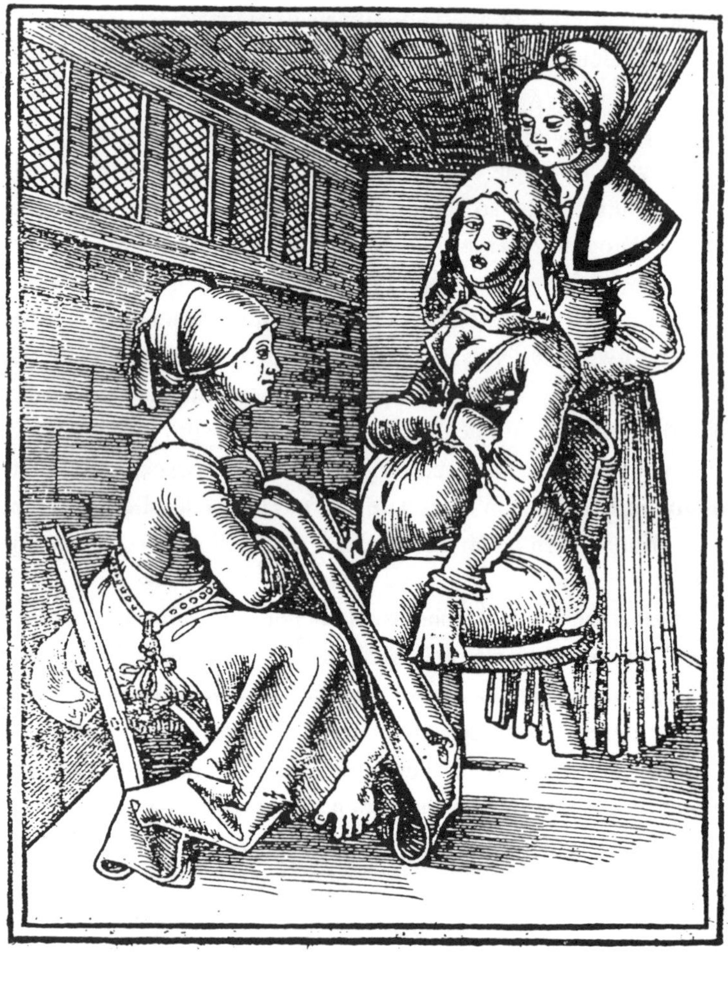

Abb. 6: Niederkunft
Aus: Eucharius Rösslin, "Der swangern frawen und hebammen roßgarten" [1513], Fol. CIIII^r

Die unter dem Titel "De partu hominis" erschienene lateinische Ausgabe des "Rosengartens" enthält bezüglich der Abortivmittel keinerlei Abweichungen vom deutschen Text; alle Rezepturen wurden wörtlich übertragen.[37] Insgesamt bleibt festzuhalten, daß Rösslin zur Austreibung der Totgeburt eine Reihe von Rezeptvorschriften angibt, die der Hebamme die Eigenherstellung von Abortivarzneien ermöglichten. Da Hinweise zur Herkunft der Drogen fehlen, ging der Autor vermutlich davon aus, daß die Frauen sie ohne Schwierigkeit in der Apotheke oder beim Kräuterhändler besorgen konnten. Bezüglich der Darreichungsformen fällt auf, daß neben Zäpfchen und Tränken vor allem Räuchermittel in großer Zahl genannt werden. Die Drogenbestandteile lassen sich zum überwiegenden Teil in antiken Abtreibungsmitteln nachweisen, der Arzneischatz wird gegenüber Dioskurides, Plinius und Galen kaum erweitert. Dagegen erscheint die Art ihrer Zusammenstellung neuartig. Für die meisten Rezepturen ließ sich kein literarisches Vorbild finden; der von Rösslin sonst häufig zitierte Soranos kann als Quelle für die Abortivarzneimittel mit Sicherheit ausgeschlossen werden, ebenso das Frauenbüchlein Ortolfs von Baierland.[38] Daß Rösslin als Buchmediziner "alles, was überhaupt in [seinen] Büchern über praktische Anleitungen für Geburtshilfe geschrieben stand, nur von den Hebammen erfahren haben konnte",[39] mutet indes unwahrscheinlich an. Vielmehr spricht die Auswahl der bereits in der antiken Literatur als Abtreibungsmittel erwähnten, häufig nicht einheimischen[40] Drogenbestandteile dafür, daß die einzelnen Vorschriften aus bislang unbekannten antiken oder mittelalterlich-arabischen Schriften kompiliert wurden.

37 Vgl. Rösslin (1551), 37^{r}-38^{v}.

38 Zum Textvergleich wurden Soran. ed.Rose (1882), Ortolf [o.J.] und Keller (1988), 57-61 herangezogen.

39 Becker (1977), 109.

40 Man denke zum Beispiel an die häufige Erwähnung der aus dem persisch-arabischen Raum stammenden Gummiharze Myrrhe, Galbanum und Opopanax.

2. Walther Hermann Ryff

Der um 1500 in Straßburg geborene Walther Hermann Ryff (Rivius) gilt als Vielschreiber und "Berufsschriftsteller" des 16. Jahrhunderts.[41] Binnen weniger Jahre (1540/48) verfasste er über dreißig deutschsprachige Bücher meist medizinisch-pharmazeutischen Inhalts, die zwar wenig Eigenständigkeit beanspruchen, jedoch erheblich dazu beitrugen, die Popularisierung fachwissenschaftlicher Texte im 16. Jahrhundert voranzutreiben.[42] Die Tatsache, daß in seinem nicht zuletzt von kommerziellen Erwägungen bestimmten Schriftenkorpus frauen- und kinderheilkundliche Werke nicht fehlen, beweist erneut das Interesse einer breiten Käuferschicht.

Der "Frawen Rosengarten" erschien erstmals 1545 in Frankfurt und fußt auf dem Hebammenbuch des Eucharius Rösslin, von dem Ryff nicht nur den Titel, sondern auch Teile des Inhalts übernommen hat.[43] Ryff mag auch von seiner praktischen Erfahrung als Hofapotheker profitiert haben, denn er gibt umfangreiche Rezeptvorschriften an. Zu fruchtaustreibenden Räucherungen empfiehlt er neben Esels- und Pferdehuf die Verwendung von Fischaugen, die vom "Reinfisch" oder anderen gesalzenen Fischen stammen, die Harzdrogen "Galbanum", "Myrrhen", "Laudanum" und "Gummi Elami", die Rinde von "Dannbaumen" und "wilden Wißkümmel".[44] Bleiben die Räucherungen ohne Erfolg, so rät der Autor zur Anwendung von Sitzbädern. Danach sollen die "Geburtglider" gesalbt und ein abortiver Trank verabreicht werden.

Die Sitzbäder sind mit Hilfe von zehn verschiedenen Kräutern zu bereiten, unter denen sich sechs von Dioskurides als Abortiva beschriebene Drogen

41 Ryff bezeichnete sich selbst als "Medicus" und "Chirurgus", war jedoch kein ausgebildeter Arzt. Stattdessen darf ihm eine Apothekerlehre zugeschrieben werden. Ryff wirkte vorübergehend als Hofapotheker beim brandenburgischen Markgrafen Albrecht VII., ehe er in Zusammenarbeit mit seinen Druckern Balthasar Beck (Straßburg), Christian Egenolff (Frankfurt), Johann Petreius (Nürnberg) und Johann Myller (Würzburg) eine rege schriftstellerische Tätigkeit entwickelte; vgl. Zimmermann (1975), 45 f., Lüdtke (1978), 551 f.; Telle (1986), 327.

42 Zur Bibliographie vgl. Benzing (1958). Bereits zu Lebzeiten wurde Ryff mehrfach des Plagiats beschuldigt. In jüngster Zeit kam es zu einer Neubewertung seines literarischen Schaffens, die zum Teil zu einer "Ehrenrettung" führte; vgl. Rakoczi (1983), 16 f. u. Telle (1986), 336.

43 Erweiterte Auflagen erschienen 1561, 1569, 1580, 1602, 1603 und 1651; vgl. Choulant (1924), 91 u. Benzing (1958), 215 f.

44 Vgl. Ryff (1603), 109^{r}.

befinden.[45] Die übrigen Pflanzen ("Sanct Peters Kraut", "Ybischwurtzel", "Fenigrec" und "Leinsamen") wurden mit Ausnahme von "Sanct Peters Kraut" von Soranos zu abortiven Sitzbädern verordnet.[46] Wenn sich die Schwangere in den Absud der Kräuter hineinsetzt, soll sie zusätzlich ein mit "Beifuß" und "Rhömischen kümmel" gefülltes Säckchen vor ihre Scham halten.

Die nachfolgende Salbenrezeptur verrät Ryffs apothekarisches Fachwissen, denn sie umfaßt sowohl Wirkstoffe (Lilienöl und Leinsamen) als auch Hilfssubstanzen (Kälbermark, Butter und Wachs), die eine gute Salbenkonsistenz gewährleisten sollten: "Nimb süß Mandelkernenöl/ weiß Lilienöl/ deß erweichten schleims von Leinsamen/ deß marcks von Schinbein der Kelber/ frisch ungesaltzen Butter/ jedes ein lot/ weiß Wachß gar ein wenig darunter zerlassen/ d[a]z es in rechter bequemer dicke werde eins Sälblins".[47] Anschließend listet Ryff 29 Simplicia auf, die bei Einnahme mit Ziegenmilch fruchtaustreibend wirken sollen. Neben den gängigen Abortiva der Kräuterbuchliteratur[48] finden sich etliche "neue" Drogen darunter: "Maurraut", "rot Mawersteinbrech", "Dillen", "Hopffen", "Burres", die Wurzel oder Früchte von "Trachenkraut", "Zwibellauch", das Gummi von "Elbaumen"[49] sowie die bei Rösslin häufig erwähnte "Rindsgalle". Der Hinweis auf die emmenagog-abortive Wirkung von "Dill" wird in verschiedenen mittelalterlichen Texten überliefert, ohne daß dafür ein klassisches Vorbild vorhanden wäre.[50] Bei den anderen Drogen bleibt die Zuschreibung abortiver Eigenschaften einstweilen ungeklärt; vielleicht griff Ryff hier wie beim "Reinfisch" auf zeitgenössisches Erfahrungswissen zurück.

Im Gegensatz zu den meisten anderen Hebammenbüchern enthält der "Rosengarten" von Walther Hermann Ryff Abbildungen von gynäkologisch-geburtshilflichen Instrumenten, beispielsweise ein für Räucherungen geeignetes Glutpfännchen mit Trichter oder irrigatorähnliche Geräte zum Einleiten von Pflanzensäften.

45 "Brionien wurtzel", "Camillen blumen", "Osterlucey", "Salvey", "Sevenbaum", "Farenwurtzel"; vgl. Ryff (1603), 108r.

46 Vgl. Keller (1988), 229, 270 u. 272.

47 Ryff (1603), 108v.

48 "Diptam aus Creta", "Kraußbalsammintz", "Wechholderbeer", "wilde Moren", "Myrrhen", "Saturey", "Sevenbaume", "Rauth", "Boley", "Römischer Quendel", "Seselsamen", "Bachmintz", "weiß Andorn", "Lorberbaum", "gemeynes Armoniac", "Zimmet rörlin", "Rauthensamen", "Bibergeil", "Entzian", "braun Bathonien"; vgl. Ryff (1603), 108vf.

49 Möglicherweise ist hier das von Dioskurides beschriebene Gummiharz einer dem Ölbaum ähnlichen Stammpflanze gemeint; vgl. Keller (1988), 252.

50 Vgl. Stannard (1982), 421.

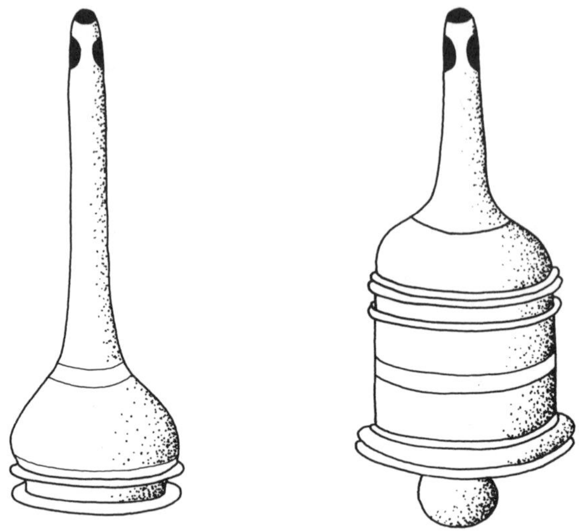

Abb 7: Instrumente zur vaginalen Einleitung von Pflanzensäften
Aus: Walther Hermann Ryff, "Schwangerer Frauwen Rosengarten" (1603), Fol. 121r

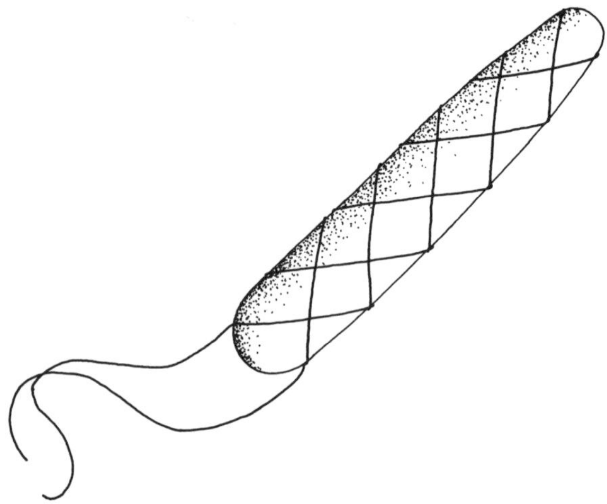

Abb. 8: Mutterzäpfchen, mit Zwirnfaden umwickelt
Aus: Walther Hermann Ryff, "Schwangerer Frauwen Rosengarten" (1603), Fol. 120 v

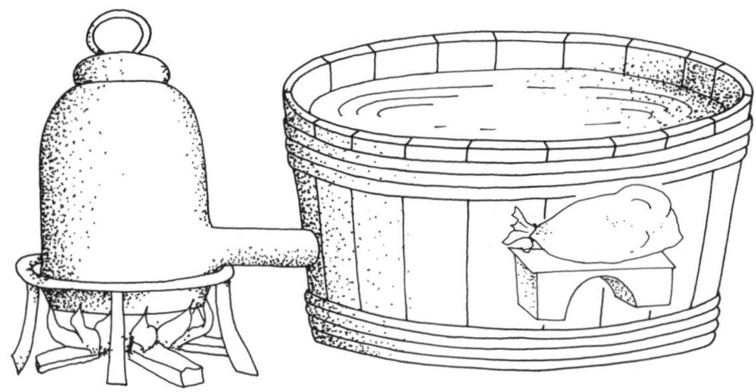

Abb.9: Badezuber für Sitzbäder; das im Wasser liegende Säckchen wurde mit Kräutern gefüllt
Aus: Walther Hermann Ryff,
"Schwangerer Frauwen Rosengarten" (1603), 122^{v}

Zu Sitzbädern wird die Verwendung eines Holzbottichs empfohlen, der mit einem Heißwasserbehälter kombiniert ist. Auch die Herstellung eines Mutterzäpfchens wird anhand einer Illustration erläutert: Zunächst soll man die Wurzeln geeigneter Drogen zu fingerdicken Zäpfchen schneiden und dann mit einem Zwirnfaden umwickeln, der zwei lange Enden aufweist, "darmit mans etwan an ein beyn bindet/ und widerumb hinweg nemmen kan".[51] Vor dem Einführen ist das Mutterzäpfchen mit Lilienöl zu bestreichen. Hinsichtlich der Darstellung von Abortivmitteln bewahrheitet sich also keineswegs das Urteil von Fasbender, Ryffs geburtshilfliche Lehren seien lediglich "eine lückenhafte Wiederholung der Rösslinschen mit weitschweifigem, wertlosem Beiwerk".[52] Vielmehr verdient Ryffs "Rosengarten" durchaus eine eigenständige Würdigung.

51 Vgl. Ryff (1603), 120^{v}. Es ist anzunehmen, daß Ryff die Abbildungen (vgl. Kap. "So die gebürliche Reynigung den Weibern jeder zeit nicht von stadt gehen wolt", Ryff (1603), 120^{r} -123^{r}) aus einem anderen geburtshilflichen Werk kopiert hat.

52 Fasbender (1906), 121.

3. Ps.-Albertus Magnus

Seit der Mitte des 16. Jahrhunderts erschien unter dem Namen des Albertus Magnus ein von Quintus Apollinaris herausgegebenes Büchlein, das sich außerordentlicher Beliebtheit erfreute und bis ins 18. Jahrhundert hinein über dreißig Auflagen erlebte.[53] Neben einem knappen geburtshilflichen Teil enthält es eine Abhandlung über Kräuter, Steine und Tiere, einen a capite ad calcem geordneten Rezeptteil und ein Pestregiment. Aufgrund der "besonders volkstümlichen Darstellung verschiedener praxisbezogener Themenkreise" gilt es als "Prototyp eines medizinischen Hausbuches".[54] Mit den authentischen Schriften des Albertus Magnus (1193-1280) besteht keinerlei Zusammenhang. Ebenso konnte nachgewiesen werden, daß das Werk mit dem vermutlich zu Ende des 13. Jahrhunderts entstandenen und gleichermaßen dem Albertus Magnus zugeschriebenen Traktat "De secretis mulierum" nichts gemein hat.[55] Vielmehr wurde der geburtshilfliche Teil wörtlich aus Rösslins "Rosengarten" übernommen, kann also nicht vor 1513 entstanden sein.[56] Hinter dem Pseudonym Quintus Apollinaris verbirgt sich wahrscheinlich Walther Hermann Ryff;[57] sein tatsächlicher Anteil an dem Werk ist jedoch ungeklärt.[58]

53 Der Titel lautete: "Ein newer Albertus Magnus. Von Weibern/ und geburten der Kinder/ sampt jhren Artzneien", "Die Heymligkeiten Alberti Magni" oder "Daraus man alle Heimligkeit deß Weiblichen geschlechts erkennen kann". Zur Bibliographie vgl. Benzing (1958), 131-138.

54 Zimmermann (1975), 25.

55 Vgl. Ferckel (1954), 269; Kusche (1975),; Bosselmann-Cyran (1985), 19 u. Schipperges (1988), Sp. 876 f. Die häufig als Inkunabel gedruckten, lateinischen "Secreta mulierum" behandeln keine praktische Geburtshilfe, sondern theoretische Fragestellungen zur Zeugung und Entwicklung des Menschen im Mutterleib unter besonderer Berücksichtigung der Astrologie; vgl. (Ps.-)Albertus Magnus (ca.1483). Eine genaue Erfassung der Überlieferungsstränge der verschiedenen Ps.-Albertus-Magnus-Texte steht noch aus.

56 Vgl. Ferckel (1912), 38. Die Abbildungen der späteren (Ps.-)Albertus Magnus-Ausgaben wurden zum Teil von Rueff kopiert, etwa die Kindslagenbilder, Geburtsszenen und der Geburtsstuhl.

57 Vgl. Benzing (1958), 126; Zimmermann (1975), 25; Rakoczi (1983), 48. Einige Autoren, z.B. Lüdtke (1978), bezweifeln allerdings die Identität von Apollinaris und Ryff.

58 Nach Ferckel (1912), 36 erschienen deutschsprachige Ps.-Albertus Magnus-Texte bereits vor 1545 und ohne Herausgebernennung bei Christian Egenolff in Frankfurt ("Der Weiber natürliche Heymligeyten und zugehoer, Alberti Magni", 1531). Es wäre denkbar, daß Ryff dieses Büchlein als Grundlage benutzte, einen Teil aus Rösslins Hebammenbuch ergänzte und dann unter dem Pseudonym Apollinaris herausgab.

Die zur Austreibung der Totgeburt empfohlenen Medikamente lassen indes keine Beziehung zu Rösslins oder Ryffs "Rosengarten" erkennen. Der Autor scheint vielmehr das 1533 erstmals erschienene Kräuterbuch von Eucharius Rösslin d.J. als Vorlage benutzt zu haben, mit dem sich zahlreiche Übereinstimmungen feststellen lassen. Beispielsweise erwähnt der Text des Ps.-Albertus-Magnus etliche bei Rösslin d.J. begegnende Simplicia, die in Form von Tränken abortiv wirken sollen: "roten Beyfuß", "Camillen blumen", die Früchte von "Nasturtium kreß", "Bibergeil" mit Pfeffer und Honigwasser, "Betonienkörner" und "Liebstöckelsamen". Deutlich tritt die Anlehnung an das Kräuterbuch von Rösslin auch bei den "Erdzwibeln" zutage, wo die Angaben zur Verarbeitung wörtlich übereinstimmen: "Erdzwibeln in Wein gesotten/ und mit Wermuth und Mastix in wasser und Essig gesotten/ unnd mit zucker süß gemacht/ und getruncken/ treibet auß das todte Kindt".[59] Ein anderes wörtliches Zitat stellt die Indikation der "weissen Nießwurtz" dar: "Die frawen die in jnen hetten todte kinder/ mögen trincken von der weissen Nießwurtz/ odder geleget an die heimliche statt/ treibets hefftig auß".[60] Die Mahnung, eine Schwangere solle das Dekokt von "Gelb Viol Blumen" nicht einnehmen, es sei denn "sie wiß daß das Kindt Todt sey", läßt sich gleichfalls im Kräuterbuch von Rösslin nachweisen.[61] Neben den genannten Abkochungen empfiehlt der Autor zwei Destillate zur Fruchtaustreibung ("Gamander wasser" und "Tausentgüldenkraut wasser").[62] Zur vaginalen Applikation sollen sich Zäpfchen aus gepulvertem "Diptam" und "Beyfuß" eignen, zu Umschlägen ein Dekokt von "Violen". Beide Angaben stammen wiederum aus dem Rösslin'schen Kräuterbuch,[63] ebenso der an magische Praktiken erinnernde Ratschlag, Alraunenrinde vor die Genitalien zu halten: "Die Rinden von Alraun wurtzel/ als groß als drey Heller gewicht/ gehalten für die Scham der frawen/ treibet auß das todte kind".[64]

59 (Ps.-)Albertus Magnus [o.J.], B II. Vgl. Rösslin (1546), CCXXI^r: "Erdzwibel ... Mit Wermut und Mastix in wasser gesotten/ und mit zucker süß gemacht ... treibt auß die todt geburt". Die benutzte (Ps.-)Albertus Magnus-Ausgabe gelangte vermutlich um 1560 in Druck; vgl. Nr. 14 in der Bibliographie von Benzing (1958).

60 (Ps.-)Albertus Magnus [o.J.], B II. Vgl. Rösslin (1546), CXXXIIII^r: "Die frawen so todte kinder in jnen haben/ mögen trincken von der Weissen nießwurtz / oder gelegt an die heymlich statt/ treibet sie krefftigklich auß".

61 Vgl. (Ps.-)Albertus Magnus [o.J.], B II u. Rösslin (1546), CXV^r.

62 Vgl. (Ps.-)Albertus Magnus [o.J.], B I u. Brunschwig (1500), XXXVIII^v u. LII^v.

63 Vgl. (Ps.-)Albertus Magnus [o.J.], B II u. Rösslin (1546), CXXVI^r, CCXXXVI^r.

64 (Ps.-)Albertus Magnus [o.J.], B II. Vgl. Rösslin (1546), CLXIX^v: "Alraun rinden ... drei heller gewicht schwer für der frawen gemächt gehalten/... treibt auß die todt geburt".

Nur drei der bei Ps.-Albertus Magnus genannten Abortivmittel treten im Kräuterbuch von Rösslin nicht auf: die sonst bekannte "Naterwurtz"[65] sowie die selten erwähnten Drogen "Vergiß mein nit" und "Rappen fuß kraut", deren Herkunft unklar bleibt.

4. Jakob Rueff

Weniger volkstümlichen Charakter besitzt das von dem Zürcher Wundarzt Jakob Rueff (geb.um 1500)[66] verfasste "schön lustig Trostbüchle von den empfengknussen und geburten der menschen", das 1554 erstmals in Druck erschien[67] und schon im gleichen Jahr ins Lateinische übersetzt wurde.[68] Der Autor war seit 1552 mit der Ausbildung und Überwachung der Zürcher Hebammen betraut[69] und erhielt so den Anstoß zur Abfassung des Buches.[70] Eigenen Angaben zufolge ging er kompilatorisch ans Werk, berücksichtigte jedoch auch persönliche Erfahrungen.[71] Das Werk befaßt sich nicht nur mit praktischer Geburtshilfe, sondern auch mit den Zeugungslehren und der Embryologie; ein "barock anmutendes Interesse an Mißgeburten" tritt in der ausführlichen bildlichen Darstellung monströser Wundergeburten zutage.[72] Die aus Vesals "De humani corporis fabrica" entlehnten anatomischen Abbildungen zeigen, welche Bedeutung Rueff der anatomischen Kenntnis des weiblichen Körpers beimaß. Breiten

65 Vgl. Brunfels I (1532), LXXVI f.; Dioskurides (1546) LXX^{r}.

66 Rueff, ein Zeitgenosse der Zürcher Reformation Zwinglis, schrieb neben dem Hebammenbuch ein medizinisches Werk über krankhafte Schleimgeschwülste sowie mehrere religiöse und politische Schauspiele; vgl. Hirsch IV (1962), 914 u. Diepgen (1963), 216.

67 Spätere Ausgaben trugen, wohl in Anlehnung an Ps.-Albertus Magnus, den Titel: "Hebammen Buch/ daraus man alle Heimligkeit deß Weiblichen Geschlechts erlehrnen ... könne" (Frankfurt a.M. 1563 u. öfter).

68 "De conceptu et generatione hominis", Zürich 1554.

69 Vgl. Simon (1983), 90.

70 Den Auftrag gaben die städtischen Beamten Jörg Müller und Rudolf Cloters; vgl. Rueff (1554), aa II.^{v}

71 In der Vorrede erklärt der Autor, er habe "etliche besonder bewärte stuck ... uß etlichen geleerten artzeten/ ouch was mir Gott durch vilfaltige erfarnuß mitgeteilt/ zusamen geläsen"; Rueff (1554), aa II.^{v}

72 Vgl. Rueff (1554), Einführung von H.Koelbing, S.8.

Raum widmet er der Unfruchtbarkeit von Mann und Frau sowie deren Behandlung, und als einziger Autor eines Hebammenbuches befasst er sich mit der Frage des Inkubus.[73]

Nach Rueff soll die Hebamme bei schwierigen Geburten und Totgeburten zunächst versuchen, dem Kind durch geschickte Handgriffe zum Ausgang zu verhelfen. Erweist sich dieses Vorgehen als ungenügend, so kann sie treibende Arzneien verwenden, ehe sie schließlich zur instrumentellen Extraktion übergehen muß. Es fällt auf, daß Rueffs Rezeptmitteilungen in lateinischer Sprache gehalten sind. Einer uneingeschränkten Selbstmedikation steht der Autor ablehnend gegenüber, um "grossen schaden" zu verhindern. Vielmehr rät er den Hebammen, die Medikamente in der Apotheke anfertigen zu lassen[74] - eine Möglichkeit, die wohl für die städtischen Hebammen in Betracht kam, auf dem Lande jedoch kaum praktikabel war.

Rueffs erste Rezeptvorschrift lautet:

"Rp. Ficus incisas septem,
Foenograeci,
Seminis artemisiae,
Rutae, ana drachmas duas.
Aquae pulegii et Artemisiae ana uncias sex."[75]

Die genannte Kräutermischung soll der Apotheker bis zur Hälfte einkochen und nach dem Kolieren mit einer Drachme "Trochisci de myrrha"[76] und drei Gran "Crocus" versetzen. Zum Schluß wird mit Zucker und Zimt aromatisiert. Die Rezeptur enthält einen hohen Anteil an Drogen, deren Abortivwirkung pharmakologisch nachzuweisen ist.[77]

73 Rueff hält das Auftreten des Teufels in Menschengestalt und somit auch den Inkubus für möglich, allerdings schließt er die Zeugung eines Kindes bei einer derartigen Verbindung aus. Seiner Ansicht nach führt der Inkubus beim Menschen zu schwerwiegenden Erkrankungen; vgl. Rueff (1554), XCII^{r}-XCVII^{r}.

74 Die Gründe erläutert Rueff (1554) in der Vorrede: "Daß aber alles das ... die artzny betrifft nit in Tütsch/ sonder in Latin/ in dises Buch verzeichnet/ ist darumb beschä=hen/ daß grosse ungeschickligkeit/ und derhalb grosser schaden vergoumt wurde/ und yedes in sinen anligen nit für sich selbs allein/ sonder mit radt geleerter und erfarner lüten/ unnd mit hilff der geschickten Apoteckeren handle".

75 Rueff (1554), XLIII^{r}.

76 "Trochisci de myrrha" werden unter anderem im Nürnberger Dispensatorium von 1546 und in den Augsburger Pharmakopoen (1597 f.) als emmenagog-abortives Arzneimittel erwähnt; vgl. Kap. III. 1.1. u. 1.2.

77 Artemisia vulgaris L., Ruta graveolens L., Mentha pulegium L., Crocus sativus L. Vgl. Kap. VII. 6.

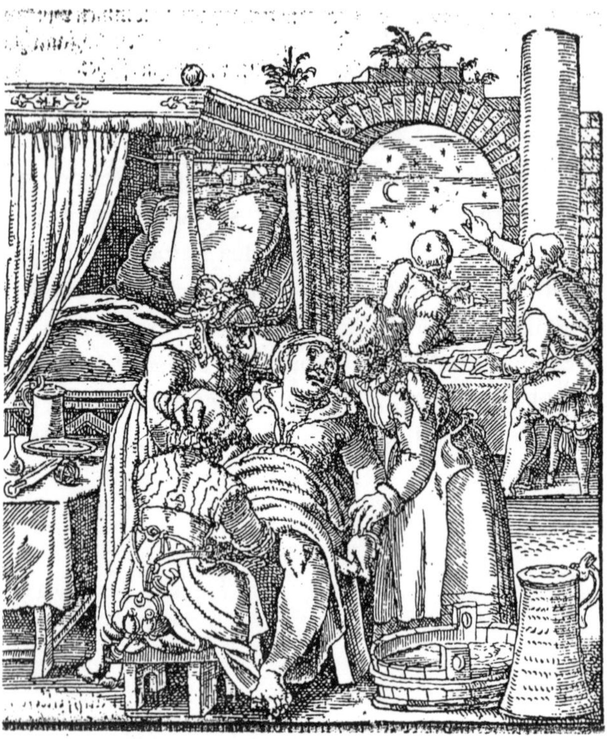

Abb. 10: Niederkunft. Die Astrologen im Hintergrund erstellen das Horoskop für das neugeborene Kind. Holzschnitt von Jost Amman aus: Jakob Rueff, „Trostbüchle" (1554)

Eineinhalb Stunden nach der Verabreichung des Tranks soll die Schwangere mit haselnußgroßen Pillen beräuchert werden, die "Castoreum", "Sulphur", "Galbanum", "Opopanax", "Assa foetida", "Stercus columbini"(Taubenmist) und "Succus rutae" enthalten.[78] Zeigt dies keine Wirkung, so kann die Hebamme zu einem Pflaster greifen, das aus "Galbanum", "Colocynthis", "Succus rutae", "Artemisia" und Wachs hergestellt wird. Sie soll es messerdick auf ein Tuch streichen und den gesamten Unterleib der Schwangeren vom Nabel bis zur Schamgegend ein oder zwei Stunden lang damit bedecken. Bezüglich der Zusammensetzung und Gebrauchsanweisung lehnte Rueff sich offenkundig an das Hebammenbuch von Rösslin an, das eine ähnliche Pflastervorschrift überliefert.[79] Zuletzt empfiehlt Rueff, mit Seide umhüllte Baumwollzäpfchen zu verwenden, die mit der folgenden Kräutermischung durchtränkt werden sollen:

78 Vgl. Rueff (1554), XLIII^{v}

79 Rösslins Pflasterrezeptur ist lediglich um zwei Drogen vermindert ("Colocynthis" und "Succus rutae"), die Gebrauchsanweisung stimmt wörtlich überein; vgl. Rösslin (1513), J III^{v}

"Rp. Aristolochiae rotundae e Gallia advectae,
Savinae,
Colocynthidis sine granis,
Staphisagriae,
Ellebori nigri ana drachmam semis,
His tritis fiat pessarium cum succo rutae quantum satis".[80]

Nach dem Einführen soll das Zäpfchen zwei Stunden in der Scheide verbleiben. Mit Ausnahme von "Staphisagria" kommen alle Drogenbestandteile bereits in der Arzneimittellehre des Dioskurides als Inhaltsstoffe abortiver Vaginalzäpfchen vor, in leicht abgewandelter Form begegnet die Rezeptur auch in Rösslins "Rosengarten".[81] Alle genannten Rezepte sind unverändert in der lateinischen Ausgabe von Rueffs Hebammenbuch zu finden.[82]

Weitere Arzneimittel zur Austreibung der Totgeburt erwähnt der Autor bei der Therapie der "verhaltenen Nachgeburt", beispielsweise aus "Nießwurtz" und "Oppopanacum" bereitete Mutterzäpfchen oder ein stark treibendes Pflaster, das aus "Colocynthis", "ruten safft", "Myrrha", "Foenograecum" und Gerstenmehl bestehen soll. Entgegen der Ankündigung des Autors sind die Rezepturanweisungen hier in deutscher Sprache angegeben. Die exotischen Drogen soll sich die Hebamme in der Apotheke besorgen.[83] In lateinischer Sprache folgt eine weitere Vorschrift zur Herstellung opiumhaltiger Pillen, die Abortivdrogen wie "Castoreum", "Aristolochia", "Crocus" und "Savina" enthalten. Rueff empfiehlt den Hebammen, jeweils sieben Pillen auf einmal mit Polei- oder Beifußwasser zu verabreichen, mahnt allerdings, das hochwirksame Medikament nur in dringenden Fällen "mit hilff unn raat eins Doctors/ ald sunst eins geleerten arztets" zu gebrauchen.[84]

Bei Betrachtung der Abortivarzneien im Hebammenlehrbuch von Jakob Rueff bleibt festzuhalten, daß sie inhaltlich wenig Neues bieten. Die Drogenbestandteile stellen zum überwiegenden Teil Pflanzen dar, die schon in der antiken Literatur als Abortiva begegneten. Auffällig ist dagegen die Wahl der lateinischen Rezeptform, die eine zusätzliche Bindung der Hebamme an Arzt und Apotheker bedeutete. Sie mag daherrühren, daß das Buch in erster Linie an die

80 [illegible] (1554), XLIIII^r.

81 Bei Rösslin ist "Savina" durch "Armoniacum" und "Oppoponacum" ersetzt; als Hilfsstoff wi[illegible]t Kuhgalle empfohlen; vgl. Rösslin (1513), J II^{v}f.

82 Vgl. [illegible] (1597), 178.

83 "soll die Hebamm glych daruf nemmen Nießwurtz/ Oppopanacum/ ist ein gumi/ findt sy in der Apoteck"; Rueff (1554), XXXIX^r.

84 Rueff (1554), XXXIX^v

Zürcher Hebammen gerichtet war, deren Aufgabenbereich es fixieren sollte. Innerhalb des städtischen Gesundheitswesens war die Arzneimittelherstellung auf den Apothekerstand übergegangen, und Kompetenzüberschreitungen von seiten der Hebammen sollten vermieden werden.[85] Nichtsdestotrotz blieben die auf dem Lande wohnenden Hebammen, für die Arzt und Apotheker schwer erreichbar waren, noch lange Zeit auf die Selbstmedikation angewiesen.[86]

5. Johann Wittich und David Herlitz

Zu den weiteren Werken, die gegen Ende des 16. Jahrhunderts zum Thema Geburtshilfe erschienen sind, zählen Johann Wittichs "Tröstlicher Unterricht/ Für Schwangere und geberende Weiber" (Leipzig 1591)[87] sowie ein auf David Herlitz zurückgehendes Büchlein mit dem Titel "De Cura Gravidarum", das 1584 in lateinischer, später in deutscher Sprache in Druck gelangte (Greifswald 1597, Stettin 1602, 1610 und 1618). Wittich (1537-1596), ein frommer Anhänger Luthers,[88] studierte in Jena und Wien und wirkte seit 1563 als Stadtarzt in Eisleben, ehe er die Stelle eines Leibmedicus bei Graf Albrecht VII. von Schwarzburg in Arnstadt annahm. Die Mehrzahl seiner medizinisch-pharmazeutischen Werke entstand in den letzten Lebensjahren, als ein schlechter Gesundheitszustand ihn am praktischen Arbeiten hinderte.[89] Herlitz (1557-1636) bekleidete im Laufe seines Lebens verschiedene Stadtarztstellungen, unter anderem in Lübeck; sein Hauptinteresse galt der Astrologie.[90]

Beide Autoren geben an, auf gynäkologisch-geburtshilflichem Gebiet langjährige Erfahrung zu besitzen, die sich indes vor allem auf die Verordnung von

85 Vgl. Schipperges (1988), Sp. 877.

86 Noch zu Beginn des 18. Jahrhunderts empfahl J.D. Gohl, Assessor des Berliner Collegium medicum, den auf dem Lande wohnenden Hebammen, die Rezepturen für geburts- und wehenfördernde Arzneimittel aus Johann Wittichs Lehrbuch zu entnehmen, während den städtischen Hebammen das Rezeptieren längst verboten war; vgl. Siegemund (1741), e 3v.

87 Spätere Auflagen erschienen 1597, 1598, 1606 und 1607; vgl. Hafemann (1956), 40.

88 Vgl. Hafemann (1956), 11.

89 Zu Wittich vgl. ADB XLIII (1898), 635; Hafemann (1956); Zimmermann (1975), 42 f. Die Frauen- und Kinderkrankheiten werden auch im zweiten Band seines umfangreichen Arzneibuches "Vademecum" behandelt (Leipzig 1596 u. öfter).

90 Die meisten seiner über 50 Schriften befassen sich mit der Astrologie; vgl. Hirsch III (1962), 183.

Arzneimitteln und weniger auf praktische Eingriffe erstreckt haben mag.[91] Die Medikamente zur Austreibung der Totgeburt werden im Hebammenlehrbuch von Wittich nicht gesondert behandelt. Der Autor betont, daß wehenerregende, geburtsfördernde und fruchtaustreibende Arzneimittel kaum voneinander zu trennen seien und er "allhiero ferner von solchen Mitteln/ als zum uberflus auch meldung thun" wolle.[92] So empfiehlt er zum Beispiel, "Satarey" mit "Schellkrautwasser" zu verabreichen oder den Saft von "grünem Beyfuß" zur Geburtsförderung beziehungsweise Fruchtaustreibung zu verwenden. Eine Abkochung von zerstoßenem "Leinsamen" oder von "Je lenger je lieber" soll ebenso gute Wirkung zeigen wie das Mittel "Burres", wenn es in der Menge eines halben Quentchens in frischem Wasser getrunken wird. Bei den beiden letztgenannten Drogen ergänzt Wittich die apothekenüblichen Bezeichnungen ("Chamaepitys" und "Borrax"), wohl um die Beschaffung in der Apotheke zu erleichtern.[93] Daneben kennt er verschiedene geburtsfördernde Destillate.[94] Eigens für die Reichen folgt eine Rezeptur für eine Pulvermischung, die aus einem Quentchen "Saffran" und "zubereiten Perlen" herzustellen ist. Sie soll mit Honigwasser oder mit "Beyfußwasser" verabreicht werden.[95] Den Armen empfiehlt Wittich stattdessen den nicht minder wirksamen Trank aus Olivenöl, warmem Wasser und "Muscatenblüet". Abschließend behandelt er die geburtsfördernden Pulver, unter anderem ein aus der Pharmakopöenliteratur bekanntes Gemisch, dessen Komposition dem Arzt Helideus von Padua zugeschrieben wurde.[96] Neben den Schriften der Autoritäten zitiert Wittich mehrmals die Gräfin von Mansfeld, deren heil-

91 Wittich (1598), 3^{r} spricht von einer 29-jährigen Berufspraxis; Herlitz (1610), A IIII^{r} behauptet, er verordne in seinem Buch lediglich "von mir nu in die 25. Jahr wol probierte Mittel".

92 "Nachdem die verbleibunge der Wehen/ auch das mißliche Geberen/ unnd wegbringunge der Frucht unnd Affterbürden/ bey den gebehrenden Weibern gemeiniglichen miteinander verwand/ daß fast einerley Artzney und Mittel zu jedem tugen"; Wittich (1598), 38^{r}.

93 Vgl. Wittich (1598), 39^{r}.

94 "Eisenkrautwasser", "Diptamwasser", "Camomillenwasser", "Poleywasser", "Gelbviolenwasser", "Beyfußwasser", "Weißlilienwasser" einzeln oder vermischt, in der Menge von 5-6 Lot (ca. 15-18 g) warm getrunken; vgl. Wittich (1598), 38^{v}.

95 Vgl. Wittich (1598), 39^{r}-40^{r}. Der medizinische Gebrauch von Muschelperlen geht vor allem auf die Araber zurück; sie zählten zu den Ingredienzien vieler wertvoller Composita der Pharmakopöenliteratur des 16. und 17. Jahrhunderts; vgl. Schneider I (1968), 49 f.

96 Vgl. Wittich (1598), 40^{v}u. Pharmacopoeia Augustana (1613), 113.

kundliches Wissen seinerzeit weithin geschätzt wurde und mit der er in regem Erfahrungsaustausch gestanden haben soll.[97]

Im Reigen der Hebammenautoren zeichnet sich David Herlitz durch seine besonders heftige Kritik an männlichen und weiblichen Laienheilern aus, denen er in der Vorrede vorwirft, aus "Vorwitz", "Künheit" oder "Geltsucht" zu handeln.[98] Er schreckt nicht davor zurück, die ungelehrten Hebammen der Gemeinschaft mit dem Teufel und der Hexerei zu bezichtigen.[99] Dies hindert ihn allerdings nicht daran, in seinem Werk ausführlich auf fruchtaustreibende Arzneimittel einzugehen und selbst magische Praktiken zu empfehlen.[100] Vom Althergebrachten vermag Herlitz sich kaum zu lösen. Viele seiner Abortivmittel sind dem fast hundert Jahre älteren "Rosengarten" des Eucharius Rösslin entnommen: So beispielsweise die Räucherungen mit Esels- oder Roßhuf, das Medikament "Theriak Diatesseron" aus der Apotheke oder das Trinken von Frauenmilch. Wie Rösslin empfiehlt Herlitz auch fingerlange Zäpfchen von "opoponacum" oder mit "Rautensaft" und "Scammonea" benetzte Baumwollzäpfchen.[101] Daneben rühmt er die fruchtaustreibenden Eigenschaften des "Leinsamens", der in Form von Tränken, Sitzbädern oder als Eingießung in die Scheide appliziert werden könne. Zum gleichen Zweck soll ein Trank von "Eissenkraut" in Wasser oder Wein, aber auch eine mit Öl und Zucker verriebene Mischung aus "Raute", "Beyfuß", "Wermut" und "Opponacum" geeignet sein; letztere ist der Schwangeren in die Vagina oder auf den Nabel zu legen. Weiterhin erwähnt Herlitz das Helideische Pulver und die in der Apotheke zu besorgenden "Trochisci de Gallia".[102]

An magischen Mitteln begegnet die Empfehlung, Hundemilch mit Honig einzunehmen oder einen Blutstein an den Oberschenkel zu binden. Auch der Um-

97 Vgl. Hafemann (1956), 11 u. 55. Dorothea von Mansfeld, geb. von Solms (1482-1578), verfügte über ein umfangreiches medizinisches Wissen, vor allem auf gynäkologisch-geburtshilflichem Gebiet, und unterhielt einen eigenen Kräutergarten mit Apotheke. Ihre handgeschriebene Rezeptsammlung zog Wittich unter anderem für den zweiten Band seines "Vademecum" heran. Zur Gräfin von Solms als ärztliche Ratgeberin Luthers vgl. Assion (1971), 160-166.

98 Vgl. Herlitz (1610), A III^r.

99 "Die unweisen Muhmen ... die offt mit dem Teuffel gemeinschaft halten/ mit zauberey und segnerey unbgehen"; Herlitz (1610), A III^v

100 "Wie man die todte Frucht von der Mutter sol abtreiben"; vgl. Herlitz (1610), 22-24.

101 Vgl. Herlitz (1610), 23 f. u. Rösslin (1513), J II^v

102 "Trochisci de Gallia" enthalten "Aloe"-Holz, "Tragacantha"-Schleim sowie die Duftstoffe Moschus und Ambra. Die Pharmakopöenliteratur erwähnt sie nicht als Abortivmittel; vgl. Cordus (1546), Sp. 182 f. u. Enchiridion (1564), Sp. 172.

gürtung mit Schlangenhaut spricht der Autor fruchtaustreibende Wirkung zu.[103] Das Kraut "Satureia" könne ebenfalls um den Leib gebunden werden, wenn man die lebende oder tote Frucht hinausbefördern wolle.[104] Mit großer Ausführlichkeit erörtert Herlitz die Ursachen einer Fehlgeburt, die vom Leser im Umkehrschluß zur Herbeiführung eines Schwangerschaftsabbruchs mißbraucht werden können. Neben Sünden wie Prahlerei und Prunksucht macht Herlitz den Geruch scharfer Kräuter, beispielsweise von "Raute", "Roßmüntze" und "Poley", für Fehlgeburten verantwortlich; ebenso das Überschreiten mancher Pflanzen oder das Treten auf eine Schlange.[105]

Zusammenfassend läßt sich sagen, daß die Autoren Wittich und Herlitz - obschon bei schweren Geburten für die Einbeziehung eines männlichen Arztes plädierend[106] - den Hebammen zur Austreibung (toter) Leibesfrüchte eine Vielzahl von Rezeptvorschriften an die Hand gaben, wobei sie inhaltlich ganz der Tradition verhaftet blieben.

6. Scipione Mercurio

Als eine "Sammlung antiker Lehren und Historien"[107] gilt das Hebammenbuch des Scipione Mercurio (gest. um 1615), das 1595 erstmals in Italien erschien.[108] Es erlebte einige Dutzend Ausgaben und wurde 1652 von dem Leipziger Medizinprofessor Gottfried Welsch ins Deutsche übertragen.[109]

103 Schon Plinius berichtete von der Abortivwirkung abgestreifter Schlangenhaut; vgl. Keller (1988), 109. Die Verwendung eines "Blutsteines" (Haematit) zum Hervorrufen von Blutungen erklärt sich aus der Signaturenlehre. Jütte (1989), 223 erwähnt einen Fall aus dem Jahre 1641, in dem eine unerwünschte Schwangerschaft durch Umgürtung mit Schlangenhaut beendet werden sollte; vgl. Kap. VI. 1.3.

104 Vgl. Herlitz (1610), 24.

105 Vgl. Herlitz (1610), 29 f. Dioskurides und Plinius schrieben den Kräutern "Onosma" und "Cyclamen" beim bloßen Überschreiten Abortivwirkung zu; desgleichen den Schlangen; vgl. Keller (1988), 225 u. 256 f.

106 Vgl. Wittich (1598), 70^{r} u. Herlitz (1610), 25.

107 Goltz (1987), 135.

108 "La Commare o Raccogliatrice", Venedig 1595. Zu Mercurio vgl. Jöcher III (1751), Sp. 459.

109 Der Titel der deutschen Ausgabe lautete: "La Commare dell'Scipione Mercurio. Kindermutter. Oder Hebammen Buch ... Welches auß dem Italianischen in die Hochteutsche Sprache versetzet ... hat Gottfriedt Welsch"; Leipzig 1652.

Obschon sehr ausführlich gehalten, birgt es bezüglich der Abortivmittel kaum neue Informationen. Zur Austreibung der toten Frucht empfiehlt Mercurio vor allem Medikamente, die "Sadebaum" und "Borras" enthalten,[110] beispielsweise den folgenden Trank: "Nimm Borras zwölff Gran/ Sadebaum=Blätter gepulvert ein Quintlein/ weiß Lilien=Wasser fünff Unzen/ guten Zucker eine Unze/ Saffran ein Scrupel/ oder den dritten Theil eines Quintleins/ und mische es alles wohl unter einander/ und gieb es der Frau warm zu trincken." Zur Wirkung bemerkt der Autor, das Mittel sei "nicht allein über die Masse gut.../ eine iedwede Geburth zu befördern", sondern habe auch "treffliche Wirckung .../ ein tod Kind aus Mutterleibe zu treiben".[111] Andererseits ermahnt der Autor die Hebammen, die "Sadebaum"- und "Borras"-haltigen Mittel nur bei denjenigen Frauen zu gebrauchen, "welche ein todt Kind im Leibe haben/ auß vielen Uhrsachen/ so den Gelehrten bewußt".[112] Er unterstreicht damit die seiner Ansicht nach unterschiedliche Kompetenz von Gelehrten- und Laienmedizin.

Mercurio berichtet von der fruchtaustreibenden Wirkung der Räucherungen mit Eselshuf[113] und geht wie Herlitz ausführlich auf die Ursachen der Fehlgeburt ein, zu denen er psychische Unstimmigkeiten, Aderlaß, Ernährungsfehler und starke körperliche Anstrengung rechnet. Auch die Einnahme bestimmter Drogen kann seiner Ansicht nach zum Abort führen; namentlich führt er die in der Kräuterbuchliteratur als fruchttötend beschriebenen Pflanzen "Sadebaum", "Schweinßbrot", "Esels Kürbs", "Färberröthe" und "Coloquinten" auf.[114] Schließlich erinnert Mercurio an Berichte von Plinius und Galen, wonach das Überschreiten einer Schlange oder das Betrachten eines Seehasen eine Fehlgeburt auslöse[115] - ein neuerlicher Beweis dafür, wie stark die abergläubischen Vorstellungen der Antike in den Werken der frauenheilkundlichen Autoren des 16. und 17. Jahrhunderts fortwirkten.

110 Vgl. Mercurio (1652), 446.

111 Mercurio (1652), 422.

112 Mercurio (1652), 425.

113 Vgl. Mercurio (1652), 483.

114 Vgl. Mercurio (1652), 378. Alle genannten Drogen entstammen der Arzneimittellehre des Dioskurides.

115 Vgl. Mercurio (1652), 378 u. Keller (1988), 109-111.

7. Louise Bourgeois und Justine Siegemund

Während die ältesten gedruckten Hebammenbücher ausschließlich von Ärzten oder Wundärzten verfasst wurden, begannen im 17. Jahrhundert die Hebammen selbst zur Feder zu greifen. Berühmtheit erlangte vor allem Louise Bourgeois gen. Boursier (1563-1636), die als Hebamme der Königin Maria von Medici am Hofe Heinrichs IV. tätig war. Ihr Buch "Observations diverses...", 1609 in Paris erschienen, enthält ihre eigenen geburtshilflichen Erfahrungen und wurde schon bald ins Lateinische und Deutsche übersetzt ("Hebammen Buch", Frankfurt 1618). In Deutschland tat sich die Pfarrerstochter Justine Siegemund (1648-1705) als Hebamme und Autorin hervor; die "Königlich-preußische und chur-brandenburgische Hof-Wehemutter" (Cölln an der Spree 1690) erlebte mehrere Neuauflagen bis 1751.[116]

Es mag kein Zufall sein, daß keine der beiden Frauen Abortivmittel angibt. Louise Bourgeois erwähnt gynäkologisch-geburtshilfliche Arzneien allgemeiner Art, läßt jedoch die Medikamente zur Fruchtaustreibung aus. Sie ermahnt ihre Berufskolleginnen, sich nicht durch "alle Güter der gantzen Welt" zur Abgabe von Abortivmitteln verleiten zu lassen.[117] Justine Siegemund verzichtet dagegen ganz auf Rezeptmitteilungen und läßt keinen Zweifel daran, daß sie von sogenannten "Hausmitteln" nichts hält.[118] Um sich vor Angriffen von seiten der akademischen Ärzteschaft zu schützen, ist sie sichtlich bemüht, ihre gute Zusammenarbeit mit den Behörden unter Beweis zu stellen.[119] Die vorsichtige Haltung der beiden Autorinnen ist wohl als Furcht vor Kompetenzüberschreitungen zu deuten.

116 Zu Louise Bourgeois und Justine Siegemund vgl. Allport (1912); Schönfeld (1947), 99-103; Wille (1948), 104-107.

117 Vgl. Bourgeois II (1652), 141 f.

118 Als abschreckendes Beispiel zitiert sie den Fall einer Hebamme namens Titia, die wegen der Verabreichung von "Hausmitteln" angeklagt worden sei; vgl. Siegemund (1741), 171 f.

119 Zur Bestätigung seines lauteren Inhalts sind der "Königlich-preußischen ... Hof-Wehemutter" Gutachten der medizinischen Fakultät von Frankfurt und ein Zeugnis der kurfürstlichen Hofprediger beigegeben.

8. Christoph Völter

Unter dem Titel "Neu eröffnete Heb-Ammen-Schuhl" erschien 1679 in Stuttgart das erste württembergische Hebammenlehrbuch.[120] Der Verfasser, Christoph Völter (1617-1682), bekleidete das Amt eines Leibchirurgen beim württembergischen Herzog und konnte, im Gegensatz zu den meisten Autoren früherer Werke, auf eigene geburtshilfliche Erfahrung zurückgreifen.[121] Mit Nachdruck wendet er sich gegen den Mißbrauch wehentreibender Mittel, vor deren Nebenwirkungen er warnt.[122] Auch abergläubische "Hausmittel" wie das Umgürten mit Schlangenhaut lehnt Völter ab. Knapp behandelt er die medikamentöse Austreibung der toten Leibesfrucht: er empfiehlt, ein aus mehreren Komponenten zusammengesetztes wehentreibendes Pulver zu verwenden, dessen Wirkung durch Zusatz von "Borras", "Bibergeil" und "Trochisci de Myrrha" verstärkt werden könne; das fertige Gemisch soll der Schwangeren mit "Beyfußwasser" eingegeben werden. Daneben rät Völter, zur Fruchtaustreibung den Saft frischer "Leibstückelblätter" becherweise mit Wein, "Melissen-" oder "Poleywasser" zu verabreichen. Könne man im Winter keine frischen Blätter erhalten, so solle man ein Dekokt der Samen benutzen.[123] Als Chirurgus wendet Völter sein Hauptaugenmerk auf die instrumentelle Extraktion des toten Kindes, wobei er nicht mit Seitenhieben auf die Hebammen spart.[124]

9. "Heb-Ammen-...Kunst"

Während sich in den Werken von Bourgeois, Siegemund und Völter eine gewisse Verdrängung der medikamentösen Fruchtaustreibung bemerkbar macht, liefern andere, zur gleichen Zeit erschienene Hebammenbücher Beweise für das Fortwirken des tradierten Abortivwissens. Die Neuauflagen der älteren Litera-

120 Vgl. Stübler (1950).

121 Vgl. z.B. Völter (1679), 110-116.

122 Zu den Nebenwirkungen wehentreibender Medikamente zählt Völter Symptome wie Magenschmerzen, Erbrechen und Herzbeschwerden; vgl. Völter (1679) 37.

123 Vgl. Völter (1679), 225.

124 So berichtet er zum Beispiel von einer Patientin, der sechs Kinder im Mutterleib gestorben seien, weil ihr die Hebamme "so viel ihres zauberischen Giffts in den Leib hinein geschoben, das wohl 10. Weiber daran hetten sterben/ oder wenigst arbeitselig werden sollen"; vgl. Völter (1679), 114 f.

tur[125] sind hier ebenso zu nennen wie beispielsweise ein Werk, das 1691 anonym unter dem Titel "Die Hochst Nutzliche und Nothwendige Heb=Ammen oder Kinder=Mutter=Kunst" bei einem Merseburger Buchhändler in Druck gelangte. Es enthält ein sechs Seiten umfassendes Kapitel mit Arzneimitteln zur Austreibung der Totgeburt, die sich bei näherer Betrachtung als Kompilat aus (Ps.-)Albertus Magnus und David Herlitz erweisen. So ergibt sich eine breite Palette an Abortivmitteln mineralischen, animalischen und vegetabilischen Ursprungs: Tränke von "rothem Beyfuß", "Camillen Blumen", "Osterlucien" usw. finden sich neben Räucherungen mit "Schwefel" oder Eselshuf; mit "Rautensaft" benetzte Mutterzäpfchen fehlen ebensowenig wie die offizinellen Arzneimittel "Theriac" und "Trochisci de Gallia Moschata". Auch abergläubische Methoden wie das Anbinden eines "Blutsteins" an den Oberschenkel, das Trinken von Frauenmilch und das Umgürten mit Schlangenhaut wurden in den Text übernommen.[126] Darüber hinaus schreibt der Verfasser dem Stein "Jaspis" fruchtaustreibende Eigenschaften zu und empfiehlt folgendes Destillat: "Nehmet Muscaten/ Muscaten=Blumen/ Ingwerjedes ein Loth/ Zimmtrinden/ anderthalb Loth/ Nelcken ein Loth/ Creutz=Salbey/ Lavendel=Blüthe/ Majoran/ Rosemarie/ jedes eine halbe Hand voll/ giesset darauff den besten Wein oder Malvasier/ vermacht es feste/ setzet es in Keller/ und lasts 3. oder 4. Wochen stehen/ darnach brennet Wasser daraus."[127]

Es bleibt festzuhalten, daß die frühneuzeitliche Hebammenliteratur unter dem Stichwort der toten Frucht ein umfangreiches Repertoire an Abortivmitteln, sowohl Simplicia als auch Composita, verzeichnet, das den Hebammen und Geburtshelferinnen die Selbstmedikation zur Fruchtaustreibung ermöglichte. Es handelt sich zum überwiegenden Teil um Drogen, die bereits in der antiken beziehungsweise mittelalterlich-arabischen Literatur als Abortiva begegneten und durch Kompilation in die frühneuzeitlichen Werke gelangten. Traditionelle Tränke, Zäpfchen und Räucherungen wurden ebenso übernommen wie einige abergläubische Vorstellungen, etwa das Umgürten mit Schlangenhaut oder das Trinken von Frauenmilch. Beachtung verdient die in späteren Werken auffallend häufige Erwähnung von Sadebaum, Safran und Raute; auch der Zusatz von "Muscat" und "Borras" (Borax) erscheint bemerkenswert. Da diese Drogen nach

125 Die letzte Ausgabe des "Newen Albertus Magnus" erschien um 1734; vgl. Benzing (1958), 138.

126 Vgl. Heb=Ammen=...Kunst (1691), 95-101.

127 Heb=Ammen=...Kunst (1691), 100 f.

heutigen pharmakologischen Kenntnissen durchaus zur Fruchtaustreibung geeignet sind, könnte ihre häufige Erwähnung mit praktischen Beobachtungen am Wochenbett zusammenhängen.

Gegen Ende des 17. Jahrhunderts verlieren die Arzneimittel zur medikamentösen Fruchtaustreibung gegenüber der chirurgischen Extraktion des toten Kindes an Bedeutung. Dies darf jedoch nicht darüber hinwegtäuschen, daß durch Nachdrucke und Neubearbeitungen der älteren Literatur das traditionelle Wissen über fruchtaustreibende Arzneimittel weiterhin präsent war. Zu einer endgültigen Verdrängung der Abortiva aus der geburtshilflichen Literatur kam es erst im Laufe des 18. Jahrhunderts, als durch die Aufklärung und die Weiterentwicklung der Naturwissenschaften der gesamte traditionelle Arzneischatz einer kritischen Bewertung unterzogen wurde.

VI. ABORTIVA UND DIE "VERNICHTUNG DER WEISEN FRAUEN"

1. Zur Verbreitung der Abtreibung in der frühneuzeitlichen Gesellschaft

1.1. Demographische Schätzungen

Zur Klärung der Frage, ob und in welchem Umfang der künstliche Schwangerschaftsabbruch in der frühneuzeitlichen Gesellschaft praktiziert wurde, vermag die historische Demographie nur in beschränktem Maße beizutragen. Zum einen fehlen zuverlässige Bevölkerungsstatistiken, die bis ins 16. Jahrhundert zurückreichen, zum andern besitzen die vorhandenen Tauf- und Sterberegister nur geringen Aussagewert, da sie Fehl, Früh- und Totgeburten kaum erfassen.[1] In einer Zeit, in der außereheliche Sexualität als verfemt galt und der künstliche Schwangerschaftsabbruch tabuisiert wurde, verwundert es nicht, daß unmittelbare Quellen oder gar Statistiken über Abtreibungen fehlen.[2]

Erst für das 18. und 19. Jahrhundert vermag die historische Demographie eine Reihe von Ergebnissen vorzuweisen.[3] Auf der Basis von Genealogien erforschte Ulrich Pfister das generative Verhalten von 22 Züricher Bürgergeschlechtern seit dem Ende des 17. Jahrhunderts; er datiert den Beginn der Ausbreitung von Geburtenkontrolle innerhalb der Ehe für protestantische Familien auf die zweite Hälfte des 17. Jahrhunderts.[4] Zu ähnlichen Ergebnissen gelangte Alfred Perrenoud in seiner Studie über das calvinistische Genf.[5] Nach Ansicht französischer Demographen führte in Frankreich erst die Revolution zu Ende des 18. Jahrhunderts zu den gesellschaftlichen Veränderungen, die einer Ausbreitung von Geburtenkontrolle den Weg ebneten.[6] So empfahl Donatien Alphonse de Sade in seiner 1795 veröffentlichten Schrift "La philosophie dans le boudoir" den

1 Vgl. Noonan (1969), 279.

2 Zur Einstellung zur Sexualität in Mittelalter und früher Neuzeit vgl. Jacquart u. Thomasset (1988), 265-269.

3 Vgl. hierzu Imhof (1986) u. ders. (1987).

4 Nach Pfister (1985), 266, ist der Beginn der ehelichen Fruchtbarkeitsbeschränkung auf den Einfluß des Calvinismus zurückzuführen: Die von Calvin betonte Eigenverantwortung der Eltern für die Zukunft ihrer Kinder habe unter ungünstigen ökonomischen Umständen eine Begrenzung der Kinderzahl zur Folge gehabt.

5 Vgl. Perrenoud (1974).

6 Vgl. hierzu Lachiver (1978) u. Flandrin (1978).

künstlichen Schwangerschaftsabbruch als Mittel zur Bevölkerungskontrolle und zur sexuellen Befreiung der Frau. Er soll damit die soziale Anerkennung der Abtreibung vorangetrieben haben.[7]

Die meisten neueren Autoren sind der Ansicht, daß Empfängnisverhütung und Abtreibung vor dem 18. Jahrhundert nur von sozialen Randgruppen, insbesondere den Prostituierten, praktiziert wurden.[8] Ansonsten habe eine "gebärfreudige Grundhaltung" geherrscht, in deren Folge auf Verhütung und Abtreibung "weitgehend verzichtet" worden sei, und das "zweifellos vorhandene kontrazeptive beziehungsweise Abtreibungswissen" sei "nicht oder allenfalls verhüllt" in Erscheinung getreten.[9] Zweifelsohne mag in den meisten frühneuzeitlichen Ehen eine hohe Kinderzahl erwünscht gewesen sein. Angesichts der Heiratsbeschränkungen, die zahlreichen Personen eine Eheschließung erst im fortgeschrittenen Alter oder gar nicht ermöglichten, erhebt sich jedoch zumindest die Frage nach der Sexualität Unverheirateter. Zu lebenslanger Ehelosigkeit waren nämlich nicht nur Mönche und Nonnen verpflichtet, sondern auch diejenigen ländlichen Eigenleute, die keinen Landbesitz erlangten. Junge Kaufleute und Handwerksgesellen konnten erst als selbständige Kaufleute oder Meister heiraten; hoferbende Bauernsöhne mußten häufig den Tod des Vaters abwarten, ehe sie den Hof übernehmen und eine Ehe schließen konnten.[10] Zwischen Pubertät und Eheschließung lag häufig ein Zeitraum von zehn Jahren, und nicht alle hielten sich an das strenge Gebot der Enthaltsamkeit, das sowohl die katholische als auch die protestantische Kirche für Unverheiratete vorschrieben. Obschon infertile Sexualpraktiken wie Oral- und Analverkehr oder Coitus interruptus bekannt waren,[11] dürften unerwünschte Schwangerschaften keine Seltenheit gewesen sein.

7 Vgl. Farr (1980).
8 Vgl. zum Beispiel Guillaume u. Pousson (1970), 178; Flandrin (1978), 244.
9 Keil (1986), 190.
10 Vgl. Wunder (1987). 128 f.
11 Vgl. Schwerhoff (1986), 97.

1.2. Die Abtreibung in der Literatur der frühen Neuzeit

Einen gewissen Einblick in die Sitten der frühen Neuzeit vermittelt die zeitgenössische Literatur, die - bei aller Zurückhaltung angesichts der Verfänglichkeit des Themas - hin und wieder das Vorkommen von Abtreibungen bestätigt. Manche Zeugnisse belegen, daß Kenntnisse über Abortivmittel und deren Anwendung keineswegs den Prostituierten vorbehalten waren. So unterhalten sich zwei Nonnen in Boccaccio's Decameron (um 1350) über die "Süßigkeiten der Welt", die eine Frau "im Umgang mit einer Mannsperson genießt" und möchten diese selbst erleben. "Aber wenn wir schwanger würden, was sollte alsdann werden?", erkundigt sich die eine. "Wenn dies geschähe, wollten wir schon Rat schaffen", entgegnet die andere, "da gibt's tausenderlei Mittel, die Sache so anzufangen, daß niemand etwas erfährt, wenn wir selbst nichts davon sagen".[12]

Etlichen Berichten zufolge scheinen vor allem die adligen Damen gewußt zu haben, an wen sie sich im Falle einer unerwünschten Schwangerschaft wenden mußten. Der französische Dichter Brantôme (1540-1614), bekannt für seinen erotischen Freimut, legt in seinen Hofanekdoten einer unehelich schwangeren Dienerin am französischen Hofe folgende Worte in den Mund: "Man sollte mir meinen Fehltritt nicht vorwerfen, sondern höchstens, daß ich mich nicht zeitiger vorgesehen habe. Denn wenn ich so klug gewesen wäre, wie die Mehrzahl meiner Kameradinnen, ... dann hätte ich den Folgen Abhilfe geschafft und wäre jetzt nicht in dieser Verlegenheit".[13] An anderer Stelle erzählt Brantôme von einer Zofe der Königin Marguerite de Navarra (1492-1549), die, ebenfalls ungewollt schwanger, einen "schlauen Apotheker" traf, der ihr einen Abortivtrank verabreichte. Daraufhin sei ein bereits sechs Monate alter Foetus "Stück für Stück so bequem von ihrem Leib gegangen, daß sie bei all ihren Tätigkeiten niemals Übelkeit oder Schmerz empfunden habe".[14] Die Zusammensetzung des Trankes bleibt leider im Dunkeln.

Mag man die Glaubhaftigkeit der belletristischen Literatur anzweifeln, so bleiben weitere Zeugnisse, die das Vorkommen geschäftsmäßiger Abtreiberinnen am französischen Hofe bestätigen. Der Pariser Arzt Guy Patin berichtet in seinen "Lettres" von einer Hebamme namens Constantine, die im Jahre 1660 durch den

12 Boccaccio. ed. Guenther (1955), 133 f.

13 Zit. n. Fuchs I (1909), 228 f.

14 "Elle rencontra un subtil apothicaire qui, luy ayant donné un breuvage luy fit évader son fruit, qui avoit déjà six mois, pièce par pièce, morceau par morceau si aisément qu'estant en ses affaires jamais elle n'y sentist mal ny douleur", zit. n. Bergues (1960), 144.

Tod einer vornehmen Patientin bei einem mißglückten Abtreibungsversuch ertappt wurde. Später gestanden über 600 Frauen im Verhör, im Hause der Constantine abgetrieben zu haben. Sie wurde zum Tode verurteilt und am 17. August 1660 gehängt.[15] Nicht minder aufsehenerregend scheint der Fall der Hebamme und Giftmischerin Cathérine Voisin gewesen zu sein, die am Hofe des Sonnenkönigs 2500 Abtreibungen vorgenommen haben soll. Ihre Hinrichtung erfolgte im Jahre 1680.[16]

Welche Bedeutung der künstliche Schwangerschaftsabbruch in den bürgerlichen Schichten besaß, läßt sich kaum einschätzen. Es ist zu vermuten, daß die Konfessionszugehörigkeit eine gewichtige Rolle spielte, wobei die moralischen Vorbehalte einer stark christlich geprägten Gesellschaft zweifelsohne hoch anzusetzen sind.[17] Andererseits mögen die rigiden Strafandrohungen bei unehelicher Schwangerschaft einem Abtreibungsversuch eher förderlich als hinderlich gewesen sein: Im 16. Jahrhundert drohte einer schwangeren Magd unter Umständen der Tod durch Ertränken, während der Kindsvater mit Orts- oder Landesverweisung davonkam.[18] Allgemein scheint die im Spätmittelalter aufblühende Stadtkultur die Abtreibungsdelinquenz begünstigt zu haben. Eine Straßburger Chronik aus dem beginnenden 16. Jahrhundert wendet sich gegen professionelle Fruchtabtreiber, die mit Kräutern, Aderlässen und giftigen Tränken ans Werk gingen.[19]

Daß das Problem der Abtreibung in der geburtshilflichen Praxis der frühen Neuzeit stets präsent gewesen sein muß, verdeutlichen die zeitgenössischen Hebammenbücher. In den Vorworten werden die Autoren nicht müde, heftige Kritik an Geburtshelferinnen zu üben, "die zu dem tod ein ursach geben/ das die frucht nit kumm zum leben".[20] Neben Abortiva scheinen auch indirekte Methoden wie Tanzen, Springen, Aderlässe oder Heben von schweren Gegenständen verbreitet gewesen zu sein. So wendet sich Johann Wittich erbittert gegen jene

15 Vgl. Patin II (1691), 113-145 u. Stofft (1986).

16 Vgl. Lohs u. Martinetz (1986), 106 f.

17 Wenn Pfister (1985) die Ausbreitung kontrazeptiver Praktiken für protestantische Familien auf die zweite Hälfte des 17. Jahrhunderts datiert, für katholische jedoch eine Verzögerung von 50 bis 100 Jahren annimmt, mögen religiöse Vorbehalte in den katholischen Gebieten erst recht zu einer verstärkten Ablehnung des Schwangerschaftsabbruchs geführt haben. Lewin (1922), 27, konstatiert noch zu Ende des 19. Jahrhunderts ein selteneres Vorkommen von Abtreibungen in katholischen Bevölkerungskreisen.

18 In der Reichsstadt Friedberg wurden zum Beispiel alle unzüchtigen Personen aus der Stadt verwiesen und im Wiederholungsfall in der Usa ertränkt; vgl. Wunder (1987), 130.

19 Vgl. Jerouschek (1988), 129.

20 Rösslin (1513), B II^{r}.

Frauen, die "die Frucht ungerne tragen/ muthwillig verwarlosen/ ... und umbbringen".[21] Ähnlich beschimpft Christoph Völter Abtreiberinnen und Kindsmörderinnen, die ihre Kinder "gar mit Hindansetzung aller natürlichen Liebe/ ... unter dem Hertzen/ oder bald nach der Geburt zu verderben und umzubringen trachten".[22] Völter warnt seine Leserinnen eindringlich vor Personen, die vorgeben, ein "Mittel" zu kennen, "welches die Wehen und das Kind mit Gewalt forttreibet" und verweist auf die schweren Nebenwirkungen dieser Arzneien wie Übelkeit, Erbrechen und Herzschmerzen.[23] Der Frankfurter Stadtarzt Ludwig von Hörnigk appelliert in seiner "Politia medica" an Hebammen und Schwangere gleichermaßen, den Foetus nicht "wie gemeiniglich sehr viel geschicht" durch Fahrlässigkeit zu gefährden.[24] Auch Louise Bourgeois, selbst Hebamme und Autorin eines Unterrichtswerkes, kommt nicht umhin, sich zur Abtreibung zu äußern. Sie rät ihren Kolleginnen, um keinen Preis ein Abortivum auszuhändigen, und verweist auf die mangelnde Kompetenzbefugnis bei der Abgabe von Arzneimitteln: "Darum soltu dich alle Güter der gantzen Welt nicht dahin vermögen lassen/ der geringsten Boßheit oder argen Stücks in diesem Ampt nachzuhängen/ wie die Gottlose verdampte Schandsäck thun/ welche Mittel von sich geben/ das Kind vor der Zeit abzutreiben ... Weiß solche Leut von dir ab/ und schicke sie zu den Medicis/ du kanst dich dessen wol ehrlich entschuldigen mit Vorgeben/ daß solches nicht deines Ampts sey".[25] Den möglichen Mißbrauch von Emmenagoga zu Abtreibungszwecken kennt sie ebenso wie die hohe Zahl der unentdeckten Abtreibungsversuche.[26]

21 Wittich (1598), 71^{v}.

22 Völter (1679), "Dedication-Schrifft".

23 Völter (1679), 37-39.

24 Hörnigk (1638), 198.

25 Bourgeois (1652), 141 f.

26 "Wann eine arme elende Dirne sich selber so fern vergist/ daß sie ihr eigene Frucht entweder abtreibt oder umbbringt/ die wird durch einhelligen Beyfall männiglichs ... zum Tod hingeführet ... Aber andere gehen hindurch. Doch sollen sie nicht gedencken/ weil sie allhie vor der Welt ungestrafft bleiben/ daß sie darumb auch dem Gericht Gottes/ der alles siehet/ dermals entrinnen werden." Bourgeois (1652), 42.

1.3. Abtreibungsbeschreibungen in den Akten

Die systematische Auswertung von Archivmaterial im Hinblick auf Abortiva bleibt ein Desiderat der Forschung. Auf einzelne Belege, die die Beschäftigung mit dem Thema ergab, sei hier hingewiesen.

Im Jahre 1409 wurde eine Stuttgarterin mit Namen Adelheid aus Schlettstadt vertrieben, weil sie Abortivtränke verabreicht hatte.[27] Sudhoff entdeckte in einem Breslauer Vernehmungsprotokoll des Jahres 1475 ein der Kupplerei beschuldigtes Ehepaar, dem vorgeworfen wurde, einem jungen Mädchen einen Abortivtrank aus Sadebaum, Bibergeil, Sonnenblumen und Bibernell bereitet zu haben. Das Ehepaar wurde von den Richtern aus der Stadt verwiesen.[28] Doch nicht alle wegen Abtreibung angeklagten Personen entstammen dem Prostituiertenmilieu. Holländische Akten berichten von einem reformierten Pfarrer, der um 1600 einem von ihm geschwängerten Mädchen gleich zweimal einen Trank von Nieswurz gegeben haben soll.[29] Da der Pfarrer lesekundig war, könnte er seine Information durchaus aus der gedruckten Literatur bezogen haben, zumal die Nieswurz in nahezu allen zeitgenössischen Kräuterbüchern als Abortivum beschrieben wird.

Roetzer untersuchte die Prozeßakten der Freien Reichsstadt Nürnberg im Hinblick auf Abtreibungs- und Kindsmorddelikte und entdeckte eine Reihe von Abtreibungsprozessen des 17. Jahrhunderts. Als Abortiva begegneten nicht näher spezifizierte "kreutter" und "arzneyen", eine unbekannte, auf den Nabel gebundene "wurtz", "saffran" sowie mehrfach der Sade- oder "Segelbaum". Auch Aderlässe wurden zur Unterstützung eingesetzt.[30] Obschon in Nürnberg eine umfassende Medizinalordnung den Handel mit Abortiva, insbesondere mit Sadebaum, unter Strafe stellte, schien es nicht schwierig gewesen zu sein, die notwendigen Drogen zu beschaffen: Eine Delinquentin äußerte auf Befragen, sie hätte die Information über das Abortivum von einer "Krämerin und Landfahrerin" erhalten; eine andere gestand, sich das Mittel in der Apotheke besorgt zu haben.[31] Entgegen den Bestimmungen der Carolina setzten die Richter für Abtreibungsdelikte in der Regel nur Gefängnisstrafen oder Stadtverweisung fest; in keinem

27 Vgl. Jacquart (1981), 51.

28 Vgl. Sudhoff (1913).

29 Freundliche Mitteilung von Dr. Hans de Waardt, Diemen.

30 Vgl. Roetzer (1957), 91 f.

31 Vgl. Roetzer (1957), 90. Zur Medizinalgesetzgebung in Nürnberg vgl. Kap. II. 2.4.

Fall wurde die Todesstrafe verhängt.[32] Überhaupt erscheint die Zahl der vor dem Nürnberger Gericht behandelten Abtreibungsdelikte im Vergleich zu den Kindsmord- und Kindesaussetzungsdelikten auffallend gering. Da in der Regel nur mißglückte Abtreibungsversuche vor Gericht gelangten, liegt die Vermutung nahe, daß die meisten Schwangerschaftsabbrüche erfolgreich verliefen und unerkannt blieben. Dies würde auch die auffallend hohe Zahl der auf dem Nürnberger Friedhof bestatteten "Abgänglein" erklären.[33]

Anhand von Kölner Kriminalakten des 17. und 18. Jahrhunderts stellte Jütte heraus, daß das Wissen über Verhütungs- und Abtreibungsmittel in der medizinischen Alltagskultur bis weit in das Zeitalter der Aufklärung erhalten blieb. So gestand eine Kölner Dirne, die 1629 wegen Unzucht aus der Stadt verwiesen wurde, im Verhör, sie hätte in Bier und Branntwein gesottenen "sievenbaum" und "andere sachen" zu Abtreibungszwecken benutzt. Weiterhin gab sie zu Protokoll, die Information über die Abortivwirkung des Sadebaumes von einer Kollegin erhalten zu haben, die ihr erklärte, "daß sie es auch gepraucht hette, zu dem endt, daß sie nit schwanger werden mochte und wan sie schwanger were, daß es alsdan die frocht abtreiben mochte".[34] Nach einem erfolglosen Versuch, das Mittel beim Weingärtner zu bekommen, hatte sich die besagte Dirne an den Totengräber gewandt, der ihr die Droge schließlich verschaffte. Die giftigen Nebenwirkungen des Sadebaumes waren anscheinend bekannt, denn sie weigerte sich zunächst, das Mittel einzunehmen. Erst nachdem die Kollegin es ihr vorgemacht hatte, entschloß sie sich, einen Schluck davon zu nehmen.[35]

Die Kölner Akten erwähnen auch einen Fall aus dem Jahre 1641, in dem eine Dirne gestand, sie sei von einer Kollegin in die Apotheke geschickt worden, um dort ein Abtreibungsmittel zu besorgen - ein weiterer Beweis dafür, daß sich offenbar nicht alle Apotheker an das Abgabeverbot für Abortiva hielten.[36] Ein anderer Prozeß befaßt sich mit einem Knecht, der für eine von ihm geschwängerte Witwe ein kostbares Schlangenfell besorgte und ihr riet, dieses zur Abtreibung "mit warmem wein genetzet auf ihren nabel" zu legen. Die Richter hegten indes Zweifel an der Wirksamkeit der genannten Methode. Sie bestellten einen Brauer

32 Vgl. Roetzer (1957), 150-152.
33 Vgl. Roetzer (1957), 87 f.
34 Jütte (1989), 225.
35 Vgl. Jütte (1989), 224.
36 Vgl. Jütte (1989), 223.

als Sachverständigen ein, der bekannte, das Mittel habe tatsächlich bei einem Esel zur Fruchtabtreibung geführt. Die Witwe befolgte den Rat ihres Liebhabers jedoch nicht, sondern zog es vor, den Beichtvater einzuweihen.[37]

Seit der Antike gehört das Umgürten kranker Körperteile zu den wichtigsten volksmedizinischen Heilmethoden.[38] Zur umschließenden Kraft der um den Leib gebundenen Kräuter oder Häute kommt eine mythisch-magische Komponente, das Binden und Lösen, hinzu. Das Abstoßende der Schlange mag als Analogiezauber gedeutet werden, der das unerwünschte Kind im Leib vertreiben sollte. Bereits Plinius berichtet von der angeblichen Abortivwirkung abgestreifter Schlangenhaut, und in Anlehnung an ihn erwähnen die Autoren der Hebammenbücher, etwa Eucharius Rösslin und David Herlitz, das Mittel ebenfalls.[39]

Das verbreitetste Abtreibungsmittel in der frühen Neuzeit scheint jedoch, wie aus allen Akten hervorgeht, der Sadebaum gewesen zu sein. Dies deckt sich im übrigen mit den Bemerkungen der Kräuterbuchautoren, die den Mißbrauch von Sadebaum am häufigsten anprangern.[40] Die hohe Wirksamkeit und leichte Verfügbarkeit - Sadebaum wurde nördlich der Alpen in Gärten angepflanzt - mögen für seinen Ruf als ausgezeichnetes Abtreibungsmittel verantwortlich gewesen sein. So verwundert es nicht, daß die Pflanze in einem Pasquill, das an Pfingstmontag 1617 am Nürnberger St. Sebaldskirchhof angeschlagen wurde, als Hausmittel einer Hure Erwähnung findet: "wegen ihrer großen Hurerei/ die sie mit vielen getriebn frei/ den Segelbaum für ihre Arznei/ tut und kann sie brauchen gar frei/ Damit ihr Unzucht nicht am Tag/ kommt, und ihr Hurerei bergen mag".[41]

37 Vgl. Jütte (1989), 223.

38 Vgl. Grabner (1987), 90-92.

39 Vgl. Kap. V. 1. u. V. 5.

40 Besonders deutlich bei Bock (1551) und Mattioli (1600); vgl. Kap. IV. 3. u. IV. 6.

41 Zit. n. Roetzer (1957), 89.

2. Die Bedeutung der Drucke für die Vermittlung von Abtreibungswissen

Angesichts der begrenzten Lese- und Schreibfähigkeit der frühneuzeitlichen Bevölkerung, insbesondere der Mittel- und Unterschicht, stellt sich zu Recht die Frage nach der Bedeutung gedruckter Bücher im Hinblick auf die Wissensvermittlung. Es verwundert nicht, daß in der Sekundärliteratur recht unterschiedliche Meinungen anzutreffen sind. Imhof zitiert den Abschnitt über die abtreibende Wirkung des Sadebaumes aus dem Kräuterbuch von Adam Lonitzer als Beweis, daß Kenntnisse über Abortiva im 16. und 17. Jahrhundert jedermann frei zugänglich waren. Die Kräuterbücher enthalten seiner Ansicht nach "das gesamte damals bekannte und ... besonders unter der ländlichen Bevölkerung weit verbreitete pflanzenheilkundliche Wissen"[42] - hier verkennt Imhof allerdings den Stellenwert dieser Werke. Es handelt sich keineswegs um Sammlungen volkstümlichen Heilwissens, sondern vielmehr um botanisch-medizinische Fachbücher, deren Wirkungsbeschreibungen vornehmlich auf der antiken medizinischen Literatur basieren. Wie gezeigt werden konnte, läßt sich ein Einfluß zeitgenössischer Volksmedizin in den Kräuterbüchern nur selten belegen.[43]

Die entgegengesetzte Meinung vertritt Jütte, wenn er selbst den landessprachlichen Kräuter- und Arzneibüchern jegliche Wirkmächtigkeit im Hinblick auf die Wissensvermittlung abstreitet. Die Verbreitung der einschlägigen Kenntnisse über Verhütung und Abtreibung hätte in der frühen Neuzeit "nur selten des Buchdrucks bedurft", der Großteil der Bevölkerung hätte sich das Wissen vielmehr auf traditionellem Wege, also durch mündliche Überlieferung, angeeignet.[44] Gewiß spielte die Schriftlichkeit in dem von Jütte mittels Prozeßakten untersuchten Prostituiertenmilieu keine wesentliche Rolle. In der Öffentlichkeit besaß sie jedoch durchaus einen höheren Stellenwert. Nonnen, Fürstinnen und Angehörige der patrizischen Oberschicht waren zum Teil hochgebildet, wenngleich ihnen der Zugang zur Universität verwehrt blieb. Die Heilkunde und die Kenntnis der Arzneipflanzen gehörten mithin zu den angestammten Betätigungsfeldern der Frauen; der weibliche Anteil an der ärztlichen Versorgung wird für das späte Mittelalter als hoch, ihr Beitrag zur Krankenpflege als dominierend eingeschätzt.[45] Manche Fürstinnen brachten eigene Rezeptsammlungen heraus,

42 Imhof (1987), 145. Vgl. hierzu auch Imhof (1986), 114.

43 Vgl. Kap. IV.

44 Vgl. Jütte (1989), 221 u. 224.

45 Vgl. Keil (1986), 204 f.

in denen Wehenmittel nicht fehlen.[46] Etliche Damen - meist Adlige, aber auch Bürgersfrauen - treten in den Hebammenbüchern als Widmungsempfängerinnen oder gar Initiatorinnen der Werke hervor.[47] Auch in den bürgerlichen Schichten war es um die Lese- und Schreibfähigkeit nicht überall schlecht bestellt. Humanistisch gesinnte Familienväter ließen häufig nicht nur Ihren Söhnen, sondern auch ihren Töchtern einen guten Unterricht zuteil werden. In Städten wie Braunschweig oder Schwäbisch Hall konnten im 17. Jahrhundert nachweislich fast alle Frauen lesen und schreiben, einige von ihnen führten ihren Männern sogar die Bücher.[48]

Wenn Noonan aufgrund der Schriften von Avicenna und Rhazes annimmt, daß das Wissen der Antike über Abortiva den mittelalterlichen Ärzten bekannt war,[49] so gilt dies umso mehr für das 16. Jahrhundert, in dem das vormals nur in Handschriften konservierte Wissen durch den Buchdruck und durch landessprachliche Übersetzungen einer weitaus größeren Leserschaft zugänglich wurde. Nicht Mönche und schriftgelehrte Ärzte, sondern der medizinische Laie, der "gemeine Mann", die Hausväter und Hausmütter sind nun Adressaten der Kräuter- und Arzneibücher. Die frühneuzeitlichen Autoren geben überdies durch vielerlei Bemerkungen zu erkennen, daß sie sich ihrer größeren Verantwortung gegenüber dem erweiterten Leserkreis bewußt waren. Erklärungen wie "welches ich gern wolt verschweigen",[50] wenn es um die abtreibende Wirkung mancher Pflanzen geht, sprechen eine deutliche Sprache. Nicht ohne Grund erklärt Leonhart Fuchs im Vorwort zur deutschen Ausgabe seines Kräuterbuches, er habe die "ding so dem gemeinen mann zu wissen nit dienstlich noch nötig seind" bei der Übertragung ins Deutsche ausgelassen.[51] Nichtsdestoweniger enthält sein Werk eine Fülle von Angaben zu Abortivmitteln.

46 Das handschriftliche Arzneibuch der Gräfin Magdalena von Hohenlohe (1547-1643), das sich neben den allgemeinen Erkrankungen mit der Wundarznei und mit den Frauen- und Kinderkrankheiten befaßt, enthält zum Beispiel eine Reihe wehentreibender Mittel; vgl. Schumm (1985), 118 f.

47 So erhielt Eucharius Rösslin die Anregung zur Abfassung seines Buches von der Herzogin Katharina zu Braunschweig-Lüneburg; vgl. Rösslin (1513), A III^{r}. David Herlitz (1610) dedizierte sein Hebammenbuch den Lübecker Bürgersfrauen Maragreta Hönelen und Metta Lüneburges, seinen "vielgünstigen guten Freundinnen". Das Werk von Christoph Völter (1679) ist der württembergischen Herzogin Magdalena Sibylla gewidmet.

48 Zur Bildungssituation der Frauen in der frühen Neuzeit vgl. Wunder (1987), 146.

49 Vgl. Noonan (1969), 248, u. ders. (1970), 21 f.

50 Etwa Brunfels (1532), XI, ebenso Lonitzer (1679), 73.

51 Fuchs (1543), 2^{v}; vgl. Kap. IV. 2.

Für diejenigen unter der Bevölkerung, die nicht lesen konnten, bestand die Möglichkeit, Schriftkundige zu befragen oder sich aus Büchern vorlesen zu lassen. So empfehlen die Autoren der Hebammenbücher den Analphabetinnen, sich die wichtigsten Kapitel vorlesen zu lassen. Auch durch Appelle an die Obrigkeit, die Bücher kostenlos an Hebammen und Schwangere auszuteilen, suchen sie die Verbreitung ihrer Werke zu fördern.[52] Der anonyme Verfasser eines 1691 erschienenen Hebammenbuches meint zuversichtlich, "wann in einem Dorffe auch nur einer von den Nachtbarn ein deutlich mit ... probirten stücken angefülltes Artzney-Buch" habe, widerfahre "oft vielen/ mit wenigen Unkosten guter Rath/ Trost und Hülffe daraus".[53] Eigens für die "armen und Land-gesessenen Leute ... an Orten, da es schmale Ränder und nicht viel zu beißen giebet"[54] fügt er verständliche Rezeptanweisungen bei, die dem Leser die Herstellung auch fruchtabtreibender Arzneimittel fernab von Arzt und Apotheke ermöglichen.[55]

Für eine beträchtliche Popularität sprechen nicht zuletzt die hohen Ausgabenzahlen, die die Bücher zum Teil erlebten. Das auf dem "Gart der Gesundheit" fußende Kräuterbuch des Eucharius Rösslin, das später von Adam Lonitzer und weiteren Autoren bearbeitet wurde, erschien in über 60 Drucken des 15. bis 18. Jahrhunderts. Ähnlich großer Beliebtheit erfreuten sich die Kräuterbücher von Hieronymus Bock und P. A. Mattioli; letzteres fand nachweislich Eingang in die Bibliotheken von Klöstern, Ärzten und Apothekern.[56]

Die Popularität der Hebammenbücher läßt sich gleichfalls an den hohen Auflagenzahlen ablesen. Das unter dem Namen des Albertus Magnus erschienene - und etliche Abortiva enthaltende - Werk "Von Heimligkeiten der Weiber" soll 1569 bei der Frankfurter Buchmesse neben Adam Rieses Rechenbuch das am häufigsten verkaufte Sachbuch gewesen sein.[57] Fast hundert Jahre später zählt Johann Michael Moscherosch in seinen "Gesichten Philanders von Sittewald" das Buch zu den Handbüchlein der jungen Mädchen.[58] Telle schließt hinsichtlich der Hebammenbücher, "daß die Adressaten diesfalls mit den Rezipienten weitgehend identisch gewesen sind und manche frauen- und kinderheilkundliche Schrift in die Hand lese- und schreibfähiger Frauen gelangte".[59]

52 So etwa Eucharius Rösslin und Jakob Rueff, vgl. Kap. V. 1. u. V. 4.

53 Heb=Ammen=Kunst (1691), Vorrede an den Leser.

54 Heb=Ammen=Kunst (1691), Vorrede an den Leser.

55 Vgl. Kap. V. 9.

56 Vgl. Telle (1988), 77 u. Kühnel (1962), 87 f.

57 Vgl. Kleinschmidt (1982), 276 f.

58 Vgl. Moscherosch (1650), 93.

59 Telle (1988), 103.

Daß die Werke nicht nur gedruckt, sondern auch benutzt wurden, mag das Inventar des Pustertaler Wirtes und Volksmagiers Christoph Gostner vom Anfang des 17. Jahrhunderts verdeutlichen. Es führt unter anderem ein "Kreutterbuch", ein "klaines ertzneibuechel" und ein "altes distilier buech" auf.[60] Behringer verweist in diesem Zusammenhang auf die herausragende Rolle, die Heil- und Schriftkundige in der magischen Volkskultur spielten, sowie auf den überragenden Vorteil, den die Schriftlichkeit bei der Vermittlung komplizierter Zauberformeln bot - ein Vorteil, der bei der Übertragung heilkundlichen Wissens ebenso zum Tragen kommen mußte.[61]

3. Abtreibung und Hexenverfolgung

3.1. Die "weise Frau" in der Heilkunde der frühen Neuzeit

Einige neuere Autoren verknüpfen die mittelalterliche und frühneuzeitliche Volksmedizin mit der Gestalt der "weisen Frau", der sie herausragende geburtshilfliche Fähigkeiten und ein schier unerschöpfliches Wissen an Arzneipflanzen zuschreiben: "Die weise Frau ... hatte einen Schatz an Heilmitteln, die in jahrelangem Gebrauch erprobt waren ... Sie kannten schmerzstillende, verdauungsfördernde und entzündungshemmende Mittel. Sie verwandten Ergot (Mutterkorn) gegen die Geburtsschmerzen zu einer Zeit, als die Kirche lehrte, daß die Schmerzen bei der Geburt Gottes gerechte Strafe für Evas Ursünde seien."[62]

Die "weise Frau" soll "allerlei gefährliche Säfte und wirksame Stoffe" gekannt und "deren Einflüsse ausgezeichnet zu dosieren" gewußt haben, überhaupt sei ihr "kaum je ein Kind gestorben", ja, ihr ganzes Tun habe "unter der besonderen Huld des Himmels" gestanden.[63] Insbesondere auf dem Gebiet von Verhütung und Abtreibung soll die "weise Frau" herausragende Kenntnisse besessen haben, so daß sich die an Bevölkerungswachstum interessierte Obrigkeit angeblich seit dem Spätmittelalter veranlasst sah, die traditionelle, von Frauen getragene Heilkunde zunehmend zu unterdrücken. Der Beruf der Hebamme wurde vermittels Ordnungen reglementiert. Manche Autoren sehen darin "eine der

60 Vgl. Behringer (1988), 48-50.

61 Vgl. Behringer (1988), 15.

62 Ehrenreich u. English (1975), 19. Vgl. hierzu auch die stark feministisch geprägte Dissertation von Riese (1981).

63 Golowin (1982), 214-215.

ersten Kampfmaßnahmen der Feudalgesellschaft, die die Geburtshilfe aus dem Frauenbereich herauslösen sollten, um eine gesellschaftliche Kontrolle über die weibliche Gebärfähigkeit zu erlangen".[64]

Die Verherrlichung der "weisen Frau" in der modernen Literatur steht indes in keinem Verhältnis zu den zeitgenössischen Quellen. Es fehlen Belege, die das ihnen zugeschriebene Heilwissen auch nur andeutungsweise bestätigen könnten. Wer will wissen, ob die "weisen Frauen" tatsächlich das hochwirksame und zugleich hochgiftige Mutterkorn in der Geburtshilfe einsetzten? Angesichts der geringen therapeutischen Breite und schwierigen Dosierbarkeit des Alkaloidgemisches - heute finden die daraus isolierten Reinalkaloide Verwendung - ist kaum anzunehmen, daß das Mutterkorn in der frühneuzeitlichen Geburtshilfe eine bedeutsame Rolle spielte. In der Kräuterbuchliteratur gibt es keinerlei Hinweise für einen geburtshilflichen Gebrauch.[65]

Der Mythos von den kräuterkundigen, magiebegabten Frauen, die auf "natürlichem" Wege Krankheiten heilen und die Fruchtbarkeit regulieren konnten, läßt außerdem unberücksichtigt, daß auch die "Schulmedizin" bis ins 18. Jahrhundert hinein ihre Arzneimittel fast ausschließlich aus dem Pflanzenreich bezog und seit der Antike magische Mittel wie Amulette verordnete. Die spätmittelalterliche, wissenschaftliche Iatromathematik kannte embryologisch-geburtshilflich wirksame Tierkreiszeichen und Wandelsterne; die "schulmedizinische" Diätetik legte frauenfreundliche Jahreszeiten fest.[66] Nicht alles, was zunächst als magisch erscheint, kann daher ohne weiteres dem volksmedizinischen Bereich des Aberglaubens zugewiesen werden.[67]

Der Begriff der "weisen Frau" erscheint bei näherer Betrachtung äußerst fragwürdig. In der frühneuzeitlichen medizinisch-pharmazeutischen Literatur tritt er nicht in Erscheinung. Vielmehr ist dort von der "Hebamme" und von der "ehrbaren Frau" die Rede, die die christlichen Tugenden befolgt und dem Nächsten heilend und helfend zur Seite steht.

64 Becker (1977), 111.

65 Als einziger Autor geht Lonitzer (1679), 525 auf das Mutterkorn ein; ihm zufolge wird es von den Frauen aber nur gegen Gebärmutterleiden eingesetzt.

66 Vgl. Keil (1986), 187.

67 Vgl. Keil (1986), 192.

3.2. Zur Bedeutung der Abtreibung in den Hexenprozessen

Bereits einige mittelalterliche Pönitentialien,[68] vor allem aber der 1487 erstmals erschienene "Hexenhammer", verfasst von den Dominikanermönchen Jakob Sprenger und Heinrich Institoris, bewerteten den Schwangerschaftsabbruch als Hexerei.[69] Den "Hexen-Hebammen", die "auch Fehlgeburten bewirken" können, widmen die Autoren des "Hexenhammers" im ersten Teil ihres Buches einen eigenen Abschnitt.[70] Ungetaufte Foeten, Nabelschnüre und Kinderleichen begegnen in der medizinischen Literatur der frühen Neuzeit - etwa bei Girolamo Cardano und Giovanni Battista della Porta - als Bestandteile von Hexensalben und Zaubermitteln.[71] Eine Verbindung zwischen "Hebamme" und "Hexe" in der frühen Neuzeit scheint nahezuliegen, hatten doch gerade die Hebammen leichten Zugang zu den obengenannten Requisiten und war doch gerade die Geburt nach damaliger Anschauung ein Vorgang, der von schlechten Geistern und Dämonen stark beeinflusst werden konnte. So verwenden Heinsohn und Steiger die Anklagen, die im "Hexenhammer" gegen die "Hexen-Hebammen" erhoben werden, als Hauptpfeiler ihrer These, wonach die Hexenverfolgung vor allem die Vernichtung der Hebammen und "weisen Frauen" sowie die Ausrottung von deren Wissen über Verhütung und Abtreibung zum Ziel gehabt haben soll.[72] Wie Behringer zu Recht herausstellte, ist im "Hexenhammer", dessen drei Teile zusammen über 700 Seiten umfassen, jedoch lediglich auf elf Seiten von Hebammen die Rede, und auch dort geht es nicht um "Geburtenkontrolle" im von Heinsohn und Steiger unterstellten Sinn.[73]

Die nähere Untersuchung von Prozeßakten führt zu dem Ergebnis, daß die Hebammen keineswegs ausschließlich, ja nicht einmal besonders häufig als Hexen verklagt wurden.[74] Sind Hebammen in einen Hexenprozeß verwickelt, so

68 So etwa bei Burchard von Worms (um 1025); vgl. Noonan (1966), 219 f. sowie Kuhlen (1983), 284.

69 Vgl. Sprenger u. Institoris. ed. Schmidt (1982), 107.

70 Vgl. Sprenger u. Institoris. ed. Schmidt (1982), 157 f.

71 Vgl. Kuhlen (1983), 303, 340, 357-360. Zur Hexensalbe vgl. auch Le Court (1986), der eine besondere Verknüpfung zwischen ihren Ingredienzien und den frauenheilkundlichen Kräutern herstellt.

72 Vgl. Heinsohn u. Steiger (1986).

73 Vgl. Behringer (1987)

74 Die Würzburger Hexenverzeichnisse der Jahre 1627 bis 1629 führen unter 157 angeklagten Personen nur eine einzige Hebamme auf; vgl. Soldan u. Heppe II (1880), 45-51. Eine grundlegende Regionalstudie über die Hexenverfolgung in Bayern legte Behringer (1988) vor.

beziehen sich die Ankläger in der Regel nicht auf ihr "Geburtenkontrollwissen", sondern auf den Tod von Wöchnerinnen und Neugeborenen, den sie mittels Schadenzauber bewirkt haben sollen.[75] Abtreibungsdelikte treten weder bei den Hebammen noch sonst gehäuft als Anklagepunkt auf; vielmehr stellt sich in den Prozessen meist nachträglich heraus, daß eine zaubereiverdächtige Person an einer Abtreibung beteiligt war.[76] Die Autoren des "Hexenhammers" geben auch selbst zu, keinen Zweifel daran zu hegen, daß ein Mensch ebensogut "durch natürliche Mittel, zum Beispiel durch Kräuter ... ohne Hilfe der Dämonen" die Zeugung und Geburt verhindern kann.[77]

In den Kräuter- und Hebammenbüchern des 16. und 17. Jahrhunderts, deren Druck obrigkeitlich genehmigt und befürwortet wurde, wird der Schwangerschaftsabbruch regelmäßig mit "gottlosen" und "unzüchtigen" Frauen, kaum aber mit Hebammen oder gar Hexen in Verbindung gebracht.[78] Die Autoren der Hebammenbücher werden zwar nicht müde, die mangelnde Bildung und Moral zahlreicher Vertreterinnen des Hebammenstandes anzuprangern, ihrer angeblichen Magieanfälligkeit widmen sie jedoch kaum eine Silbe. In den hier untersuchten Werken ließ sich nur eine Stelle finden, in der ein Zusammenhang zwischen "schlechten" Berufskolleginnen und Zauberei oder Teufelspakt hergestellt wird; die Anklagen erstrecken sich indes nicht nur gegen weibliche Heilkundige, sondern gleichermaßen gegen männliche Quacksalber, die als "Sudler", "Beinhosen", "ungelehrte Bachanten" und so fort bezeichnet werden.[79] Eine einseitige Verfemung von Frauen, insbesondere von Hebammen, läßt sich also auch

75 Vgl. Jütte (1989), 222.

76 In den von Jöst (1930) untersuchten Offenbacher Hexenprozessen erstrecken sich die meisten Anklagen auf Fälle von Wetterzauber und Viehverhexung, nur einmal geht es um Abtreibung: In einem Prozeß des Jahres 1562 gestand die Delinquentin, ihre beiden Kinder getötet zu haben, das eine nach der Geburt mit Kalk, das andere vor der Geburt mittels "siebenbaum".

77 Sprenger u. Institoris. ed. Schmidt (1982), 158.

78 Eine Ausnahme bilden die Kräuterbücher von Bock und Mattioli, in denen auf die Praktiken der "alten Hexen und Huren" bzw. der "alten Hexen und Wettermacherin" mit dem Sadebaum verwiesen wird; vgl. Kap. IV. 3. u. IV. 6.2. In allen anderen Werken, die zu dieser Untersuchung herangezogen wurden, ließen sich keine Bemerkungen über "Hexen" und Abtreibungsmittel finden.

79 " Ich konte ein groß Register fürlegen/ wie viel redlicher Leute ... von solchen winckel Ertzten/ ungelehrten Bachanten/ Sudlern/ Beinhosen/ selbst gewachsenen/ unerfahrnen/ ungehöfelten Ertzten/ auch kühnen Vetteln/ unnd unweisen Muhmen/ ja die offt mit dem Teuffel gemeinschaft halten/ mit zeuberey und segnerey umbgehen/ hingeopffert/ und auffn Kirchhoff befürdert worden seind"; Herlitz (1610), A III^{r}.

hier nicht belegen. Im übrigen sind wortreiche Beschimpfungen von Laienheilern für die akademischen Ärzte des 16. und 17. Jahrhunderts nicht ungewöhnlich; sie mögen vor allem dem Konkurrenzneid entsprungen sein.[80]

Die von Heinsohn und Steiger angeführten Indizien, die für eine planmäßige Ausrottung der "weisen Frauen" und ihres Heilwissens zu sprechen scheinen, entpuppen sich als aus ihrem Zusammenhang herausgelöste und mit neuzeitlichen Projektionen versehene Versatzstücke. Die beiden Autoren schmieden so eine absurde Verschwörungsthese, die möglicherweise dem heutigen Zeitgeist entgegenkommt, einer historisch-kritischen Überprüfung jedoch nicht standhält.

80 Eine ähnlicher Angriff gegen das ungelehrte Heilpersonal findet sich zum Beispiel bei Hörnigk (1638), der auf dem Titelblatt ein ganzes Alphabet von "unbefugten Ärzten" auflistet: "Alte Weiber/ Beutelschneider/ Crystallenseher/ Dorffgeistliche/ Einsiedler/ Fallimentirer/ Gauckler/ Harnpropheten" etc. bis hin zu "Unholden/ Waltheintzen/ Zigeuner".

VII. EXKURS: ZUR WIRKUNG AUS HEUTIGER PHARMAKOLOGISCHER SICHT

Angesichts der Fülle der in der frühneuzeitlichen Literatur genannten Abortivmittel erhebt sich selbstverständlich die Frage nach ihrer Wirksamkeit. Daß magische Mittel wie das Umgürten mit Schlangenhaut, das Trinken von Frauenmilch oder das Überschreiten bestimmter Wurzeln wenig Erfolg versprechen, liegt auf der Hand. Indes lassen sich etliche Pflanzen ausmachen, deren Fähigkeit zur Fruchtabtreibung pharmakologisch nachgewiesen wurde. Sie sollen im folgenden, nach Wirkstoffgruppen geordnet, dargestellt werden.

1. Schleimdrogen

Innerhalb der Schleimdrogen begegnen vor allem Huflattich (Tussilago farfara L., Asteraceae), Malve (Malva sylvestris L., Malvaceae), Bockshornsamen (Trigonella foenum-graecum L., Fabaceae) und Leinsamen (Linum usitatissimum L., Linaceae) als Abortiva. Leinsamen enthalten neben Schleimstoffen bis zu 40 Prozent fettes Öl sowie blausäureabspaltende Glykoside, die jedoch wegen ihrer langen Spaltungszeit selbst bei der Einnahme großer Mengen keine Vergiftungssymptome zeigen. Die von einigen Hebammenautoren gepriesene fruchtaustreibende Wirksamkeit ist eher unwahrscheinlich.[1] Anders verhält es sich mit der auch als "Käspappel" bezeichneten Malvenwurzel: Sie kann aufgrund ihres Quellvermögens bei der Verwendung als Mutterzäpfchen den Gebärmutterkanal so stark erweitern, daß es unter Umständen zu einer künstlichen Fehlgeburt kommt. Für die beispielsweise bei Brunfels erwähnte orale Darreichung ist eine fruchtabtreibende Wirkung indes kaum anzunehmen.[2] Beim Huflattich lassen neuere Hinweise auf eine mögliche embryotoxische Wirkung schließen; so soll ein Säugling kurz nach der Geburt an Leberzirrhose verstorben sein, weil seine Mutter während der Schwangerschaft täglich eine Tasse Huflattichtee getrunken

1 Vgl. Wichtl (1989), 308.

2 Noch zu Beginn des 20. Jehrhunderts fand Radix Malvae als Quellstift zur Fruchtabtreibung Verwendung; vgl. Jaretzky (1948) u. Weltenberg (1949).

hatte.[3] Für wäßrige Extrakte des Bockshornsamens konnte sogar eine spezifische uterusstimulierende Wirkung nachgewiesen werden.[4]

2. Bitterstoff-Drogen

Zwei der Familie der Gentianaceae angehörende Abortivdrogen, die Enzianwurzel (Gentiana lutea L.) und das Tausendgüldenkraut (Centaurium erythraea Rafn.), weisen einen hohen Gehalt an Bitterstoffen aus der Reihe der Secoiridoidglykoside auf.[5]Neben einer reflektorischen Anregung der Speicheldrüsen- und Magensaftsekretion, die bei Applikation hoher Dosen bis hin zu gastroenteritischen Reizungen reichen kann,[6] wurde für manche Bitterstoffe bei intravenöser Injektion eine uteruskontrahierende Wirkung beschrieben.[7] Über die Folgen der vaginalen Anwendung von Wurzel und Pflanzensaft, die in der Kräuterbuchliteratur zur Fruchtaustreibung empfohlen wird, lassen sich dagegen kaum wissenschaftlich belegte Aussagen treffen.

3. Alkaloid-Drogen

Alkaloidhaltige Drogen spielen innerhalb der frühneuzeitlichen Materia medica abortiva eine untergeordnete Rolle. Erwähnenswert sind die Alraune (Mandragora officinarum L., Solanaceae) und die weiße Nieswurz (Veratrum album L., Melanthiaceae). Beide zeichnen sich durch eine hohe Toxizität aus. Bereits ein bis zwei Gramm der getrockneten Veratrum-Wurzel können bei oraler Einnahme zum Tode führen; als Vergiftungssymptome treten Erbrechen, heftige Durchfälle, Atemstörungen und Blutdruckabfall auf. Zu den toxischen Bestandteilen zählen insbesondere die auf einem Steroidgerüst basierenden Esteralkaloide Protoveratrin A und B. Demgegenüber enthält die Alraune verschiedene Tropanalkaloide und entfaltet tollkirschenartige Nebenwirkungen wie Sekretionshemmung und Rauscherzeugung.[8] Eine uterusspezifische Wirkung ist bei

3 Vgl. Wichtl (1989), 247.
4 Vgl. Wichtl (1989), 103.
5 Vgl. Schneider (1985), 230 f. u. Wichtl (1989), 154 f.
6 Vgl. Braun u. Frohne (1987), 123.
7 Vgl. Wagner (1982), 97.
8 Vgl. Wagner (1982), 161; Braun u. Frohne (1987), 153. Es fällt auf, daß die gleichfalls toxischen Solanaceendrogen Bilsenkraut (Hyoscyamus niger L.), Tollkirsche (Atropa bella-

keiner der beiden Drogen anzunehmen; neben allgemeinen toxischen Effekten läßt jedoch die vaginale Anwendung der weißen Nieswurz eine starke Schleimhautreizung erwarten.[9]

Das bis heute als Wehenmittel bedeutsame Mutterkorn (Claviceps purpurea) begegnet in der frühneuzeitlichen Literatur nicht als Abortivum.[10] Da die Secale-Alkaloide erst bei fortgeschrittener Schwangerschaft auf den Uterus einwirken, mögen sie für eine frühe Abtreibung ungeeignet gewesen sein.[11]

4. Harzdrogen

Wegen ihrer abführenden und zum Teil stark dünndarmreizenden Wirkung bezeichnet man die Harze aus den Wurzeln einiger Convolvulaceen und Cucurbitaceen als Drastica. Als Abortivdrogen begegnen vor allem die Skammonienwurzel (Convolvulus scammonia L., Convolvulaceae), die Zaunrübe (Bryonia alba L. und Bryonia cretica L. ssp.dioica (Jaqu.), Cucurbitaceae) und die Koloquinthen (Citrullus colocynthis (L.) Schrader, Cucurbitaceae).[12]

Das Harz der Zaunrübenwurzel und der Koloquinthen enthält ein Gemisch tetrazyklisch aufgebauter Triterpene, die sogenannten Cucurbitacine. Sie sind sowohl für die drastisch abführende Wirkung als auch für die Toxizität der Drogen verantwortlich, wobei das Ausmaß der Giftwirkung von der Pflanzenart, den verwendeten Drogenteilen und der Lagerung abhängig ist. Im Falle der Zaunrübe besitzt die Frischpflanze eine wesentlich höhere Toxizität als die getrocknete Droge; der Gehalt an Cucurbitacinen liegt außerdem bei Bryonia dioica etwa zehnmal höher als bei Bryonia alba.[13] Der Saft frischer Zaunrübenwurzeln führt auf der Haut zunächst zur Rötung, danach zu schmerzhaften Entzündungen mit Blasenbildung. Die in der Kräuterbuchliteratur erwähnte innerliche Einnahme

donna L.) und Stechapfel (Datura stramonium L.), die als typische Hexen- und Zauberkräuter gelten, in den untersuchten Texten nicht als Abortiva erwähnt werden; vgl. Marzell (1963).

9 Vgl. Frohne u. Pfänder (1983), 153 f.

10 Lonitzer (1679), 525 bemerkt lediglich, das Mutterkorn werde "von den Weibern für ein... bewehrte Artzney für das Aufsteigen und Wehethum der Mutter gehalten"; für eine Verwendung als wehenerregendes Mittel liegen keine Hinweise vor.

11 Vgl. Shorter (1984), 210. Zur Toxikologie des Mutterkorns vgl. Kruse [u.a.] (1989), 321-325.

12 Vgl. Schneider (1985), 373-375. Albert-Puleo (1979), 193 zieht für Convolvulus scammonia die Präsenz von Mutterkornalkaloiden in Betracht.

13 Vgl. Wagner (1982), 208.

muß blutige Durchfälle und Nierenreizungen hervorgerufen haben, in deren Folge ein Fruchtabgang war. Vierzig Beeren sollen bei Erwachsenen letal wirken.[14]

Koloquinthen rufen in geringer Überdosierung ebenfalls heftige Gastro-Enteritiden und Hyperämie der Nieren hervor; die Einzeldosis sollte 15 mg nicht überschreiten.[15] Zu Recht gilt die Droge seit Dioskurides als fruchttötendes Mittel.[16]

5. Saponin-Drogen

Die Saponine leiten ihren Namen von ihrer Eigenschaft her, mit Wasser einen haltbaren Schaum zu bilden. Zu ihren charakteristischen Merkmalen zählt die Hämolysewirkung, die auf der Zerstörung der Erythrozytenmembran durch Herauslösen bestimmter Membranbestandteile beruht. Infolge von Histaminfreisetzung wirken alle Saponin-Drogen schleimhautreizend; in hohen Dosen sind Magen- und Darmentzündungen möglich.[17]

Eine starke hämolytische Aktivität besitzen die Triterpensaponine der Gattungen Hedera und Cyclamen, die in der frühneuzeitlichen Literatur häufig als Abortivmittel erwähnt werden. Das im Efeu (Hedera helix L., Araliaceae) enthaltene Alpha-Hederin erwies sich im Tierversuch als toxisch. Frische Efeublätter und der Blattsaft können allergische Kontaktdermatitiden auslösen[18] - ein Effekt, der möglicherweise bei der empfohlenen Applikation der Blattstiele als Abortivum zum Tragen kommen sollte. Das Wilde Alpenveilchen (Cyclamen purpurascens Mill., Primulaceae) findet im Gegensatz zu dem heute als Sekretolytikum gebrauchten Efeu keine arzneiliche Verwendung mehr. Die Ursache liegt in der hohen Toxizität begründet, die vor allem auf den Gehalt an Cyclamin zurückzuführen ist. Bereits nach Einnahme kleiner Stückchen des Wurzelstocks treten heftige gastro-intestinale Reizungen bis hin zu Krämpfen und Lähmungen auf. Hiller und Bickerich verweisen auf früher beobachtete Vergiftungen auf-

14 Vgl. Frohne u. Pfänder (1983), 93 f. Hiller u. Bickerich (1988), 40 verweisen auf die frühere Anwendung als Abortivum.

15 Vgl. Braun u. Frohne (1987), 68.

16 Vgl. zum Beispiel Kap. IV. 5.

17 Vgl. Schneider (1985), 272 u. Wagner (1982), 128 f.

18 Vgl. Schneider (1985), 274 u. Wichtl (1989), 140.

grund der mißbräuchlichen Anwendung als drastisches Abführmittel und Abortivum.[19]

Ebenfalls giftig sind die Arten der Gattung Helleborus, die in der Kräuterbuchliteratur immer wieder zur Fruchtaustreibung genannt werden. Die schwarze Nieswurz (Helleborus niger L., Ranunculaceae) zeichnet sich vor allem durch ihren Gehalt an Helleborin aus, einem Steroidsaponin, das schleimhautreizende, brechenerregende und Durchfall erzeugende Wirkung besitzt. Andere Arten, etwa Helleborus viridis L., enthalten darüber hinaus Herzglykoside vom Bufadienolid-Typ.[20]

Die Wurzel des Seifenkrauts (Saponaria officinalis L., Caryophyllaceae) weist zwei bis fünf Prozent eines aus mehreren Glykosiden bestehenden Saponingemisches auf. Obschon die Toxizität gegenüber Cyclamen und Helleborus wesentlich geringer ist, kann auch die Seifenwurzel in höheren Dosen gastroenteritische Reizungen hervorrufen. Auch eine spermizide Wirkung ließ sich nachweisen.[21] Bei der beschriebenen vaginalen Anwendung ist anzunehmen, daß die schleimhautreizenden und toxischen Saponine der Drogen eine schädliche Wirkung auf die Leibesfrucht entfalteten und Abortgefahr verursachten. Die Ermahnungen der Kräuterbuchautoren, Schwangere sollten sich vor diesen Kräutern hüten, waren also durchaus berechtigt.

6. Ätherisch-Öl-Drogen

Der weitaus größte Teil der in der frühneuzeitlichen Literatur beschriebenen Abortiva zählt zur Gruppe der Ätherisch-Öl-haltigen Drogen. Unter ätherischen Ölen versteht man flüssige, flüchtige Pflanzeninhaltsstoffe, die meist dem Terpen- oder Phenylpropanstoffwechsel entstammen und einen charakteristischen Geruch aufweisen. Infolge ihres lipophilen Charakters werden sie von Haut und Schleimhäuten leicht aufgenommen. Nach der Resorption wirken sie als allgemeine Zellgifte. Bei cutaner Applikation führen zahlreiche ätherische Öle zu einer Hyperämisierung; bei oraler Darreichung können sie Gastroenteritis und Ent-

19 Vgl. Frohne u. Pfänder (1983), 171; Hiller u. Bickerich (1988), 68.

20 Vgl. Wagner (1982), 126; Braun u. Frohne (1987), 132. Nach Werb (1936), 33 wurde Helleborus niger noch zu Beginn des 20. Jahrhunderts in Rumänien von der bäuerlichen Bevölkerung als Abortivum benutzt.

21 Vgl. Braun u. Frohne (1987), 218 f. sowie Wichtl (1989), 443 f.

zündungen der Beckenorgane auslösen.[22] Einige Pflanzenfamilien, darunter die Rutaceae, Apiaceae, Lamiaceae und Lauraceae, zeichnen sich durch einen besonders hohen Gehalt an ätherischem Öl aus;[23] sie liefern etliche seit der Antike bekannte Abortivdrogen.

An erster Stelle ist der Sadebaum (Juniperus sabina L., Cupressaceae) zu nennen, der zweifellos das bekannteste Abtreibungsmittel der frühen Neuzeit darstellt. Volkstümliche Bezeichnungen wie "Jungfernpalme", "Kindermord" oder "Mägdebaum" bezeugen die Popularität des Sadebaumes bis in die Gegenwart hinein;[24] aufgrund häufigen Mißbrauchs mußte sein Anbau in öffentlichen Gärten teilweise verboten werden.[25] Die getrockneten Blätter und Gipfeltriebe enthalten zwei bis fünf Prozent eines übelriechenden ätherischen Öls mit den Hauptkomponenten Sabinol und Sabinylacetat. Das Sadebaumöl wirkt sowohl bei äußerlicher als auch bei innerlicher Anwendung stark toxisch; die letale Dosis kann allerdings erheblich schwanken.[26] Aufgrund des Sabinol-Gehaltes kommt es bei oraler Einnahme zu einer Kongestion der Beckenorgane und zu Entzündungen der Harnwege. Als Folgeerscheinung treten reflektorische Kontraktionen auf, die unter Umständen den Foetus austreiben.[27] Der dem Sadebaum verwandte Wacholder (Juniperus communis L., Cupressaceae) besitzt eine deutlich geringere Toxizität, führt in höheren Dosen jedoch ebenfalls zu Nierenreizungen und ist daher nach heutiger Ansicht in der Schwangerschaft kontraindiziert.[28]

Die vor allem in der Hebammenliteratur oftmals erwähnte Raute (Ruta graveolens L., Rutaceae) enthält wechselnde Mengen an ätherischem Öl sowie photosensibilisierende Furanocumarine und Chinolin-Alkaloide; sie soll noch heute in New Mexico, Arizona und im westlichen Texas als volkstümliches Emmenagogum und Abortivum benutzt werden.[29] Von einer direkten uterusstimulie-

22 Die reizenden Eigenschaften ätherischer Öle werden heute zur Hautreiztherapie bei Rheuma und Neuralgien ausgenutzt; vgl. Teuscher (1975), 176.

23 Vgl. Teuscher (1975), 174.

24 Vgl. Pritzel u. Jessen (1882), 198.

25 Andernorts versuchte man, die Büsche durch Umzäunung vor Diebstahl und Mißbrauch zu schützen; vgl. Shorter (1984), 212.

26 Lewin (1922), 328-335 berichtete von neun Todesfällen bei einindzwanzig mit Sadebaum durchgeführten Abtreibungen. In elf weiteren Fällen erlag die Mutter einer schweren bzw. tödlichen Erkrankung, ohne daß es zum Abort kam. Im allgemeinen betrachtet der Autor eine Abkochung oder einen Aufguß von 50-70g Sadebaumspitzen bei Frauen mit entsprechender Disposition als abortiv wirksame Dosis.

27 Vgl. Broendegaard (1964), 336; Frohne u. Pfänder (1983), 95.

28 Vgl. Wichtl (1989), 510.

29 Vgl. Conway u. Slocumb (1979), 247 f.

renden Wirkung berichtet die ältere Literatur.[30] Auch neuere Autoren bescheinigen dem ätherischen Öl der Raute abortive Wirksamkeit, sofern größere Mengen zur Anwendung gelangen.[31] Ebenso wie der Sadebaum mußte die Raute mancherorts hinter Glas ausgestellt werden, um Diebstahl zu verhindern.[32]

Zu den Abortivdrogen mit pharmakologisch erwiesener Wirkung zählt auch der Safran (Crocus sativus L., Iridaceae). Neben gelben Farbstoffen weist er etwa ein Prozent ätherisches Öl mit Safranal als Hauptbestandteil auf. Bereits die Einnahme von fünf bis zehn Gramm ruft Vergiftungssymptome wie Erbrechen, heftige Durchfälle und Uterusblutungen hervor; die glatte Muskulatur des Uterus wird erregt.[33]

Muskatblüte und Muskatnuß (Arillus bzw. Samen der Beerenfrucht von Myristica fragrans Houtt., Myristicaceae) begegnen vor allem in der Hebammenliteratur als Bestandteile fruchtaustreibender Arzneimittel. Beide Drogen liefern fünf bis zehn Prozent ätherisches Öl, das aus verschiedenen Terpenkohlenwasserstoffen und zu etwa acht Prozent aus Myristicin, einem toxischen Phenylpropanderivat, zusammengesetzt ist. Aufgrund des Myristicin-Gehaltes wirkt Muskatöl emmenagog-abortiv, kann jedoch bereits in geringen Mengen zu schweren Intoxikationen führen.[34] Gegenüber den bisher genannten Drogen spielt die Petersilie (Petroselinum crispum (Mill.) Nyman, Apiaceae) als Abtreibungsmittel in der frühen Neuzeit eine untergeordnete Rolle. Das vor allem in den Früchten enthaltene ätherische Öl mit den Hauptkomponenten Apiol und Myristicin besitzt indes nachweislich uteruserregende Eigenschaften.[35]

Ebenfalls zur Familie der Apiaceae (Umbelliferen) gehören Engelwurz (Angelica archangelica L.), Liebstöckel (Levisticum officinale Koch) und die Mohrrübe (Daucus carota L.), die in den Kräuterbüchern Erwähnung finden. Engelwurz und Liebstöckel enthalten Cumarine sowie etwa 0,4 bis 1,3 Prozent ätherisches Öl, das beim Liebstöckel vor allem aus Alkylphthaliden besteht, wäh-

30 Vgl. z.B. Jaretzky (1949), 282.

31 Vgl. Wagner (1982), 43; Braun u. Frohne (1987), 213 f.

32 So etwa in den Botanischen Gärten von Paris und Brest; vgl. Caradec (1860), 337.

33 Vgl. Frohne u. Pfänder (1983), 137 sowie Wichtl (1989), 414. Redemann (1918), 23 untersuchte die Wirkung von Safran am isolierten Uterus und konnte eine unmittelbare Wehenerregung feststellen. Nach Rüegg (1936), 23 f. wurde Safran noch in den dreißiger Jahren als Abortivum benutzt; wegen des hohen Preises stand die Droge jedoch in der Häufigkeit der Anwendung hinter billigeren Mitteln wie Sadebaum und Raute zurück.

34 Vgl. Teuscher (1975), 189 f. Neben Safran und Wacholder wurde Muskat noch zu Beginn des 20. Jahrhunderts von den Hebammen im Lötschental als menstruationsförderndes und wehenerregendes Mittel verwendet; vgl. Müller (1969), 49 u. 86.

35 Vgl. Schneider (1985), 333 u. Wichtl (1989), 368 f.

rend bei der Engelwurz Monoterpenkohlenwasserstoffe wie Alpha-Pinen und Sabinen überwiegen. Beide Drogen werden in der Volksheilkunde noch heute als Emmenagoga benutzt.[36] In hohen Dosen kann das ätherische Öl der Engelwurz toxisch wirken, wohingegen Rüben-Zubereitungen auch in größeren Mengen als unbedenklich gelten.[37]

Innerhalb der Asteraceae (Compositen) sind vor allem Beifuß (Artemisia vulgaris L.), Kamille (verschiedene Chamomilla- oder Anthemis-Arten) und Rainfarn (Chrysanthemum vulgare (L.) Bernh.) hervorzuheben. Beim Rainfarn wurde eine Abortivwirkung nachgewiesen, die auf den Thujon-Gehalt des ätherischen Öles zurückzuführen ist.[38] Noch heute finden Beifuß und Kamille, in der frühneuzeitlichen Literatur häufig Bestandteile fruchtaustreibender Arzneimittel, volksmedizinisch bei Menstruationsstörungen Verwendung. Beifußkraut enthält je nach Herkunft bis zu 0,3 Prozent ätherisches Öl mit den Hauptkomponenten Thujon, Cineol oder Campher. Ein abortives Risiko wird beschrieben.[39]

Eine große Zahl fruchtaustreibender Pflanzen gehört zur Familie der Lamiaceae (Labiaten): Thymian (Thymus vulgaris L.), Quendel (Thymus serpyllum L.), Gamander (Teucrium-Arten), Rosmarin (Rosmarinus officinalis L.), Salbei (Salvia officinalis L.), kretischer Diptam (Origanum dictamnus L.) und die verschiedenen Minzen-Arten, innerhalb derer vor allem die Poleiminze (Mentha pulegium L.) von Interesse ist. Sie weist ein bis zwei Prozent ätherisches Öl auf, das zu etwa 80 Prozent aus dem toxischen Monoterpenderivat Pulegon besteht. Bei mißbräuchlicher Anwendung als Abortivum kann es zu schweren, tödlichen Vergiftungen kommen.[40] Pulegon bildet zugleich den Hauptbestandteil des Diptamöls.[41]

Rosmarin wirkt bei äußerlichem Gebrauch hautreizend und hyperämisierend, bei oraler Darreichung in hohen Dosen nierenreizend. Infolge von toxischen Nebenwirkungen des ätherischen Öles sind Rosmarin-Zubereitungen heute in der

36 Vgl. Wichtl (1989), 59 f. u. 309 f.

37 Vgl. Braun u. Frohne (1987), 20 u. 92 f.; dort Hinweis auf die mißbräuchliche Verwendung der Engelwurz als Abortivum.

38 Vgl. Teuscher (1975), 204. Rainfarn soll um 1930 in den ländlichen Gebieten Amerikas das "Lieblingsabortivum" gewesen sein; vgl. Shorter (1984), 211.

39 Vgl. Wichtl (1989), 86 u. 263-269. Volkstümliche Bezeichnungen wie "Muterkraut", "Weiberkraut", "Jungfernkraut" verweisen auf die Bekanntheit von Beifuß als menstruationsförderndes Mittel; vgl. Pritzel u. Jessen (1882), 45. Nach Conway u. Slocumb (1979), 250 sind Artemisia-Arten noch heute bei Indianern in New Mexico als Abortiva in Gebrauch.

40 Vgl. Frohne u. Pfänder (1983), 25.

41 Vgl. Braun u. Frohne (1987), 94.

Schwangerschaft kontraindiziert. Dasselbe gilt für alkoholische Salbei-Auszüge, die über einen hohen Thujon-Gehalt verfügen.[42] Das im Thymian- und Quendelöl enthaltene Thymol wirkt stark antiseptisch; die interne Applikation von reinem Thymol wird bei Graviden für gefährlich gehalten. Bei der Anwendung von Ganzdrogen-Extrakten sind hingegen keine schädlichen Nebenwirkungen zu erwarten.[43] Auch Gamander gilt in therapeutischen Dosen als toxikologisch unbedenklich.[44]

Lorbeer (Laurus nobilis L.) und Zimt (verschiedene Cinnamomum-Arten) zählen zur Familie der Lauraceae. Während Lorbeeröl überwiegend aus Cineol und Sesquiterpenlactonen zusammengesetzt ist und äußerlich hautreizend wirkt, weist Zimtöl im wesentlichen Phenylpropanderivate wie Zimtaldehyd (65-80%), trans-Zimtsäure und Eugenol (5-10%) auf. In größeren Mengen kann es Tachykardie und eine Erhöhung der Darmperistaltik hervorrufen, so daß Zimt-Zubereitungen nach heutiger Auffassung während der Schwangerschaft zu meiden sind.[45] Weiterhin sind die Aristolochiaceae mit den Arten Haselwurz (Asarum europaeum L.) und Osterluzei (Aristolochia clematitis L.) zu nennen. Das ätherische Öl der Haselwurz besteht bis zu 90 Prozent aus dem stark schleimhautreizenden Asaron und führt bei oraler Einnahme zu akuter Gastroenteritis sowie Uterusblutungen, so daß es zum Abort kommen kann.[46] Die in den frühneuzeitlichen Kräuterbüchern empfohlene Applikation des "gebrannten Wassers" dürfte somit recht wirkungsvoll gewesen sein. Die Osterluzei enthält neben ätherischem Öl vor allem Aristolochiasäure, der eine kanzerogene Wirkung zugeschrieben wird; sie kann durchaus eine Fehlgeburt auslösen.[47]

Zuletzt seien die Gummiharze erwähnt,[48] die seit der Antike immer wieder in der Literatur begegnen. Myrrhe, Opopanax und Bdellium stammen von verschiedenen Commiphora-Arten (Burseraceae); Galbanum, Asa foetida, Ammoniacum und Sagapenum werden in der Regel von Ferula-Arten (Apiaceae) gewonnen.

42 Vgl. Wichtl (1989), 406 u. 417.

43 Vgl. Wichtl (1989), 288 f. u. 500.

44 Vgl. Braun u. Frohne (1987), 233 f.

45 Vgl. Braun u. Frohne (1987), 146 sowie Wichtl (1989), 536 f.

46 Vgl. Hiller u. Bickerich (1988), 34.

47 Vgl. Braun u. Frohne (1987) 25. Das griechische Wort "aristolocheia" ("am besten für die Geburt") offenbart die herausragende Bedeutung, die die Droge seit der Antike in der Geburtshilfe spielte; vgl. Marzell I (1943), Sp. 390.

48 Unter Gummiharzen versteht man den eingetrockneten Milchsaft, der nach Verwundung der Pflanze austritt. Sie enthalten in der Regel 30 bis 60 Prozent Harzbestandteile, etwa fünf bis zehn Prozent ätherisches Öl und einen Polysaccharidanteil; vgl. Wagner (1982), 78.

Als Bestandteile zusammengesetzter Abortivmittel dürften sie zur Wirkungsverstärkung beigetragen haben, wenn es auch für eine direkte Uterusstimulierung keine Belege gibt. Am Rande soll auf das in spanischen Fliegen vorkommende Cantharidin hingewiesen werden, das ein tierisches Monoterpen mit toxischer und stark reizender Wirkung darstellt; seine Anwendung kann bei Schwangeren zum Abort führen.[49]

Insgesamt bleibt festzuhalten, daß ätherische Öle die charakteristischen Bestandteile der meisten Abortivdrogen bilden. Da sie zuweilen uterusstimulierend und kongestiv auf die Beckenorgane wirken sowie generell über haut- und schleimhautreizende Eigenschaften verfügen, sind sie zur Fruchtabtreibung durchaus geeignet. Die größte Wirksamkeit besitzen nach bisheriger Erkenntnis diejenigen Drogen, die Monoterpene wie Sabinol und Thujon oder die Phenylpropanderivate Apiol und Myristicin enthalten. Ob die in der frühneuzeitlichen Literatur beschriebenen Abortivmittel im Einzelfall tatsächlich eine Fruchtaustreibung herbeiführten, hängt jedoch von zahlreichen Faktoren ab. Selbst bei ein- und derselben Pflanzenart kann der Gehalt an ätherischem Öl je nach Herkunft, Klima, Erntezeit und Lagerung beträchtlichen Schwankungen unterworfen sein. Auch Parameter wie Darreichungsform, Begleitstoffe, Dosis und Häufigkeit der Anwendung beeinflussen die pharmakologische Wirkung einer Droge entscheidend. Nicht zuletzt spielt die Konstitution der Schwangeren eine maßgebliche Rolle.

49 Vgl. Frohne u. Pfänder (1983), 28.

VIII. ZUSAMMENFASSUNG

Die Arznei-, Kräuter- und Hebammenbücher des 16. und 17. Jahrhunderts enthalten eine Fülle von Angaben zu Abtreibungsmitteln. Hinsichtlich ihrer Überlieferung muß zwischen einzelnen Literaturgattungen unterschieden werden:

Die als pharmazeutische Vorschriftensammlungen konzipierten und vornehmlich an Ärzte und Apotheker gerichteten Pharmakopöen erwähnen in Anlehnung an die griechische und arabistische Rezeptliteratur Arzneimittel wie Theriak oder "Trochisci de Myrrha", deren Indikationsbereich die Austreibung des Foetus umfaßt. Für die geburtshilfliche Praxis mögen sie von geringer Bedeutung gewesen sein.

Die Autoren der Kräuterbücher beschreiben bis zu siebzig Abortivdrogen, wobei sie Pflanzen mit fruchttötenden und solche mit fruchtaustreibenden Eigenschaften kennen. Die genannten Indikationen lassen sich meist auf antike Quellen, insbesondere auf die Arzneimittellehre des Dioskurides zurückführen; vereinzelt wurden auch mittelalterliche und zeitgenössische Werke rezipiert. Ein Einfluß volkstümlichen Heilwissens läßt sich dagegen kaum belegen. Während die Verfasser die Belegstellen über Abortiva in den lateinischen Textausgaben meist unverändert übernehmen, macht sich in den deutschen Übertragungen eine gewisse Zurückhaltung bemerkbar. Sie äußert sich in gekürzten Textpassagen und im Zusatz von Warnungen vor Mißbrauch. Unzweifelhaft steht dies im Zusammenhang mit dem erweiterten Adressatenkreis der deutschsprachigen Werke, die den lesefähigen Laien bis hin zum gemeinen Mann erreichten, wohingegen die lateinische Literatur den Gelehrten vorbehalten war, die keinen Mißbrauch der vermittelten Informationen erwarten ließen. Dennoch darf nicht übersehen werden, daß auch die deutschsprachigen Kräuterbücher bis zu vierzig Angaben über frucht- und geburttreibende Pflanzen aufweisen.

In den Hebammenbüchern des 16. und 17. Jahrhunderts begegnen Abortiva vor allem als Mittel zur Austreibung der toten Leibesfrucht, wo sie angesichts des hohen Infektionsrisikos chirurgischer Eingriffe weiterhin eine bedeutsame Rolle spielten. Die Anwendungsformen sind breit gefächert: Neben Räucherungen, Mutterzäpfchen, Abortivtränken und Pflastern, die meist auf antike oder arabistische Vorbilder zurückgehen und ein weites Spektrum pflanzlicher und tierischer Drogen umfassen, finden auch magische Mittel wie das Umgürten mit Schlangenhaut oder das Tragen von Edelsteinen Erwähnung. Zahlreiche Rezepturen enthalten Drogen mit nachweislich fruchtaustreibender Wirkung wie Sadebaum, Safran, Muskat und Raute. Dies legt die Vermutung nahe, daß die genannten Mittel auch praktisch erprobt und auf ihre Wirksamkeit hin ausgewählt wurden.

Durch die seit dem 16. Jahrhundert zunehmende Verbreitung des Buchdrucks wurde das vormals nur in Handschriften bewahrte Heilwissen einer größeren Leserschaft zugänglich. Nicht nur Ärzten, Apothekern und Gelehrten, sondern auch den lesefähigen Hebammen und medizinischen Laien standen nun schriftliche Informationsquellen über Abortiva zur Verfügung. Von einem Verschwinden des Buchwissens über Abtreibungsmittel oder gar von einer systematischen Ausrottung des Geburtenkontrollwissens kann nicht die Rede sein.

IX. GLOSSAR DER PFLANZENNAMEN

Die Identifizierung der Pflanzen in den Werken der frühen Neuzeit erfordert ein hohes Maß an philologischer und botanischer Sachkenntnis, spiegelt sich doch gerade in ihren Namen jene Vielfalt der Überlieferungsstränge wider, von der die abendländische Heilkunde geprägt ist. Die griechischen Bezeichnungen der Antike wurden im Mittelalter teils unmittelbar, teils durch islamische Vermittlung, ins Lateinische übersetzt und der einheimischen Flora zugeordnet. Zu den Übertragungen und Verballhornungen der graeco-arabo-lateinischen Tradition gesellten sich die landessprachlichen Begriffe hinzu. Es entstand eine Fülle von Synonymen und semantischen Konkurrenzen, die bereits die zeitgenössischen Botaniker vor erhebliche Schwierigkeiten stellte.[1]

Aufgrund detaillierter Beschreibungen und naturgetreuer Abbildungen war es einigen neueren Autoren möglich, die in den Kräuterbüchern von Brunfels, Fuchs und Bock erwähnten Pflanzen weitgehend zu identifizieren. Für andere Werke, in denen ausführliche Pflanzenbeschreibungen fehlen - dies betrifft die Mehrzahl der Arznei- und Hebammenbücher - erweisen sich derartige Zuordnungen jedoch als schwierig.

Im folgenden Glossar werden sämtliche im Text genannten lateinischen und deutschen Pflanzennamen in alphabetischer Reihenfolge aufgeführt. Aus Gründen der Übersichtlichkeit wurde - sofern vorhanden - die gängigste lateinische Bezeichnung vorangestellt; darauf folgen die griechisch-, lateinisch- und deutschsprachigen Synonyme der frühneuzeitlichen Literatur. Die in Klammern hintangestellten Zahlen verweisen auf die Seitenzahlen dieser Arbeit, die den jeweiligen Pflanzennamen und die Quellenangabe enthalten. Fettgedruckte Zahlen beziehen sich auf eine Beurteilung aus heutiger pharmakologischer Sicht. Die wissenschaftliche Bezeichnung der Stammpflanzen (St. pfl.) sowie deren neuhochdeutsche Benennung (Nhd.) wurden nach Zander (1984) geprüft. Um die Auffindbarkeit der Pflanzen zu erleichtern, wurden die deutschen Bezeichnungen mit Querverweisen eingearbeitet.

Die Zuordnung der frühneuzeitlichen Pflanzennamen zur modernen Nomenklatur stützt sich auf die einschlägigen Wörterbücher und Identifikationen, die im nachfolgenden Siglenverzeichnis aufgeführt sind. Da eine Vielzahl von Büchern des 16. und 17. Jahrhunderts ausgewertet wurde, sind Mehrdeutungen oftmals unumgänglich. Es sei betont, daß es sich lediglich um Deutungsversuche handelt.

1 Zum terminologischen Problem mittelalterlicher und frühneuzeitlicher Pharmakobotanik vgl. Daems (1984) u. Keil (1985).

Siglenverzeichnis:

AND André (1985)
DRE Dressendörfer (1978)
FIS Fischer (1929)
HOP Hoppe (1969)
KEL Keller (1988)
MAR Marzell, 5 Bde., (1943-1979)
SCH Schmitz (1974)
SPR Sprague (1928/31)
ZEK Zekert (1938)

Abrotanum (39),
Stabwurtz (105), Staubwurtz (120), Gertwurtz (139).
St. pfl.: Artemisia abrotanum L., Asteraceae
Nhd.: Eberraute
HOP [280]; SPR 267; SCH 288; MAR I 417.

Absinthium (38, 39, 56),
Wermut (39, 112, 119, 154), Wermuth (147), Bergwermuth (130).
St. pfl.: Artemisia absinthium L., Asteraceae
Nhd.: Wermut
SCH 288; SPR 193; HOP [277]; MAR I 422.

Acker-Minze, Ackermüntz, s. Calamintha

Ackerwinde, s. Scammonia

Agaricus (60).
St. pfl.: Polyporus officinalis Fries., Polyporaceae
Nhd.: Lärchenschwamm
FIS 279; SCH 189; DRE 173.

Aiuga (94),
Abiga (97), Chamaepitys (153), Ye lenger ye lieber (94, 97), Je lenger je lieber (111, 153), Je länger je lieber (125).
St. pfl.: Ajuga chamaepitys Schr., Lamiaceae
Nhd.: Gelber Günsel
MAR I, 165.

Alant, s. Enula

Allermannsharnisch, s. Victorialis herba

Aloe (47).
St. Pfl.: Aloe ferox Mill. und andere Aloe-Arten, Liliaceae
Nhd.: Aloe
ZEK 134; SCH 290.

Alpenveilchen, s. Cyclamen

Alraun, s. Mandragora

Ammoniacum (56, 119, 125, 129, **185**),
Armoniacum (138, 139, 151), Armoniac (143).

Gummiharz verschiedener Dorema- oder Ferula-Arten, besonders von Dorema ammoniacum D. Don, Apiaceae
DRE 189; SCH 293.

Anagallis aquatica, s. Sium

Anagyris (110, 119),
Stinckendt baum (110, 119), Stinckendbaum (125).
St. pfl.: Anagyris foetida L., Fabaceae
Nhd.: Stinkstrauch
MAR I 260.

Anchusa (112, 120),
Rot Ochsenzung (112, 125); Rot Ochßenzung (120).
St. pfl.: Anchusa officinalis L., Boraginaceae
Nhd.: Gemeine Ochsenzunge
(zum Teil auch als Anchusa azurea Miller gedeutet)
FIS 259; MAR I 263; HOP [192] u. [193].

Andorn, s. Weiß Andorn

Andorn (riechender), s. Stachys

Angelica (66, 105, **183**, **184**),
Angelic (118), Angelick (126), Angelickwurtz (66), Engelwurtz (66), Brustwurtz (66), Heiligen Geistwurtz (66), Smyrnion (118).
St. pfl.: Angelica archangelica L. (= Archangelica officinalis Hoffm.), Apiaceae
Nhd.: Engelwurz
MAR I 372; HOP [335]; SPR 272.

Angelick, s. Angelica

Anthemis, s. Parthenium

Apium (49, 54, 74),
Epffich (54).
St. pfl.: Apium graveolens L., Apiaceae
Nhd.: Eppich
MAR I 355; HOP [363]; SCH 292; SPR 174.

Aristolochia (35, 49, 55, 72, 83, 92, 151, **185**),
Holwurtz (83, 92, 130, 139), Osterlucey (87, 131, 139, 143), Osterlucei (110, 159), Osterlucy (138).
St. pfl.: Aristolochia clematitis L. oder andere Aristolochia-Arten, s. Aristolochia longa und Aristolochia rotunda; Aristolochiaceae
Nhd.: Osterluzei
MAR I 390.

Aristolochia longa (55, 60),
Aristologia longa (138), Lang Holwurtz (110).
St. pfl.: Aristolochia longa L. oder andere Aristolochia-Arten, Aristolochiaceae
SCH 323; DRE 189.

Aristolochia rotunda (60, 130, 139),
Rund Holwurtz (101), Fumaria bulbosa (130).
St. pfl.: Aristolochia rotunda L. (Rundknollige Osterluzei), Aristolochiaceae, oder Corydalis cava Schw. et K. (Hohler Lerchensporn), Papaveraceae
HOP [601] u. [603]; MAR I 1194; DRE 189.

Artemisia (38, 52, 65, 71, 73, 74, 83, 84, 92, 97, 108, 111, 149, 150, **184**),
Arthemisia (49), Beifuß (39, 52, 101, 103, 105, 108, 111, 129, 143, 151), Beyfuß (65, 92, 97, 113, 98, 125, 128, 147, 153, 154, 158, 159), Beyfus (131), Beyfussz (83, 87), Byfuß (139), Bucken (52, 83, 84), Sankt Johans Gürtel (83), S. Johannis Gürtel (65).
St. pfl.: Artemisia vulgaris L., Asteraceae
Nhd.: Beifuß
MAR I 435; SPR 139; HOP [282].

Arthanita, s. Cyclamen

Asa foetida (38, **185**),
Azafetida (138), Assa foetida (150).
Getrockneter Milchsaft aus den Wurzeln von Ferula assa-foetida L. oder anderer Ferula-Arten, Apiaceae
Nhd.: Stinkasant Teufelsdreck
SCH 294; DRE 190; MAR II 424.

Asarum (58, 84, **185**),
Haselwurz (88), Haselwurtz (84, 101, 105, 111, 128), Haszelwurtz (87).
St. pfl.: Asarum europaeum L., Aristolochiaceae
Nhd.: Haselwurz
MAR I 458; SCH 294; HOP [56]; SPR 17.

Aspalathus (55, 112, 120),
Rhodißholtz (112), Santalum (55), Lignum Aloes (55), Lignum Thuris (55).
Droge unklarer Herkunft; von AND 28 als Alhagi maurorum L., von KEL 212 als Pterocarpus santalinus L. (rotes Sandelholz) gedeutet.

Baccharis (52, 120, 125, 130)
Benedicten Kraut (120).
Deutung unsicher; vielleicht Inula conyza DC., Asteraceae. MAR II 1009 [Kel 259 deutet "Bakcharis" des Dioskurides als Viola tricolor L., Stiefmütterchen, Violaceae].

Bachbungen, Bachbunn, s. Sium

Bachmintz (120, 143),
Bachmüntz (106, 107), Wassermyntz (139).
St. pfl.: Mentha aquatica L., Lamiaceae
Nhd.: Bachminze
MAR III 141; HOP [18].

Bärwurz, s. Daucus

Balsam, s. Opobalsamum

Bappelen, s. Malva

Basilien (132).
St. pfl.: Ocimum basilicum L., Lamiaceae
Nhd.: Basilikum
MAR III 364; SPR 71; HOP [31].

Basilikum, s. Basilien

Batthengel, s. Chamaedrys

Bauernsenff, s. Thlaspi

Baumfar, s. Filix

Bdellium (56, 65, 71, 110, 119, **185**).
Gummiharz von Pflanzen der Gattung Commiphora Jacq., Burseraceae
DRE 194; SCH 296; KEL 184.

Beerwurtz, s. Daucus

Beifuß, s. Artemisia

Benedicten körner, s. Paeonia

Benedicten Kraut, s. Baccharis

Berberis (97),
Oxyacantha (94, 97), Paissel beer (94), Peisselbeer (97).
St. pfl.: Berberis vulgaris L., Berberidaceae
Nhd.: Sauerdorn
SCH 297, HOP [763]; MAR I 568.

Bergmüntz, s. Calamintha

Besemkraut, s. Thlaspi

Bestenaw, s. Pastinaca

Betonienkörner (147),
Braun Bathonien (143).
St. pfl.: Stachys officinalis Trev. (= Betonica officinalis L.), Lamiaceae
Nhd.: Betonie
SPR 23; MAR IV 462; HOP [164].

Beyfuß, s. Artemisia

Bibernell (107, 166).
St. pfl.: Pimpinella saxifraga L., Apiaceae
Nhd.: Kleine Bibernelle
SPR 144; MAR III 756; HOP [367].

Bingelkraut (89).
St. pfl.: Mercurialis annua L., Euphorbiaceae
Nhd.: Einjähriges Bingelkraut
MAR III 174; HOP [158].

Blaw Gilgen, s. Iris

Bockshornklee, s. Foenograecum

Bohnenkraut, s. Satureja

Boley, s. Pulegium

Boretsch, Borrax, s. Burres

Botrys (124),
Traubenkraut (124).
St. pfl.: Teucrium botrys L., Lamiaceae
Nhd.: Trauben-Gamander
MAR IV 665.

Brandtlattich, s. Tussilago

Brassica (52),
Braßica (118), Brassica sativa (93), Kol (52, 93, 118), Kolkraut (89).
St. pfl.: Brassica oleracea L., verschiedene Varietäten, Brassicaceae
Nhd.: Kohl
HOP [568-570]; SCH 327; MAR I 644.

Braun Bathonien, s. Betonienkörner

Brionien wurtzel, s. Bryonia

Brunnenkresse, Brunnenkreß, s. Nasturtium

Brunnen unnd Weierpeterlein, s. Sium

Brustwurtz, s. Angelica

Bryonia (55, 65, 93, 97, 101, 117, 125, 131, **179**),
Brionien wurtzel (143), Hunds Kürbs (101), Hundskürbs (55), Scheißwurtz (65), Schmeerwurtz (65), Stichwurtz (55), Stickwurtz (65, 93, 97, 117, 125), Teufelskirsen (55), Zaunrübe (65, 131), Vitis alba (93).
St. pfl.: Bryonia dioica Jacqu. und Bryonia alba L., Cucurbitaceae
Nhd.: Zaunrübe
HOP [641], SCH 300; MAR I 683.

Bucken, s. Artemisia

Burres (143, 153),
Borrax (153).
St. pfl.: Borago officinalis L., Boraginaceae
Nhd.: Boretsch
MAR I 626; HOP [195]. "Borrax" wurde auch als Synonym für "Borax" verwandt; vgl. Hickel (1965), 100-110.

Bynsygen (139).
St. pfl.: wahrscheinlich Arten der Gattung Lamium L., Lamiaceae
Nhd.: Taubnessel
HOP [4-6]; MAR II 1161.

Calamintha (53, 65, 72, 80, 89, 92, 117, 123, 130),

Calamentum (86, 89), Kalaminthe (104), Nepeta (66, 117), Nepeta montana (109), Nept (104), Bergmüntz (130), Geetmüntz (53), Katzenkraut (66), Katzenmüntz (53, 92).
St. pfl.: Nepeta cataria L., Lamiaceae
Nhd.: Katzenminze
SPR 275; HOP [16]; SCH 301; MAR III 309.

Ackermüntz (65), Wilder Polei (53).
St. pfl.: Mentha arvensis L., Lamiaceae
Nhd.: Acker-Minze
HOP [19]; SCH 301; MAR III 146.

Camillen, s. Chamomilla

Capilli veneris (72).
St. pfl.: Adiantum capillus-veneris L., Adiantaceae (Frauenhaarfarn) oder Asplenium ruta-muraria L., Aspleniaceae (Mauerraute).
MAR I 118 oder SPR 78; DRE 201; MAR I 487.

Cardamomum (118, 131),
Cardamömlin (118), Parißkörner (131).
St. pfl.: Elettaria cardamomum (L.) Maton, Zingiberaceae
Nhd.: Kardamome
DRE 200; SCH 303; MAR II 199.

Casie, s. Cassia lignea

Cassia fistula (36, 37).
Eingedickter Saft aus der Frucht von Cassia fistula L., Fabaceae
Nhd.: Röhrenkassie
DRE 201; SCH 304.

Cassia lignea (36, 39, 42, 73, 74),
Cassia (86), wolriechende Casie (120).
St. pfl.: Cinnamomum aromaticum Nees, Lauraceae (Zimtkassie), Cassia acutifolia Del. oder Cassia angustifolia Vahl, Fabaceae (Kassie, Gewürzrinde)
DRE 201.

Cedrus (119)
Cederbaum (119).
Deutung unsicher; von Fis 272 als Juniperus excelsa M.B., Cupressaceae, identifiziert.
Die beiden Arten des antiken "Cedrus" werden von AND 54 als Juniperus excelsa M.B. und Juniperus oxycedrus L., von KEL 179 als Cedrus libani A. Rich. und Juniperus phoenicea L. gedeutet.

Centaurium minus (53, 71, 74, 92, **178**),
Tausentgülden (111, 125, 147), Dausent gulden (101, 103), Tausendguldenkraut (53), Dausentguldinkraut (89), Klein Tausendtguldenkraut (92), Klein Tausendtgülden (131), Fieberkraut (125).
St. pfl.: Centaurium erythraea Rafn., Gentianaceae
Nhd.: Tausendgüldenkraut
DRE 201; SCH 305; SPR 183; HOP [119]; MAR II 321.

Centaurium maius (52),
Rhaponticum (125), Centaurea (85, 110), Tausent Gülden (110), Tausent guldin kraut (85), Groß Tausentgülden (125), Groß Tausendtgülden (131)
St. pfl.: Centaurea centaurium L. oder Centaurea rhapontica L., Asteraceae
Nhd.: Flockenblume
SCH 305; DRE 201.

Chamaedrys (52, 83, 92, **184**, **185**),
Batthengel (52), Gamander (147), Gamanderlin (83, 89), Gamanderlen (130), Gamanderlein (131), Vergiß mein nit (52).
St. pfl.: Teucrium chamaedrys L., Lamiaceae
Nhd.: Edelgamander
SCH 302; HOP [169]; MAR IV 666.

Chamaepitys, s. Aiuga

Chamomilla (58, 73, 83, 86, **184**),
Chamaemelon (52), Chamaemelum (83), Camomillen (153), Camillen (52, 220, 111, 139, 143, 147, 159), Chamillen (129, 131), Chamillenblumen (89).
St. pfl.: Chamomilla recutita (L.) Rauschert (= Matricaria chamomilla L.), Asteraceae
Nhd.: Echte Kamille
Zuweilen als Chamaemelum nobile (L.) All. (Römische Kamille) gedeutet, s. Parthenium
SPR 232; MAR III 66; HOP [127].

Cherefolium, s. Myrrhis

Christwurtz, s. Helleborus

Cicer (85, 92, 97),
Cicer sativum (54), Cicer ruber (71, 72), Kichern (54), Zisern (97), Zisererbs (54), Zißeren (85), Zyßeren (89), Zyssern (92).
St. pfl.: Cicer arietinum L., Fabaceae
Nhd.: Kichererbse
SPR 253; SCH 307; DRE 203; HOP [470]; MAR I 986.

Cichorium, s. Seris

Cimmetrinden, s. Cinnamomum

Cinnamomum (36, 37, 56, 59, 72, **185**),
Cinamomum (64, 74, 119), Cimmetrinden (119), Cymatrinden (134), Zimmt (159), Zimmet (143), Zymmet (138).
St. pfl.: Cinnamomum verum J. S. Presl (= Cinnamomum zeylanicum Bl., Zimtbaum) oder Cinnamomum aromaticum Nees (= Cinnamomum cassia Bl., Zimtkassie), Lauraceae
SCH 306; DRE 203; MAR I 1005.

Clinopodion (119),
Wirbeldost (119).
St. pfl.: Wahrscheinlich Clinopodium vulgare L., Lamiaceae
Nhd.: Wirbeldost
MAR I 1057.

Colocynthis (54, 60, 92, 123, 150, 151, **179**, **180**),
Colocynthidus (47), Coloquint (80, 89, 101, 117, 156), Coloquintida (138, 139), Cucurbita agrestis (80), Cucurbita sylvestris (117), Wilde Kürbs (54), Wilder Kürbß (92).
St. pfl.: Citrullus colocynthis (L.) Schrad., Cucurbitaceae
Nhd.: Koloquinthe
SCH 307; DRE 204; HOP [644]; MAR I 1028.

Colubrina, s. Dracunculus

Conyza (53, 108, 118, 131),
Conisa (110), Dürrwurtz (108, 119, 125, 131), Dürwurtz (110), Flehkraut (119), Flöhkraut (101), Muckenkraut (118, 119).
St. pfl.: Inula conyza DC. (= Conyza squarrosa L.), Asteraceae
Nhd.: Dürrwurz
HOP [140], MAR II 1009.

Costus vulgaris (124),
Costwurtzel (125), Kostenheylwurtz (130), Panax Costinum (130).
St. pfl.: Costus speciosus Smith oder Costus glabratus Sw., Zingiberaceae
SCH 308; DRE 208; MAR I 1208; KEL 149.

Cressen, s. Nasturtium

Crocus (35, 36, 37, 42, 49, 65, 72, 73, 74, 149, 151, **183**),
Saffran (66, 107, 121, 131, 134, 139, 153, 156 166), Safran (127, 159), Zimmat (66).
St. pfl.: Crocus sativus L., Iridaceae
Nhd.: Safran
SCH 358; DRE 208; MAR I 1248; HOP [599].

Cucumer sylvestris, s. Elaterium

Cucurbita agrestis oder sylvestris, s. Colocynthis

Cuminum (38),
Rhömischer Kümmel (143).
St. pfl.: Cuminum cyminum L., Apiaceae
Nhd.: Kreuzkümmel
SPR 190; HOP [676]; MAR I 1266.

Cyclamen (46, 47, 65, 69, 71, 86, 93, 97, 131, 155, **180**),
Cyclaminus (54, 117), Arthanita (46, 71), Panis porcinus (71), Pomum terrae (86), Erdapfel (54), Erdapffel (65, 93, 125), Erdscheiben (126), Erdwurtz (93), Säwbrodt (65), Sewbrodt (116, 117), Schweinbrot (54, 97, 125, 126), Schweinbrodt (131), Schweinßbrot (156).
St. pfl.: Cyclamen purpurascens Mill. (= Cyclamen europaeum L.), Primulaceae
Nhd.: Wildes Alpenveilchen, Bergveilchen
SCH 306; HOP [700]; MAR I 1282.

Cymatrinden, s. Cinnamomum

Dannenbaum, s. Pinus

Daucus (54, 55, 94, 97, 105, 125, **183**),
Sammelbegriff für verschiedene Apiaceen:

Beerwurtz (55), Berwurtz (94).
St. pfl.: Meum athamanticum Jacq.
Nhd.: Bärwurz
MAR III 191; HOP [352].

Weiß Hirtzwurtz (55, 94).
St. pfl.: Laserpitium latifolium L.
Nhd.: Breitblättriges Laserkraut
MAR II 1180.

Schwartze Hirtzwurtz (55, 94).
St. pfl.: Peucedanum cervaria Lap.
Nhd.: Hirschwurz
MAR III 637; HOP [353-354].

Wilde Pestnachen (125), Wild Pestnach (129), Vogelnest (97), Wilde Moren (143), Geel und roht Rüben (104).
St. pfl.: Daucus carota L.
Nhd.: Möhre
MAR II 62; HOP [351].

Dausentguldinkraut, s. Centaurium

Dictamnus (52, 69, 71, 74, 108, **184**),
Dictamus (85), Dictam (101, 104), Diptam (39, 85, 89, 108, 138, 143, 147, 153), Diptan (110).
Zum Teil unterschieden in:

Diptamnus creticus (42, 72), Dictamus cretensis (110), Dictamnus creticus (38), Kretischer Dictam (125).
St. pfl.: Origanum dictamnus L. (= Amaracus dictamnus Benth., Lamiaceae
Nhd.: Diptamdosten
DRE 210; MAR III 448; HOP [28].

Dictamnus albus (124), Gemeiner Dictam (124, 125).
St. pfl.: Dictamnus albus L., Rutaceae
Nhd.: Weißer Diptam
SPR 263; SCH 310; DRE 210; MAR II 122; HOP [29].

Dill (128, 143).
St. pfl.: Anethum graveolens L., Apiaceae
Nhd.: Dill
MAR I 305; HOP [356].

Diptam, s. Dictamnus

Dost, s. Rot dosten

Dracunculus (55),
Schlangenkraut (55), Naterwurtz (86, 148).
Zum Teil unterschieden in:

Dracunculus maior (92, 118), Groß Natterwurtz (118), Colubrina (82), Natterwurtz (82), Schlangenkraut (82, 92).
St. pfl.: Dracunculus vulgaris Schott (= Arum dracunculus L.), Araceae
Nhd.: Drachenwurz
SPR 16; MAR II 166; HOP [610].

Dracunculus minor (82), Klein Natterwurtz (82).
St. pfl.: Polygonum bistorta L., Polygonaceae
Nhd.: Wiesenknöterich
MAR III 907; SPR 14; SCH 298; HOP [264].

Dürrwurtz, s. Conyza

Efeu, s. Hedera

Eibisch, s. Ybischwurtzel

Eisenkraut (130, 153),
Eissenkraut (154).
St. pfl.: Verbena officinalis L., Verbenaceae
Nhd.: Eisenkraut
MAR IV 1045; HOP [174].

Elaterium (54, 65, 66, 71, 93, 117 124),
Cucumer (47), Cucumer sylvestris (54, 123), Cucumis sylvestris (93), Wild Cucumer (93), Esels Kürbs (156).
St. pfl.: Ecballium elaterium A. Rich., Cucurbitaceae
Nhd.: Spritzgurke, Eselsgurke; "Elaterium" bezeichnet den aus der reifen Frucht herausspritzenden Saft
MAR II 177; HOP [649]; KEL 239.

Elemi, s. Gummi Elemi

Elleborus, s. Helleborus

Endivien, s. Seris

Engelsüß, s. Polypodium

Engelwurz, Engelwurtz, s. Angelica

Enzian, Entzian, s. Gentiana

Enula campana (85),
Alant (85), Alantwurtz (89, 111, 112), Alandtwurzel (131).
St. pfl.: Inula helenium L., Asteraceae
Nhd.: Alant
DRE 219; MAR II 1013; HOP [144].

Eppich, Epffich, s. Apium

Ephew, Epheuw, s. Hedera

Erdapfel, s. Cyclamen

Erdkraut, s. Fumaria bulbosa

Erdscheiben, Erdwurtz, s. Cyclamen

Erdzwibel, s. Squilla

Esels Kürbs, s. Elaterium

Euphorbium (47).
St. pfl.: Euphorbia lathyris L. oder eine andere Euphorbia-Art, Euphorbiaceae
Nhd.: Wolfsmilch
DRE 220; MAR II 382; HOP [239].

Färberröthe, s. Rubia

Falsch Holwurtz, s. Fumaria bulbosa

Farfara, s. Tussilago

Farnkraut, s. Filix

Feigbonen, s. Lupinus

Fenigrec, s. Foenograecum

Fichtenbaum (125).
St. pfl.: Deutung unsicher, vielleicht Pinus sylvestris L. (Gemeine Kiefer), Pinaceae
MAR III 789.

Ficus (149),
Fygen (138).
St. pfl.: Ficus carica L., Moraceae
Nhd.: Feigenbaum
HOP [794]; DRE 221; SCH 315; MAR II 431.

Filix (53, 54, 84, 93, 96, 118, 131),
Farnkraut (53, 131), Farenwurtzel (143), Waldfarn (53), Waldtfarn (96, 118), Waltfarn (101), Waldtfarr (93), Baumfar (84).
St. pfl.: Dryopteris filix-mas Schott, Aspidiaceae
Nhd.: Wurmfarn
MAR I 478; HOP [425].

Flachß, s. Linum

Flockenblume, s. Centaurium maius

Flöhkraut, s. Conyza, Pulegium u. Pulicaria

Foenograecum (149, 151, **177**, **178**),
Fenugrecum (138, 139), Fenigrec (143).
St. pfl.: Trigonella foenum-graecum L. oder Trigonella caerulea Ser., Fabaceae

Nhd.: Bockshornklee
SCH 315, DRE 221; MAR IV 802; HOP [464].

Frantzosenholtz, s. Guajacum

Fumaria bulbosa (66),
Aristolochia rotunda (66), Erdkraut (66), Falsch Holwurtz (66).
St. pfl.: Corydalis cava Schweigg. et Koerte, Papaveraceae
Nhd.: Hohler Lerchensporn
MAR I 1189.

Fygen, s. Ficus

Gänsedistel, s. Sonchus

Galbanum (35, 56, 59, 65, 69, 72, 119, 125, 129, 138, 139, 141, 142, 150, **185**).
Harz von Ferula gummosa Boiss. (= Ferula galbaniflua B. et B.), Apiaceae
DRE 225; SCH 317; ZEK 143.

Gamander, Gamenderlin, s. Botrys u. Chamaedrys

Gartenkresse, Gartenkreß, s. Nasturtium

Geel und roht Rüben, s. Daucus

Geel Veieln, Gel Violaten, Gelbe Violen s. Leucoium

Geetmüntz, s. Calamintha

Gentiana (55, 84, 92, 97, 139, **178**),
Entzian (55, 92, 97, 125, 130, 131, 143), Entian (84, 89, 101).
St. pfl.: Gentiana lutea L., Gentianaceae
Nhd.: Gelber Enzian
HOP [145]; SCH 318; MAR II 626.

Gertwurtz, s. Abrotanum

Gilgen, s. Weiß Lilien

Goldlack, s. Leucoium

Guajacum (66),
Frantzosenholtz (66).
St. pfl.: Guajacum officinale L., Zygophyllaceae
Nhd.: Guajakholz
ZEK 144; MAR II 742.

Günsel, s. Aiuga

Gummi Elemi (71, 113),
Gummi Elami (142).
Harz von Boswellia-Arten, Burseraceae
Nhd.: Weihrauchbaum
DRE 229.

Haselwurz, s. Asarum

Hasenkol, s. Sonchus

Hedera (52, 82, 92, **180**),
Hedera arborea (110), Ephew (52, 87, 92, 110, 125), Epheuw (131), Epphaw (82).
St. pfl.: Hedera helix L., Araliaceae
Nhd.: Efeu
HOP [631]; SPR 92; MAR II 756.

Hedysarum (113),
Linsenunkraut (113).
Deutung unsicher, vielleicht eine Hedysarum-Art (Süßklee), Fabaceae.
MAR II 765.

Heiligen Geistwurtz, s. Angelica

Heliotropium maius (120),
Groß Sonnenkraut (120), Krebsblumen (125).
St. pfl.: Heliotropium europaeum L., Boraginaceae
Nhd.: Sonnenwende
MAR II 791; KEL 227.

Helleborus (89, 121, **181**),
Veratrum (123), Nießwurtz (29, 151), Nieswurz (28, 60, 166).
Zum Teil unterschieden in:

Helleborus albus (80, **178**), Elleborus albus (92, 110), Veratrum album (117), Weisse Nießwurtz (117, 147), Weiß Nießwurtz (92, 110), Weiß Nyeßwurtz (80).
St. pfl.: Veratrum album L., Liliaceae
Nhd.: Weißer Germer
HOP [331]; MAR IV 1015.

Helleborus niger (80), Elleborus niger (49, 123, 138, 151), Veratrum nigrum (59, 117), Schwartz Nießwurtz (121, 131), Christwurtz (80, 89, 92, 117, 121, 138, 139).
St. pfl.: Helleborus niger L. oder Helleborus virididis L., Ranunculaceae
Nhd.: Nieswurz
HOP [328]; SPR 5; MAR II 796 U. 807.

Hirschwurz, Hirtzwurtz, s. Daucus

Holwurtz, s. Aristolochia

Hopffen (143).
St. pfl.: Humulus lupulus L., Cannabaceae
Nhd.: Hopfen
HOP [638]; SPR 277.

Huflattich, s. Tussilago

Hundskürbs, s. Bryonia

Imperatoria, s. Meisterwurtz

Ingwer (159).
St. pfl.: Zingiber officinale Rosc., Zingiberaceae
Nhd.: Ingwer
MAR IV 1244; DRE 315; SCH 375.

Iris (55, 94, 120),
Ireos (86), Blaw Gilgen (55, 94), Violwurtz (55, 120), Veielwurtz (94, 125, 126).
St. pfl.: Iris germanica L., Iridaceae
Nhd.: Deutsche Schwertlilie
MAR II 1020; SPR 230; SCH 324; HOP [553].

Je länger je lieber, s. Aiuga

Juncus odoratus (59).
St. pfl.: Andropogon schoenanthus L. (= Cymbopogon schoenanthus

Spreng.), Poaceae
Nhd.: Kamelgras
MAR I 266; ZEK 145; KEL 208.

Juniperus (85, **182**),
Baccae juniperi (58), Grana juniperi (74), Wacholderbeeren (38, 39), Wechholter (121), Wechholder (85, 143), Weckholder (111, 131).
St. pfl.: Juniperus communis L., Cupressaceae
Nhd.: Wacholder
SPR 259; HOP [806] SCH 324; MAR II 1072.

Kali geniculatum (131).
St. pfl.: Salsola kali L., Chenopodiaceae
Nhd.: Salzkraut
MAR IV 37; FIS 282.

Kamille, s. Chamomilla

Kardamome, s. Cardamomum

Katzenkraut, s. Calamintha

Katzenminze, Katzenmüntz, s. Calamintha

Keirum, s. Leucoium

Kellers halß, s. Thymelaea

Kerbel, s. Myrrhis

Kichererbse, Kichern, s. Cicer

Kiefer, s. Pinus

Körbelkraut, s. Myrrhis

Kohl, Kol, s. Brassica

Koloquinte, s. Colocynthis

Kostenheylwurtz, s. Costus

Krapp, s. Rubia

Kraußbalsammintz (143).
St. pfl.: eine Mentha-Art, vielleicht Mentha longifolia Huds. var. crispa, Mentha aquatica var. crispa (L.) Benth. oder Mentha spicata var. crispa (Benth.) Danert, Lamiaceae
Nhd.: Krauseminze
MAR III 150.

Krebsblumen, s. Heliotropium

Kresse, s. Nasturtium

Kümmel, s. Cuminum, Seseli u. Wilder Wißkümmel

Lärche, s. Larix

Lanaria, s. Saponaria

Larix (94),
Loerchenbaum (94).
St. pfl.: Larix decidua Mill. (= Larix europaea DC.), Pinaceae
Nhd.: Lärche
HOP [379]; MAR II 1177; SCH 330.

Laser, Laserpitium, Laserwurtz, s. Meisterwurtz

Laserkraut, s. Daucus

Laudanum (142).
Harz von Cistus creticus L. oder anderen Cistus-Arten, Cistaceae
Nhd.: Zistrose
ZEK 145; SCH 329; DRE 233.

Laurus (84, 108, 118, 123, **185**),
Baccae Lauri (72, 139), Lorbeerbaum (108); Lorber baum (118), Lorberbaum (143), Lorberbeeren (131), Lorbörbaum (84, 89).
Oleum laurini (58): aus Lorbeeren durch Auspressen gewonnenes Öl
St. pfl.: Laurus nobilis L., Lauraceae
Nhd.: Lorbeerbaum
ZEK 145; HOP [800]; MAR II 1209.

Lavendel, s. Spica

Leibstückel, s. Levisticum

Leinsamen, s. Linum

Lerchensporn, s. Aristolochia rotunda u. Fumaria bulbosa

Leucoium (110, 123), Leucoion (82, 92),

Leucoion luteum (72), Keirum (71), Gäl Violaten (101), Geel Veieln (130, 131), Gelb Veiel (131); Gelb Viol (147); Gelbviolen (153), Gel Violaten (82), Gelbe Violaten (87), Gelbe Violen (126), Negelblümlin (110).
St. pfl.: Cheiranthus cheiri L., Brassicaceae
Nhd.: Goldlack
HOP [434]; MAR I 917; SPR 43.

Weisse Veieln (130), Weiß Violen (111), Veiel (92), Viola alba (92).
St. pfl.: Matthiola incana (L.) R. Br., Brassicaceae
Nhd.: Levkoje
MAR III 78; HOP [436].

Leüßsamen, s. Staphisagria

Levisticum (66, 94, 111, **183**),
Smyrnion (94, 109), Leibstückel (158), Liebstöckel (94, 109, 111, 129, 147), Lieb-Stöckel (66).
St. pfl.: Levisticum officinale Koch, Apiaceae
Nhd.: Liebstöckel
HOP [338]; MAR II 1265, SPR 177.

Levkoje, s. Leucoium

Liebstöckel, s. Levisticum

Lignum Aloes (73).
St. pfl.: Aloexylon agallochum Lour., Fabaceae
Aquilaria mallacensis Lam., Thymelaeaceae
Aloe socotrina Lam. oder andere Aloe-Arten, Liliaceae
Nhd.: Aloeholz, Paradiesholz, Rosenholz
FIS 258; SCH 330; DRE 234.

Lilien, s. Weiß Lilien

Linsenunkraut, s. Hedysarum

Linum (66, 84, **177**),
Flachß (84), Leinsamen (143, 153, 154), Linsomen (84).
St. pfl.: Linum usitatissimum L., Linaceae
Nhd.: Lein, Flachs
HOP [289]; SPR 59; MAR II 1333.

Lithospermum (66),
Milium Solis (66), Meerhirsche Steinsamen (66).
St. pfl.: Lithospermum officinale L., Boraginaceae
Nhd.: Steinsame
HOP [417]; SCH 337; MAR II 1344.

Lorbeerbaum, s. Laurus

Lupinus (38, 56, 97, 111),
Lupinus sativus (54, 94), Farina lupinorm (38), Feigbon (94), Feigbonen (97, 101, 111, 119, 125, 130), Feigbohnen (54).
St. pfl.: Lupinus albus L. oder andere Lupinus-Arten, Fabaceae
Nhd.: Lupine
HOP [478]; SCH 332; MAR II 1420.

Macis, s. Muskat

Maiglöckchen, s. Meyenblümlin

Maiorana (39, 46),
Sampsuchinum (39, 120), Samsuchum (39), Sampsychinum (46), Maioran (120), Majoran (159).
St. pfl.: Majorana hortensis Mch. (= Origanum majorana L.), Lamiaceae
Nhd.: Majoran
SCH 333; HOP [33]; DRE 236; MAR III 15.

Malva hortensis (83, **177**),
Bappelen (83, 89).
St. pfl.: Malva sylvestris L. oder Malva neglecta Wallr., Malvaceae
Nhd.: Malve, Käsepappel
HOP [299-300]; DRE 236; SCH 334; MAR III 31.

Mandragora (94, 111, **178**),
Alraun (94, 111, 130, 147).
St. pfl.: Mandragora officinarum L., Solanaceae
Nhd.: Alraun
HOP [691]; MAR III 52; SCH 334.

Matricaria, s. Parthenium

Maurraut (143).
St. pfl.: Asplenium ruta-muraria L., Aspleniaceae
Nhd.: Mauerraute
HOP [414]; SPR 78; MAR I 487.

Meerzwiebel, s. Squilla

Meisterwurtz (97, 101, 108, 125, 129),
Meysterwurtz (95), Imperatoria (129), Laser (95, 97, 108, 130), Laserpitium (97, 108), Laserwurtz (95), Osteritium (109).
St. pfl.: Peucedanum ostrutium Koch, Apiaceae
Nhd.: Meisterwurz
SPR 159; MAR III 643; HOP [343].

Melisse (158).
St. pfl.: Melissa officinalis L., Lamiaceae
Nhd.: Melisse
HOP [13]; MAR III 128; SPR 158; SCH 335.

Menta aquatica, s. Nasturtium

Mentastrum (38),
Roßmüntze (155).
St. pfl.: eine Mentha-Art, wahrscheinlich Mentha longifolia (L.) Huds., Lamiaceae
Nhd.: Roßminze
SCH 336; MAR III 155.

Meterkraut (129),
Mettram (129).
St. pfl.: Chrysanthemum parthenium Bernh., Asteraceae
Nhd.: Mutterkraut
SPR 86; HOP [134]; MAR I 972.

Meyenblümlin (89),
Meyblümlin (111).
St. pfl.: Convallaria majalis L., Liliaceae
Nhd.: Maiglöckchen
HOP [444]; MAR I 1125; SPR 72.

Mezereum, s. Thymelaea

Milium solis, s. Lithospermum

Möhre, s. Daucus

Mooß (105, 113),
Muscus arborum (113).
Unbestimmte Flechte oder Moos
HOP [731].

Muckenkraut, s. Conyza

Muskat (111, 114, 128, **183**),
Macis (73, 74), Muscat blüet (103, 153), Muscaten (159).
St. pfl.: Myristica fragrans Houtt., Myristicaceae
Nhd.: Muskat
DRE 236; SCH 333; MAR III 263.

Mutterkraut, s. Meterkraut

Myrrha (38, 39, 47, 49, 54, 55, 56, 65, 69, 71, 72, 74, 83, 97, 111, 119, 120, 121, 125, 129, 130, 139, 141, 142, 143, 149, 151, 158, **185**),
Myrra (138).
St. pfl.: Commiphora molmol Engl., Burseraceae
Nhd.: Myrrhe
DRE 241; SCH 338; MAR I 1116.

Myrrhis (85, 94)

Cherefolium (85), Körbelkraut (89).
St. pfl.: Anthriscus cerefolium Hoffm., Apiaceae
Nhd.: Echter Kerbel
MAR I 330; SPR 192.

Wilderkorffel (94).
St. pfl.: Anthriscus silvestris Hoffm., Apiaceae
Nhd.: Wiesenkerbel
HOP [371]; MAR III 265.

Myrtus (39, 120).
St. pfl.: Myrtus communis L., Myrtaceae
Nhd.: Myrte
SCH 338; MAR III 268.

Nasturtium (54, 80, 118, 123, 130, 147),
Nasturcium (89, 111), Cressen (106), Kreß (147), Kressen (80, 111), Kresßen (89), Kressig Saamen (54).
Zum Teil näher bestimmt als:

Nasturtium sativum (53, 92), Nasturtium hortense (65), Gartenkreß (53, 65, 92, 118, 130, 139).
St. pfl.: Lepidium sativum L., Brassicaceae
Nhd.: Gartenkresse
HOP [67]; SPR 134; MAR II 1250.

Nasturtium aquaticum (125), Sisymbrium (39), Menta aquatica (39), Brunnenkreß (95, 125).
St. pfl.: Nasturtium officinale R. Br., Brassicaceae
Nhd.: Brunnenkresse
HOP [68]; MAR III 301.

Natterwurtz, s. Dracunculus

Negelblümlin, s. Leucoium

Nelcken (159).
St. pfl.: Deutung unsicher; vielleicht Syzygium aromaticum (L.) Merill et L. M. Perry (Gewürznelke), Myrtaceae
MAR II 336; SCH 340.

Nepeta, Nept, s. Calamintha

Nesseln wurtzeln (111).
St. pfl.: Urtica dioica L., Urtica urens L. (Brennessel) oder eine andere Urtica- oder Lamium-Art, Urticaceae bzw. Lamiaceae
HOP [1-7]; SCH 341; MAR IV 913.

Nieswurz, Nießwurtz, s. Helleborus

Ochsenzung (rot), s. Anchusa

Ochsen zung (wild), s. Onosma

Olea (89),
Oelbaum (89).
St. pfl.: Olea europaea L., Oleaceae
Nhd.: Ölbaum
HOP [799]; SCH 342; MAR III 378.

Oleum laurini, s. Laurus

Onosma (119, 155),
Wild Ochsen zung (119).
St. pfl.: Lycopsis arvensis L., Boraginaceae
Nhd.: Krummhals
HOP [194]; MAR II 1497.

Opobalsamum (119),
Balsam (110), Balsam öl (119), Balsam holtz (120).
Gummiharz oder Holz von Commiphora opobalsamum Engl., Burseraceae
KEL 183, ZEK 149, MAR I 1117.

Opopanax, s. Oppoponacum

Oppoponacum (138, 139, 151),
Gummi Opopanac (130), Opoponacum (154), Opponacum (154), Oppopanacum (151), Opopanax (35, 38, 39, 56, 59, 69, 73, 86, 118, 141, 150, **185**).
Gummiharz von Opopanax chironium Koch, Apiaceae
SCH 345, DRE 250; ZEK 149; MAR III 418.

Osteritium, s. Meisterwurtz

Osterluzei, s. Aristolochia

Oxyacantha, s. Berberis

Paeonia (49),
Peonia (111), Benedicten körner (111).
St. pfl.: Paeonia officinalis L., Paeoniaceae
Nhd.: Pfingstrose
SPR 276; HOP [449]; MAR III 502.

Paissel beer, s. Berberis

Panax (121).
Unbestimmte Apiacee, vielleicht Opopanax chironium Koch
MAR III 418 [KEL 168 deutet "Panax" des Dioskurides als Opopanax hispidus Grieseb.].

Panax Costinum, s. Costus

Panis porcinus, s. Cyclamen

Parißkörner, s. Cardamomum

Parthenium (71, 72),
Anthemis (92), Matricaria (72), Camillen (92).
St. pfl.: Chamaemelum nobile (L.) All. (= Anthemis nobilis L.), Asteraceae
Nhd.: Römische Kamille
HOP [125]; MAR I 323.

Pastinaca (84, 92, 97),
Pastinaca sylvestris (66), Bestenaw (84, 89), Pastiney (92), Pastnachen (97), Pestnachen (106, 125), Vogels-Nest (66).
St. pfl.: Pastinaca sativa L., Apiaceae
Nhd.: Pastinak
HOP [348]; MAR III 588.

Peisselbeer, s. Berberis

Petersilie, s. Petroselinum

Petroselinum (35, **183**),
Petersilg (97), Petersilwurtz (134).
St. pfl.: Petroselinum crispum (Mill.) Nym., Apiaceae
Nhd.: Petersilie
HOP [360]; MAR III 629.

Pfeffer, s. Piper

Pfingstrose, s. Paeonia

Pinus (85),
Dannbaumen (142), Dannenbaum (85, 89).
St. pfl.: Pinus sylvestris L. oder eine andere Pinus-Art, Pinaceae
Nhd.: Kiefer
SCH 348; MAR III 782.

Piper (55, 105, 108, 130),
Siliquastrum (108), Indianischer Pfeffer (108), Pfeffer (83, 125, 131, 134, 147), Teutscher Pfeffer (104, 108).
St. pfl.: Capsicum annuum L., Solanaceae
Nhd.: Spanischer Pfeffer
HOP [715]; MAR I 800.

Poleiminze, Poley, s. Pulegium

Polium (113, 127, 130),
Wild Roßmarin (113).
St. pfl.: eine Teucrium-Art, vielleicht Teucrium montanum L. (Berggamander), Lamiaceae
MAR IV 672.

Polypodium (47, 84, 89),
Engelsüß (84, 89).
St. pfl.: Polypodium vulgare L., Polypodiaceae
Nhd.: Engelsüß
DRE 261; SCH 350; HOP [422]; MAR III 945.

Pomum terrae, s. Cyclamen

Pulegium (49, 53, 56, 58, 65, 72, 73, 82, 92, 97, 149),
Poley (53, 65, 82, 89, 92, 97, 101, 102, 107, 111, 126, 127, 128, 130, 131, 151, 153, 155, 158, **184**), Boley (106, 131, 143), Flöh-Kraut (65).
St. pfl.: Mentha pulegium L., Lamiaceae
Nhd.: Poleiminze
SPR 80; HOP [26]; MAR III 161.

Pulicaria (89),
Flöhkraut (89), Flehkraut (82), Conyza parva (82).
St. pfl.: Pulicaria vulgaris Gaertn., Asteraceae
Nhd.: Flohkraut
HOP [141]; MAR III 1179.

Quendel, s. Serpillum

Rainfarn, s. Reynfarn

Raphanus (112),
Rettich (112), Rättich wurtz (134).
St. pfl.: Raphanus sativus L., Brassicaceae
Nhd.: Rettich
MAR III 1294; SPR 214; SCH 352.

Rapontic (104).
St. pfl.: Rhaponticum scariosum Lam., Asteraceae
Nhd.: Rüben-Distel
HOP [118]; MAR III 1316.

Rappenfußkraut (148).
St. pfl.: Plantago coronopus L., Plantaginaceae
Nhd.: Schlitzblatt-Wegerich
HOP [86]; MAR III 803.

Raute, s. Ruta

Rettich, s. Raphanus

Reynfarn (130),
Reynfahrn (129).
St. pfl.: Chrysanthemum vulgare Bernh. (= Tanacetum vulgare L.), Asteraceae
Nhd.: Rainfarn
SPR 87; SCH 352; MAR IV 581.

Rhaponticum, s. Centaurium maius

Rhodißholtz, s. Aspalathus

Rhömischer Kümmel, s. Cuminum

Rittersporn, s. Staphisagria

Römischer Quendel, s. Thymus

Röte, s. Rubia

Rosmarin (15, **184**),
Rorismarinum (42), Rosemarie (159).
St. pfl.: Rosmarinus officinalis L., Lamiaceae
Nhd.: Rosmarin
HOP [49]; SCH 354; SPR 122; MAR III 1442.

Roßhub, s. Tussilago

Roßminze, Roßmüntze, s. Mentastrum

Rot dosten (138).
St. pfl.: Origanum vulgare L., Lamiaceae
Nhd.: Dost
HOP [35]; MAR III 450.

Rot Mawersteinbrech (143).
St. pfl.: Asplenium trichomanes L., Aspleniaceae
Nhd.: Brauner Streifenfarn
HOP [415]; MAR I 490.

Rubia (38, 71, 92, 97, 108, 111),
Rubea (84), Röte (84, 89, 92, 111, 125, 131, 138, 139), Roedte (97), Rödt (101), Röde (108), Färberröthe (156), Färberrötewurtzel (114).
St. pfl.: Rubia tinctorum L., Rubiaceae
Nhd.: Krapp
SCH 355; MAR III 1446; HOP [390].

Ruta (38, 49, 56, 69, 73, 118, 125, 149, 150, 151, **182**, **183**),
Ruta hortensis (95, 97), Ruta sylvestris (123), Raut (97), Raute (39, 111, 119, 125, 128, 138, 139, 154, 155, 159), Rauth (143), Weinraut (118), Weinraute (95), Weinrauthe (130).
St. pfl.: Ruta graveolens L., Rutaceae
Nhd.: Raute
SPR 162; DRE 267; MAR III 1552; HOP [58-59].

Sabina (49, 53, 65, 69, 71, 72, 73, 74, 92, 94 97, 124, **182**),
Savina (65, 113, 151), Sadebaum (15, 28, 126, 156, 159, 166, 167, 168, 175, **182**), Segelbaum (166, 168), Sevenbaum (15, 53, 65, 81, 89, 92, 94, 97, 101, 103, 104, 107, 113, 126, 131, 138, 139, 143), Seven Palme (104), Siebenbaum (29, 65, 175), Sievenbaum (167).
St. pfl.: Juniperus sabina L., Cupressaceae
Nhd.: Sadebaum
HOP [805]; MAR II 1094.

Sadebaum, s. Sabina

Safran, Saffran, s. Crocus

Sagapenum (38, 47, 54, 56, 65, 66, 71, 113, 118, 125, 130, **185**).
Serapinum (54, 71), Sirapinsafft (65).
Gummiharz von Ferula-Arten, besonders von Ferula persica Willd., Apiaceae
ZEK 154; ; SCH 361; KEL 172.

Salbei, Salbey, s. Salvia

Salvia (52, 82, 92, 97, **184**, **185**),
Salbey (52, 82, 89, 92, 97, 111, 130, 131, 159), Salvey (143).
St. pfl.: Salvia officinalis L., Lamiaceae
Nhd.: Salbei
SPR 140; HOP [46-47]; SCH 358; MAR IV 42.

Salzkraut, s. Kali geniculatum

Sanct Peters Kraut (143).
St. pfl.: Deutung unsicher; vielleicht Parietaria erecta M. et K. (= Parietaria officinalis L.), Urticaceae
Nhd.: Glaskraut
SPR 91; MAR III 574.

Sankt Johans Gürtel, s. Artemisia

Sampsuchinum, s. Maiorana

Saponaria (93, **181**),
Struthium (53), Lanaria (53, 93, 97, 117), Seiffenkraut (101), Seyffenkraut (53, 93, 97, 113, 116, 117, 131).
St. pfl.: Saponaria officinalis L., Caryophyllaceae
Nhd.: Seifenkraut
MAR IV 105; KEL 254.

Satureja (73),
Satureia (155), Satarey (153), Saturey (130, 131, 143).
St. pfl.: Satureja hortensis L., Lamiaceae
Nhd.: Bohnenkraut
HOP [41]; MAR IV 124; DRE 271.

Saturey, s. Satureja

Sauerdorn, s. Berberis

Scammonia (117, 123, 131, **179**),
Scammonea (154), Scamonea (139), Scamonium (47), Scammonei (117).
St. pfl.: Convolvulus scammonia L. (Skammonienwurzel) oder Convolvulus arvensis L. (Ackerwinde), Convolvulaceae
SCH 360; MAR I 1136; DRE 272; FIS 265.

Scharlach (104, 130, 131).
St. pfl.: Salvia sclarea L., Lamiaceae
Nhd.: Muskateller-Salbei
HOP [44]; MAR IV 54.

Scheißwurtz, s. Bryonia

Schellkraut (153).
St. pfl.: Chelidonium majus L., Papaveraceae
Nhd.: Schöllkraut
MAR I 924; HOP [96]; SPR 82.

Schlangenkraut, s. Dracunculus

Schmeerwurtz, s. Bryonia

Schöllkraut, s. Schellkraut

Schweinbrot, s. Cyclamen

Schwertlilie, s. Iris

Segelbaum, s. Sabina

Seidelbast, s. Thymelaea

Seifenkraut, s. Saponaria

Serapinum, s. Sagapenum

Seris (95),
Serides (97), Endivien (95), Wegwarten (97, 130), Cichorium (130).
St. pfl.: Cichorium intybus L. (Wegwarte) oder Cichorium endivia L. (Endivie), Asteraceae
SCH 312; HOP [219, 225], MAR I 988-992.

Serpillum (39, 73, 74),
Quendel (120, **184**, **185**).
St. pfl.: Thymus serpyllum L., Lamiaceae
Nhd.: Quendel
SPR 98; HOP [39]; MAR IV 700.

Seseli (54, 71, 97),
Sesel (97, 125, 143), Seseli Maßiliense (94), Siler montanum (101), Breitter walt Kümmel (101).
St. pfl.: Uneinheitlich, zum Teil als Ammi visnaga Lam. (Zahnstocher-Ammei) oder Laserpitium siler L. (Berg-Laserkraut), Apiaceae, gedeutet.
MAR I 247 u. IV 328; HOP [679]; ZEK 156 [KEL 161 deutet die antike Droge "Seseli Massaliotikon" als Angelica-Art].

Sevenbaum, s. Sabina

Sewbrodt, s. Cyclamen

Seyffenkraut, s. Saponaria

Siebenbaum, Sievenbaum, s. Sabina

Siler montanum, s. Seseli

Siliquastrum, s. Piper

Sirapinsafft, s. Sagapenum

Sisymbrium, s. Nasturtium

Sium (111, 122, 129),

Sion (85, 92), Anagallis aquatica (66, 130), Bachbungen (66, 130), Bach Bungen (101), Bachbunn (85, 89), Bachpungen (92, 111), Wasserbungen (66, 130).
St. pfl.: Veronica beccabunga L. oder Veronica anagallis-aquatica L., Scrophulariaceae
Nhd.: Bachbunge
MAR IV 1054-1058; HOP [155-156]; SPR 202.

Brunnen unnd Weierpeterlein (129), Wassermerck (125).
St. pfl.: Sium latifolium L. (Breiter Merk) oder Sium erectum Huds. (Schmaler Merk), Apiaceae.
MAR I 582 u. IV 347; HOP [364].

Skammonienwurzel, s. Scammonia

Smyrnium (54),
Smyrnion (94, 108, 109, 118).
Sammelbezeichnung für verschiedene Apiaceen, s. Angelica, Levisticum und Meisterwurtz.
["Smyrnion" des Dioskurides wird von KEL 167 als Smyrnium perfoliatum L., Gelbdolde, gedeutet].

Sonchus (130),
Hasenkol (130).
St. pfl.: Sonchus oleraceus L., Asteraceae
Nhd.: Gemeine Gänsedistel
MAR IV 397; HOP [224].

Sonnenkraut, Sonnenwende, s. Heliotropium

Spica (66),
Spica Syriaca (59), Lavendel (66, 159).
St. pfl.: Lavandula officinalis Ch., Lamiaceae
Nhd.: Lavendel
MAR II 1210; SCH 363; HOP [50].

Spritzgurke, s. Elaterium

Squilla (86, 112),
Erdzwibel (112, 114, 147).
St. pfl.: Urginea maritima Baker, Liliaceae
Nhd.: Meerzwiebel
MAR IV 912; HOP [701]; DRE 290.

Stabwurz, s. Abrotanum

Stachys (94, 97),
Riechender Andorn (94, 97).
St. pfl.: Stachys germanicus L., Lamiaceae
Nhd.: Deutscher Ziest
MAR IV 465; HOP [11].

Staphisagria (138, 151),
Leüßsamen (138).
St. pfl.: Delphinium staphisagria L., Ranunculaceae
Nhd.: Läuse-Rittersporn
HOP [698]; MAR II 74; ZEK 156; DRE 291.

Staubwurtze, s. Abrotanum

Steinsame, s. Lithospermum

Stichwurtz, Stickwurtz, s. Bryonia

Stinkasant, s. Asa foetida

Stinkstrauch, Stinkendt baum, s. Anagyris

Tausendgüldenkraut, s. Centaurium

Terebintina (58).
Harz von Pinus- oder Larix-Arten, besonders von Larix decidua Mill. (Lärche), Pinaceae, oder von Pistacia terebinthus L., Anacardiaceae
SCH 366; MAR II 1178 u. III 794; HOP [836]; KEL 205.

Teufelsdreck, s. Asa foetida

Teufelskirsen, s. Bryonia

Thimiama (138).
Deutung unsicher; vielleicht ein Räuchermittel (gr.-lat. "thymiama": Räucherwerk) oder ein Synonym zu "Thymus", s. dort.
DRE 301; ZEK 157.

Thimum, s. Thymus

Thlaspi (54, 71, 93, 96, 118, 123, 125, 131),
Bauernsenff (93), Bawrensenff (131), Groß Besemkraut (125), Wilde Kressen (96, 118).
St. pfl.: Weißblühende Brassicacee, wahrscheinlich Lepidium campestre R. Br. (Feld-Kresse) oder Thlaspi arvense L. (Acker-Täschelkraut).
MAR II 1246 u. IV 693; HOP [73-74].

Thymelaea (80),
Thymelea (89, 117), Mezereum (47), Kellerhalß (117), Kellers halß (80), Kellerß hals (89).
St. pfl.: Daphne mezereum L., Thymelaeaceae
Nhd.: Seidelbast
HOP [737]; MAR II 29.

Thymian, s. Thymus

Thymus (53, 71, 73, 85, 92, 101, 130, **184**, **185**),
Thimum (111), Thimiama (138), Thym (53, 92), Thymian (15, 85, 89, 125), Römischer Quendel (53, 130, 143), Welscher Quendel (111, 125).
St. pfl.: Thymus vulgaris L., Lamiaceae
Nhd.: Gartenthymian
SCH 367; HOP [40]; SPR 266; MAR IV 714.

Trachenkraut (143)
Deutung unsicher; vielleicht Dracunculus vulgaris Schott, Araceae, s. dort

Trauben-Gamander, Traubenkraut, s. Botrys

Tussilago (52, 94, 110, **177**),
Farfara (52), Brandtlattich (94), Huflattich (52, **177**), Huff Lattich (110), Roßhub (94, 101).
St. pfl.: Tussilago farfara L., Asteraceae
Nhd.: Huflattich
HOP [334]; MAR IV 850; SCH 314.

Veiel, s. Leucoium

Veielwurtz, s. Iris

Veratrum, s. Helleborus

Vergiß mein nit (52, 148).
Deutung unsicher; vielleicht eine Myosotis-Art (Vergißmeinnicht), Boraginaceae. Der Name ist auch überliefert für Veronica chamaedrys L. (Gamander-Ehrenpreis), Scrophulariaceae, und Teucrium chamaedrys L. (Gamander), s. Chamaedrys.
MAR III 240 u. IV 668, 1069; HOP [171].

Victorialis herba (113),
Allermanns harnisch (113).
St. pfl.: Allium victorialis L., Liliaceae
Nhd.: Allermannsharnisch
FIS 270; MAR I 213.

Viola alba, s. Leucoium

Violwurtz, s. Iris

Vitis alba, s. Bryonia

Vogelnest, s. Daucus

Vogelsnest, s. Pastinaca

Wacholder, s. Juniperus

Waldfarn, s. Filix

Wasserbungen, s. Sium

Wassermerck, s. Sium

Wassermyntz, s. Bachmintz

Wechholder, Wechholter, Weckholder, s. Juniperus

Wegerich (132)
St. pfl.: eine Plantago-Art (Wegerich), Plantaginaceae
SPR 1-2; HOP [187].

Wegwarte, s. Seris

Weinraute, s. Ruta

Weiß Andorn (143).
St. pfl.: Marrubium vulgare L., Lamiaceae
Nhd.: Andorn
MAR III 60; HOP [10].

Weiß Lilien (111, 143, 153, 156),
Weiß Lilgen (126), Weiß Gilgen (101, 105), Weisß Gilgen (89).
St. pfl.: Lilium candidum L., Liliaceae
Nhd.: Weiße Lilie
SPR 229; MAR II 1298; HOP [628).

Weißer Germer, s. Helleborus

Weisse Veieln, Weiß Violen, s. Leucoium

Welscher Quendel, s. Thymus

Wermut, s. Absinthium

Wiesenknöterich, s. Dracunculus

Wild Cucumer, s. Elaterium

Wild Roßmarin, s. Polium

Wilde Kressen, s. Thlaspi

Wilde Kürbs, s. Colocynthis

Wilde Moren, s. Daucus

Wilde Pestnachen, s. Daucus

Wilderkorffel, s. Myrrhis

Wilder Polei, s. Calamintha

Wilder Wißkümmel (142).
St. pfl.: Carum carvi L., Apiaceae
Nhd.: Kümmel
SCH 306; MAR I 859; HOP [358].

Wilgenlaub (111).
Deutung unsicher, wahrscheinlich eine Salix-Art (Weide), Salicaceae
MAR IV 10.

Wirbeldost, s. Clinopodion

Wolfsmilch, s. Euphorbium

Wurmfarn, s. Filix

Ybischwurtzel (143).
St. pfl.: Althaea officinalis L., Malvaceae
Nhd.: Eibisch
HOP [301]; MAR I 230.

Ye lenger ye lieber, s. Aiuga

Zaunrübe, s. Bryonia

Ziest, s. Stachys

Zisern, Zyßeren, s. Cicer

Zimmat, s. Crocus

Zimmt, Zymmet, s. Cinnamomum

Zwibellauch (143).
Deutung unsicher, wahrscheinlich eine Allium-Art, Liliaceae.
MAR I 195-217.

X. LITERATURVERZEICHNIS

1. Quellen

(Ps.-) Albertus Magnus: Secreta mulierum et virorum, cum commento. Straßburg o.J. [um 1483].

(Ps.-) Albertus Magnus: Ein Newer Albertus Magnus. Von Weibern, und geburten der Kinder, sampt ihren Arzneien. Auch von Tugendten etlicher fürnemer Kreuter. Und von Krafft der edlen Gestein [...] Alles auffs new gebessert durch Q. Apollinarem. Frankfurt a.M. o.J. [um 1560].

(Ps.-) Albertus Magnus: Daraus man alle Heimligkeiten des weiblichen Geschlechts erkennen kan. Deßgleichen von ihrer Geburt, sampt mancherley Artzney der Kräuter. Frankfurt a.M. 1608.

Alexander, Franciscus: Phoebus medicorum: omnium omnino medicamentorum tam simplicium, quam compositorum materiam, naturam, vires [...] illustrans. Frankfurt a.M. 1613.

Boccaccio, Giovanni: Das Decameron. Bearb. von Johannes von Guenther. München 1955.

Bock, Hieronymus: Kreüter Buch. Darinn Unterscheidt/ Namen unnd Würckung der Kreutter. Straßburg 1551.

Bock, Hieronymus: De stirpium [...] Commentariorum Libri tres, Interprete Davide Kybero Argentinensi. Straßburg 1552.

Bock, Hieronymus: Kreütterbuch, darin unterscheidt, Nam=men und Würckung der Kreütter [...] Jetzund auffs new ubersehen [...] Durch Melchiorem Sebizium Silesium. Straßburg 1577.

Bock, Hieronymus: Kreütterbuch, Darin underscheidt, Nam=men und Würckung der Kreütter [...] Straßburg 1595.

Brunfels, Otto: Herbarum vivae eicones ad naturae imitationem. Straßburg 1530.

Brunfels, Otto: Novi Herbarii Tomus II. u. III. Straßburg 1531-1536.

Brunfels, Otto: Contrafayt Kreüterbuch. Straßburg 1532. Ander Teyl [...] Straßburg 1537 (Ndr. München 1975).

Bourgeois, Louise: Hebammen Buch. Hanau u. Frankfurt a.M. 1644-1652.

Brunschwig, Hieronymus: Liber de arte distillandi de simplicibus. Das buch der rechten kunst zu distilieren die eintzigen ding. Straßburg 1500.

Brunschwig, Hieronymus: De Destillatis Aquis, Das ist/ Von allerley destillierten Wassern. In: Dioskurides. ed. Dantz v. Ast: Kräuterbuch. Frankfurt a.M. 1610.

Charas, Moyse: Pharmacopoea Regia, Galenica et Chymica. Genf 1684.

Cordus, Valerius: Dispensatorium pharmacorum omnium quae in usu potissimum sunt. Nürnberg o.J. [1546].

Cordus, Valerius: Dispensatorium pharmacorum omnium quae in usu potissimum sunt. Nürnberg 1598.

Cordus, Valerius: Dispensatorium Pharmacorum omnium [...] quarto publicatum. Nürnberg 1666.

Dante Aligheri: Dante's Göttliche Komödie. Bearb. von Paul Pochhammer. Leipzig 1910.

Dioskurides: Pedanii Dioscoridis Anazarbei De Materia Medica Libri Quinque. Ed. Curtius Sprengel. 2 Bde. Leipzig 1829-1830.

Dioskurides: Kreutter Buch. Des Hochberümpten Pedanij Dioscorides Anazarbei [...] beschreibung aller materien oder gezeugs der Artznei [...] auß der Griechischen unnd Lateinischen sprachen gründlich verteutscht. Durch Johann Dantzen von Ast. Frankfurt a.M. 1546.

Dioskurides: Kräuterbuch. Erstlich durch Ioannem Danzium von Ast [...] verteutscht/ Nun mehr aber von Petro Uffenbach [...] ubersehen [...] auch mit deß wolerfahrnen Wundtartztes Hieronymi Braunschweig zweyen Büchern/ als der Kunst zu destillieren [...] vermehrt. Frankfurt a.M. 1610 (Ndr. Frankfurt a.M. 1968).

Dispensarium Usuale: Das Kölner Dispensarium von 1565. Teil II: Faksimile. Hrsg. von Georg Edmund Dann. Stuttgart 1969 (Veröffentlichungen der Internationalen Gesellschaft für Geschichte der Pharmazie, Neue Folge, Bd. 35).

Dodoens, Rembert: Stirpium historiae pemptades sex sive libri XXX. Antwerpen 1616.

Enchiridion: A Facsimile of the First Edition of the Pharmacopoeia Augustana [Augsburg 1564]. With introductory essays by Theodor Husemann. Madison 1927.

Foesius, Anutius: Pharmacopoeia, medicamentorum omnium, [...] quae hodie [...] Officinis extant. Basel 1561.

Fuchs, Leonhart: De historia stirpium commentarii insignes. Basel 1542.

Fuchs, Leonhart: New Kreütterbuch. Basel 1543.

Fuchs, Leonhart: De historia stirpium commentarii insignes. Lyon 1555.

Heb=Ammen=...Kunst: Die Hochst Nutzliche und Nothwendige Heb=Ammen= Oder Kinder = Mutter = Kunst [...] Mit angehängten Weiber = Artzeneyen. Merseburg 1691.

Herlitz, David: De Cura Gravidarum, Puerperarum et Infantum. [...] Oder Gründtliche Unterrichtung/ von den Schwangern unnd Kindelbetterinnen. Stettin 1610.

Hörnigk, Ludwig von: Politia medica. Frankfurt a.M. 1638.

Horst, Joh[ann] Daniel: Pharmacopoeia galeno-chemica catholica. Frankfurt a.M. 1651.

Lonitzer, Adam: Kreuterbuch. Künstliche Conterfeytunge der Bäume/ Stauden/ Hecken/ Kreuter. Frankfurt a.M. 1569.

Lonitzer, Adam: Kreuterbuch. Künstliche Conterfeytunge der Bäume/ Stauden/ Hecken/ Kräuter [...] durch Petrum Uffenbachium [...] corrigirt. Ulm 1679 (Ndr. München 1962).

Macer: Macer floridus de viribus herbarum. Ed. Ludwig Choulant. Leipzig 1832.

Manget, Joh[ann] Jak[ob] (Hrsg.): Pharmacopoea Schrödero-Hoffmanniana Illustrata et aucta. Genf 1688.

Mattioli, Pietro Andrea: Commentarii, in libros sex Pedacii Dioscoridis Anazarbei, De Medica Materia. Venedig 1554.

Mattioli, Pietro Andrea: Compendium De Plantis omnibus, una cum earum iconibus. Venedig 1571.

Mattioli, Pietro Andrea: Kreutterbuch [...] Zum dritten mal [...] verfertigt/ Durch Ioachimum Camerarium. Frankfurt a.M. 1600.

Mercurio, Scipione: La Commare dell'Scipione Mercurio. Kinder = mutter oder Hebammen-Buch [...] Welches auß dem Italianischen in die Hochteutsche Sprache versetzet [...] hat Gottfriedt Welsch. Leipzig 1652.

(Ps.-) Mesue: Mesuae graecorum, ac arabum clarissimi medici Opera quae extant omnia. Venedig 1561.

Moscherosch, Hanns Michael: Gesichte Philanders von Sittewald. 1. Theil. Straßburg 1650.

Mynsicht, Hadrian von: Thesaurus et Armamentarium medico-chymicum. Lübeck 1638.

Patin, Guy: Lettres choisies. 3 Bde. Köln 1691.

Pharmacopoeia Augustana: Pharmacopoeia, seu Medicamentarium pro Rep[ublica] Augustana. Summa diligentia nunc denuo recognita. Augsburg 1597.

Pharmacopoeia Augustana: Pharmacopoeia Augustana. Iussu et auctoritate Amplissimi Senatus a Collegio Medico rursus recognita, ac elaboratior, et auctior, nunc sextum in lucem emissa. Augusburg 1613.

Pharmacopoeia Augustana: Pharmacopoeia Augustana, auspicio amplissimi senatus cura octava Collegii Medici recognita hippocratica et hermetica mantissa locupletata. Augsburg 1643.

Pharmacopoeia Augustana: Pharmacopoeia Augustana Auspicio Amplissimi Senatus Cura Octava Collegii Medici Recognita Hippocratica Et Hermetica Mantissa Locupletata Recusa. Augsburg 1646.

Pharmacopoeia Augustana: Pharmacopoeia Augustana renovata. Augsburg 1710.

Pharmacopoea Coloniense: Pharmacopoea sive Dispensatorium Coloniense. Köln 1627.

Placotomus, Johannes: Pharmacopoea in compendium redacta. Antwerpen 1560.

Ortolf von Baierland: Diß biechlin sagt wie sich schwangere frawen halten sullen vor der gepurt in der gepurt und nach der gepurt. o.O. o.J. [vor 1500].

Poppe, Johann: Hodogeticus Chymicus, oder Wegweiser zu der Chymischen Medicin. Leipzig 1627.

Rösslin, Eucharius: De partu hominis, et quae circa ipsum accidunt, adeoque de parturientum & infantium morbis atque cura, Libellus. Frankfurt a.M. 1551.

Rösslin, Eucharius: Der Swangern frawen und hebammen roßgarten. o.O. o.J. [Hagenau 1513].

Rösslin, Eucharius: Kraüterbuch von aller Kraüter, Baüm, Gestaüd [...] Frankfurt a.M. 1546.

Rueff, Jakob: Ein schön lustig Trostbüchle von den empfengknussen und geburten der menschen. Zürich 1554.

Rueff, Jakob: Hebammen = Buch: Daraus man alle Heimligkeiten deß Weiblichen Geschlechts erlehrnen [...] könne. Frankfurt a.M. 1563.

Rueff, Jakob: De conceptu et generatione hominis, in: Gynaeciorum, sive de mulierum [...] affectibus et morbis. Hrsg. von Israel Spach. Straßburg 1597.

Ryff, Walther Hermann: Schwangerer Frauwen Rosengarten. Frankfurt a.M. 1603.

Schroeder, Johann: Pharmacopoeia Medico-Chymica, sive Thesaurus pharmacologicus. Ulm 1662.

Schroeder, Johann: Pharmacopoeia medico-chymica, sive Thesaurus Pharmacologicus. Lyon 1681.

Senatsdekret Augsburg: Amplissimi Senatus Augustani Decretum Medicos, Chirurgos, et Pharmacopoeos concernens. 3. 9. 1613, in: Pharmacopoeia Augustana (1646), [Anhang].

Senatsdekret Köln: Decreta et Statuta S[enatus] P[opulus] Q[ue] Agrippinens[is]. Appendix de obstetricibus. 4. 1. 1628, in: Pharmacopoea Coloniense (1627), [Anhang].

Siegemund, Justine: Die königlich-preußische und chur-brandenburgische Hof-Wehemutter. Berlin 1741.

Soran von Ephesus: Sorani Gynaeciorum vetus translatio Latina. Ed. Valentin Rose. Leipzig 1882.

Spach, Israel: Gynaeciorum, sive de mulierum tum communibus, tum gravidarum, parientium, et puerperarum affectibus et morbis libri graecorum, arabum, latinorum veterum et recentium. Straßburg 1597.

Sprenger, Jakob, u. Heinrich Institoris: Der Hexenhammer. Ed. J.W.R. Schmidt. 3. Auflage München 1983.

Theodor, Jakob (Tabernaemontanus): Neuw Kreuterbuch/ Mit schönen [...] Conterfeyten/ aller Gewächß der Kreuter [...] auch deren Unterscheidt/ Krafft und Wirckung [...] sampt jhrem nützlichen Gebrauch. Frankfurt a.M. 1588.

Theodor, Jakob (Tabernaemontanus): New und Vollkommen Kräuterbuch [...] Das Ander Theil [...] beschrieben/ durch Nicolaum Braun [...] verbessert/ durch Casparum Bauhinum. Frankfurt a.M. 1625.

Theodor, Jakob (Tabernaemontanus): New und Vollkommen Kräuterbuch. Das Dritte Theil [...] gemehret durch Casparum Bauhinum. Frankfurt a.M. 1625.

Theodor, Jakob (Tabernaemontanus): New vollkommenlich Kräuter-Buch [...] Das Erste Theil [...] verbessert/ durch Casparum Bauhinum [...] vermehret/ durch Hieronymum Bauhinum. Basel 1664.

Theodor, Jakob (Tabernaemontanus): Neu vollkommen Kräuter-Buch. Basel 1731 (Ndr. München 1963).

Theophrastus: Naturgeschichte der Gewächse. Übersetzt und erläutert von Kurt Sprengel. 2 Bde. Altona 1822.

Völter, Christoph: Neu eröffnete Heb-Ammen-Schuhl. Stuttgart 1679.

Vulgata: Biblia sacra iuxta vulgatam versionem. Ed. Robert Weber. 2 Bde. Stuttgart 1969.

Wecker, Johann Jakob: Antidotarium Speciale. Basel 1588.

Wecker, Johann Jakob: Antidotarium generale et speciale. Basel 1617.

Wittich, Johann: Tröstlicher Unterricht/ Für Schwangere und geberende Weiber. Leipzig 1598.

Zwelfer, Johannes: Animadversiones in Pharmacopoeiam Augustanam et Annexam Eius Mantissam, sive Pharmacopoeia Augustana Reformata. Nürnberg 1667.

Zwelfer, Johannes: Pharmacopoeia Augustana reformata. Dordrecht 1672.

2. Sekundärliteratur

Ackerknecht, Erwin: Zur Geschichte der Hebammen, in: Gesnerus 31 (1974), 181-192.

ADB Allgemeine Deutsche Biographie. Hrsg. von der Historischen Kommission bei der Bayerischen Akademie der Wissenschaften. 56 Bde. Leipzig 1875-1912.

Adlung, Alfred: Vergleichende Zusammenstellung der ältesten deutschen Apothekerordnungen. Mittenwald 1931.

Adlung, Alfred und Georg Urdang: Grundriß der Geschichte der deutschen Pharmazie. Berlin 1935.

Albert-Puleo, Michael: The obstetrical use in ancient and early modern times of Convulvulus scammonia or Scammony: another non-fungal source of ergot alkaloids?, in: Journal of Ethnopharmacology 1 (1979), 193-195.

Allport, W. H.: Some seventeenth century obstetricians and their books, in: Americain Journal of Obstetrics 66 (1912), 56-85.

André, Jacques: Les noms des plantes dans la Rome antique. Paris 1985.

Arnold, Klaus: Kind und Gesellschaft in Mittelalter und Renaissance. Paderborn 1980. (Beiträge und Texte zur Geschichte der Kindheit, Reihe B, Bd. 2).

Assion, Peter: Die Gräfin von Mansfeld als ärztliche Ratgeberin Luthers, in: Medizinhistorisches Journal 6 (1971), 160-174.

Baader, Gerhard: Mittelalter und Neuzeit im Werk von Otto Brunfels, in: Medizinhistorisches Journal 13 (1978), 186-203.

Baader, Gerhard: Medizinisches Reformdenken und Arabismus im Deutschland des 16. Jahrhunderts, in: Sudhoffs Archiv 63 (1979), 261-296.

Baader, Gerhard: Die Antikerezeption in der Entwicklung der medizinischen Wissenschaft während der Renaissance, in: Humanismus und Medizin. Hrsg. von Rudolf Schmitz und Gundolf Keil. Weinheim 1984, 51-66.

Baas, Karl: Eucharius Rösslins Lebensgang, in: Sudhoffs Archiv 1 (1907), 429-441.

Baas, Karl: Ergänzungen zu Eucharius Rösslins Lebensgang, in: Sudhoffs Archiv 30 (1938), 317-18.

Baki, Alexander: Das Buch der zusammengesetzten Arzneien von Ar-Razi "Kitab al- Aqrabadin". Diss. rer. nat. Frankfurt a.M. 1986.

Bartels, Karlheinz: Drogenhandel und apothekenrechtliche Beziehungen zwischen Venedig und Nürnberg. Frankfurt a.M. 1966 (Quellen und Studien zur Geschichte der Pharmazie, Bd. 8).

Bartels, Karlheinz: Apotheker-Dienstbriefe, in: Perspektiven der Pharmaziegeschichte. Festschrift für Rudolf Schmitz zum 65. Geburtstag. Hrsg. von Peter Dilg. Graz 1983, 1-12.

Bartels, Karlheinz: Bedeutung und Verbreitung der Augsburger Pharmakopöe. Zur Geschichte des älteren deutschen Apothekenwesens XVIII, in: Pharmazeutische Zeitung 131 (1986), 700-704.

Bartels, Karlheinz: Schlag nach bei Brockhaus? Die Ausgaben des "Dispensatorium des Valerius Cordus", in: Geschichte der Pharmazie 43 (1991), 20-27.

Becker, Gabriele [u.a.]: Aus der Zeit der Verzweiflung. Zur Genese und Aktualität des Hexenbildes. Frankfurt 1977.

Behringer, Wolfgang: Die Drohung des Schadenzaubers. Von den Regeln wissenschaftlicher Arbeit/ Eine Antwort auf Heinsohn und Steiger, in: Frankfurter Allgemeine Zeitung v. 7. 10. 1987, 37.

Behringer, Wolfgang: Hexenverfolgung in Bayern: Volksmagie, Glaubenseifer und Staatsräson in der Frühen Neuzeit. München 1988.

Behringer, Wolfgang (Hrsg.): Hexen und Hexenprozesse. München 1988.

Belkin, Johanna: "Gart der Gesundheit" - Ein Forschungsprojekt, in: Sudhoffs Archiv 57 (1973), 431-432.

Belkin, Johanna: Eucharius Rösslin des Jüngeren Lebensgeschichte, in: Gutenberg-Jahrbuch 1978, 96-105.

Bellingrodt, Fr[iedrich]: Beiträge zur Geschichte der Pharmazie, in: Apotheker-Zeitung (1898), Nr. 102 u. 103.

Benzenhöfer, Udo: Johannes'de Rupescissa "Liber de consideratione quintae essentiae omnium rerum" deutsch. Stuttgart 1989 (Heidelberger Studien zur Naturkunde der frühen Neuzeit, Bd. 1).

Benzing, Josef: Walther H. Ryff und sein literarisches Werk. Eine Bibliographie, in: Philobiblon 2 (1958), 126-154 u. 203-226.

Benzing, Josef: Die Buchdrucker des 16. und 17. Jahrhunderts im deutschen Sprachgebiet. 2. Aufl. Wiesbaden 1982.

Bergues Hélène [u.a.]: La prévention des naissances dans la famille. Ses origines dans les temps modernes. Presses universitaires de France 1960 (Institut national d' études démographiques, Cahier 35).

Bernet, Marianne: Medizinische Sachverständigengutachten im Strafprozeß des alten Zürich, in: Züricher Taschenbuch 87 (1969), 51-63.

Boas, Marie: Die Renaissance der Naturwissenschaften 1450-1630: Das Zeitalter des Kopernikus. Gütersloh 1965.

Bosselmann-Cyran, Kristian: "Secreta mulierum" mit Glosse in der dt. Bearbeitung von Johann Hartlieb. Pattensen/ Hannover 1985 (Würzburger medizinhistorische Forschungen. Hrsg. von Gundolf Keil, Bd. 36).

Braun, Hans u. Dietrich Frohne (Bearb.): Heilpflanzen-Lexikon für Ärzte und Apotheker. Anwendung, Wirkung und Toxikologie. 5. Auflage Stuttgart u. New York 1987.

Broendegaard, V. J.: Der Sadebaum als Abortivum, in: Sudhoffs Archiv 48 (1964), 331-351.

Buck, August (Hrsg.): Zu Begriff und Problem der Renaissance. Darmstadt 1969 (Wege der Forschung, Bd. 204).

Caesar, Wolfgang: Die Schroedersche Pharmakopöe als biographische Quelle, in: Beiträge zur Geschichte der Pharmazie 31 (1985), 6-8.

Caradec, Louis: Topographie médico-hygiénique du département du Finistère. Brest 1860.

Cheymol, Jean: Le diagnostic de grossesse au temps des mireurs d'urines, in: Histoire des sciences médicales 7 (1973), 2-28.

Choulant, Ludwig: Handbuch der Bücherkunde für die ältere Medicin. 2.Auflage Leipzig 1841.

Choulant, Ludwig: Graphische Incunabeln für Naturgeschichte und Medizin. München 1924.

Conway, G. A. u. J. C. Slocumb: Plants used as abortifacients and emmenagogues by Spanish New Mexicans, in: Journal of Ethnopharmacology 1 (1979), 241-261.

Cosenza, M. E. (Hrsg.): Biographical and Bibliographical Dictionary of the Italian Humanists and of the World of Classical Scholarship in Italy 1300-1800. 5 Bde. Boston 1962.

Daems, Willem Frans: Abortiva, in: Lexikon des Mittelalters, Bd. 1, München u. Zürich 1980, Sp. 50.

Daems, Willem Frans: Hans Jakob Wecker (1528 Basel - Colmar 1586) und seine Antidotarien, in: Beiträge zur Geschichte der Pharmazie 31 (1980), 41-44.

Daems, Willem Frans: Synonymenvielfalt und Deutungstechnik bei den nomina plantarum medievalia, in: Perspektiven der Pharmaziegeschichte. Festschrift für Rudolf Schmitz zum 65. Geburtstag. Hrsg. von Peter Dilg. Graz 1983, 29-37.

Daems, Willem Frans: Terminologische Probleme mittelalterlicher Pharmakobotanik, in: Berichte der Physikalisch-Medizinischen Gesellschaft zu Würzburg, Neue Folge 88 (1984), 97-110.

Dann, Georg Edmund: Die "Pharmacopoeia" des Anutius Foesius (1561), in: Beilage zur Geschichte der Pharmazie 9 (1957), 25-28.

Dann, Georg Edmund: Die "Pharmacopoea" des Johannes Placotomus, in: Pharmazeutische Zeitung 102 (1957), 1009-1016.

Dann, Georg Edmund: Zur Geschichte der "Pharmakopöen" des deutschen Sprachgebietes im 16. Jahrhundert, in: Deutsche Apotheker Zeitung 100 (1960), 1491-99.

Dann, Georg Edmund (Hrsg.): Das Kölner Dispensarium von 1565. Teil I: Erläuterungen. Stuttgart 1969 (Veröffentlichungen der Internationalen Gesellschaft für Geschichte der Pharmazie, Neue Folge, Bd. 34).

Debus, Allen G.: Duchesne (Quercetanus), Joseph, in: DSB IV (1981), 208-210.

Deutsche Apotheker-Biographie. Hrsg. von Wolfgang-Hagen Hein und Holm-Dietmar Schwarz. 2 Bde. u. Ergänzungsband. Stuttgart 1975-1986. (Veröffentlichungen der Internationalen Gesellschaft für Geschichte der Pharmazie, Neue Folge, Bd. 43, 46 u. 55).

Diepgen, Paul: Geschichte der Medizin. Bd. 1: Von den Anfängen der Medizin bis zur Mitte des 18. Jahrhunderts. Berlin 1949.

Diepgen, Paul: Frau und Frauenheilkunde in der Kultur des Mittelalters. Stuttgart 1963.

Dilg, Peter: Das Botanologicon des Euricius Cordus. Ein Beitrag zur botanischen Literatur des Humanismus. Diss. rer. nat. Marburg 1969.

Dilg, Peter: Die botanische Kommentarliteratur Italiens um 1500 und ihr Einfluß auf Deutschland, in: Der Kommentar in der Renaissance. Hrsg. von August Buck u. Ottmar Herding, Boppard 1975, 225-252.

Dilg, Peter: Vom Ansehen der Arzneikunst. Historische Reflexionen in Kräuterbüchern des 16. Jahrhunderts, in: Sudhoffs Archiv 62 (1978), 64-79.

Dilg, Peter: Die Pflanzenkunde im Humanismus - Der Humanismus in der Pflanzenkunde, in: Humanismus und Naturwissenschaften. Hrsg. von Rudolf Schmitz u. Fritz Krafft, Boppard 1980, 113-134.

Dilg, Peter: Theriaca - die Königin der Arzneien, in: Deutsche Apotheker Zeitung 126 (1986), 2677-2682.

Donnison, Jean: Midwives and medical men. A history of inter-professional rivalries and women's rights. London 1977.

Dressendörfer, Werner: Spätmittelalterliche Arzneitaxen des Münchner Stadtarztes Sigmund Gotzkircher aus dem Grazer Codex 311. Pattensen/ Hannover 1978 (Würzburger medizinhistorische Forschungen. Hrsg. von Gundolf Keil, Bd. 15).

DSB Dictionary of Scientific Biography. Hrsg. von Charles Coulston Gillispie. 16 Bde. New York 1970-1980.

Duden, Barbara: Geschichte unter der Haut. Ein Eisenacher Arzt und seine Patientinnen um 1730. Stuttgart 1987.

Dunstan, G. R.: The moral status of the human embryo: a tradition recalled, in: Journal of medical Ethics 10(1) (1984), 38-44.

Egerton, Frank N.: Leonhart Fuchs, in: DSB XV (1981), 160-162.

Ehinger, Otto u. Wolfram Kimmig: Ursprung und Entwicklungsgeschichte der Bestrafung der Fruchtabtreibung und deren gegenwärtiger Stand in der Gesetzgebung der Völker. München 1910.

Ehrenreich, Barbara u. Deidre English: Hexen, Hebammen und Krankenschwestern. München 1975.

Eichhorn, Albrecht: Die Widerspiegelung gesellschaftlicher Prozesse und naturwissenschaftlicher Fortschritte in gesetzlichen Bestimmungen zur Regelung und Überwachung des Verkehrs mit Arzneimitteln, dargestellt an Hand städtischer Apothekenordnungen des deutschen Sprachgebietes. Diss. rer. nat. Berlin 1971.

Eis, Gerhard: Mittelalterliche Fachliteratur. Stuttgart 1962.

Engelhardt, Alfred Th.: Geschichte des medizinisch indizierten Abortus arteficialis (Der "therapeutische" Abort). Diss. med. Heidelberg 1949 [Masch. schr.].

Eser, Albin: Die Wirkung von Fristen und Indikationen. Zwischenergebnisse eines internationalen Vergleichs zum Schwangerschaftsabbruch, in: Frankfurter Allgemeine Zeitung v. 17. 7. 1991, 6.

Farr, A. D.: The Marquis de Sade and induced abortion, in: Journal of medical Ethics 6 (1980), 7-10.

Fasbender, Heinrich: Geschichte der Geburtshülfe. Jena 1906.

Feis, Oswald: Unbekannte Briefe von Eucharius Roesslin (Vater und Sohn), in: Sudhoffs Archiv 22 (1929), 102-104.

Ferchl, Fritz (Hrsg.): Apotheker-Kalender. Berlin 1933.

Ferchl, Fritz: Chemisch-pharmazeutisches Bio- und Bibliographikon. Mittenwald 1937.

Ferckel, Christoph: Die Gynäkologie des Thomas von Brabant. Ausgewählte Kapitel aus Buch I de naturis rerum beendet um 1240. München 1912 (Alte Meister der Medizin und Naturkunde, Bd. 5).

Ferckel, Christoph: Die Secreta mulierum und ihr Verfasser, in: Sudhoffs Archiv 38 (1954), 267-274.

Ferguson, John: Bibliotheca Chemica. 2 Bde. Glasgow 1906 (Ndr. Hildesheim u. New York 1974).

Figala, Karin: Pfälzer Naturforscher der Vergangenheit. II. Jacob Theodorus Tabernaemontanus, in: Knoll-Informationen Heft 1 (1974), 25-28.

Figala, Karin: Pfälzer Naturforscher der Vergangenheit. V. Hieronymus Bock (1489-1554), in: Knoll-Informationen Heft 2 (1979).

Figala, Karin: Lonicerus (Lonitzer), Adam, in: DSB VIII (1981), 483-484.

Fischer, Hermann: Mittelalterliche Pflanzenkunde. München 1929.

Fischer-Homberger, Esther: Medizin vor Gericht. Zur Sozialgeschichte der Gerichtsmedizin. Bern, Stuttgart u. Wien 1983.

Flandrin, Jean Louis: Familien. Soziologie, Ökonomie, Sexualität. Frankfurt a.M., Berlin u. Wien 1978.

Flügge, Sibylla: Rezension von G. Heinsohn/ O. Steiger: Die Vernichtung der weisen Frauen, in: Feministische Studien 5, Nr. 1 (1986), 149-153.

Frohne, Dietrich u. Hans Jürgen Pfänder: Giftpflanzen. Ein Handbuch für Apotheker, Ärzte, Toxikologen und Biologen. Stuttgart 1983.

Fuchs, Eduard: Illustrierte Sittengeschichte. 3 Bde. Berlin 1909-1912.

Fuchs-Eckert, Hans-Peter: Die Familie Bauhin in Basel, in: Bauhinia 6/1 (1977), 13-48; 6/3 (1979), 311-329; 7/2 (1981), 45-62 u. 7/3 (1982), 135-153.

Ganzinger, Kurt: Ein Kräuterbuchmanuskript des Leonhard Fuchs in der Wiener Nationalbibliothek, in: Sudhoffs Archiv 43 (1959), 213-224.

Gensthaler, Gerhard: Das Medizinalwesen der Freien Reichsstadt Augsburg bis zum 16. Jahrhundert mit Berücksichtigung der ersten Pharmakopöe von 1564 und ihrer weiteren Ausgaben. Augsburg 1973.

Gizycki, Friedrich von: Friedrich Hoffmann der Ältere und die Schrödersche Pharmacopoe, in: Deutsche Apotheker Zeitung 92 (1952), 738-40.

Golowin, S[ergius]: Die weisen Frauen. Die Hexen und ihr Heilwissen. Basel 1982.

Goltz, Dietlinde: Zur Entwicklungsgeschichte der Arzneibücher - Form - Inhalt - Problematik, in: Pharmazeutische Zeitung 114 (1969), 1819-1827 u. 2009-2014.

Goltz, Dietlinde: Studien zur Geschichte der Mineralnamen in Pharmazie, Chemie und Medizin von den Anfängen bis Paracelsus. Wiesbaden 1972 (Sudhoffs Archiv, Beiheft 14).

Goltz, Dietlinde: Mittelalterliche Pharmazie und Medizin. Dargestellt an Geschichte und Inhalt des Antidotarium Nicolai. Mit einem Nachdruck der Druckfassung von 1471. Stuttgart 1976. (Veröffentlichungen der Internationalen Gesellschaft für Geschichte der Pharmazie, Neue Folge, Bd. 44).

Goltz, Dietlinde: Der leere Uterus. Zum Einfluß von Harveys De generatione animalium auf die Lehren von der Konzeption, in: Medizinhistorisches Journal 21 (1986), 242-268.

Goltz, Dietlinde: Samenflüssigkeit und Nervensaft. Zur Rolle der antiken Medizin in den Zeugungstheorien des 18. Jahrhunderts, in: Medizinhistorisches Journal 22 (1987), 135-163.

Grabner, Elfriede: Volksmedizin - Wesen, Begriffe und Grundzüge, in: Hexen und Zauberer. Hrsg. von Helfried Valentinitsch. Graz u. Wien 1987, 75-94.

Granit, Ragnar: Fernel, Jean Francois, in: DSB IV (1981), 584-586.

Gubalke, Wolfgang: Die Hebamme im Wandel der Zeiten. Hannover 1964.

Günster, Susanne: Die Aufgaben der Hausmutter in der Gesundheitsfürsorge und Krankenbetreuung. Eine medizinhistorische Untersuchung der deutschsprachigen Hausväter-Hausmütterliteratur der Frühen Neuzeit. Diss. med. Hannover 1985.

Guillaume, Pierre u. Jean-Pierre Pousson: Démographie historique. Paris 1970.

Haberling, Elseluise: Die Regensburger Hebammenordnung des Jahres 1452 und ihre Bedeutung für die Entwicklung des Hebammenstandes, in: Sozialhygienische Rundschau [Beilage zur Allgemeinen deutschen Hebammenzeitung] v. 15. 11. 32.

Haberling, Elseluise: Beiträge zur Geschichte des Hebammenstandes. Bd 1: Der Hebammenstand in Deutschland von seinen Anfängen bis zum Dreißigjährigen Krieg. Berlin 1940.

Hafemann, Klaus: Magister Johann Wittich (1537-1596). Diss. med. Würzburg 1956.

Harig, Georg: Leonhart Fuchs und die theoretische Pharmakologie der Antike, in: NTM (Schriftenreihe für Geschichte der Naturwissenschaften, Technik u. Medizin) 3 (1966), 74-104.

Harig, Georg: Zur Einschätzung des Kräuterbuches von Leonhart Fuchs. Beiträge zur Geschichte der Universität Erfurt 14 (1968/69), 71-77.

Heinsohn, Gunnar u. Otto Steiger: Die Vernichtung der weisen Frauen. Herbstein 1986 (1. Aufl. 1985).

Heinsohn, Gunnar u. Otto Steiger: Die verbotene Verhütung. Dienten die Hexenverfolgungen der Bekämpfung der Geburtenkontrolle?, in: Frankfurter Allgemeine Zeitung v. 7. 10. 1987, 36.

Heinsohn, Gunnar u. Otto Steiger: Die Vernichtung der weisen Frauen. Erweiterte Ausgabe (Neuausgabe). München 1989.

Heiss, Herbert: Die künstliche Schwangerschaftsunterbrechung und der kriminelle Abort. Stuttgart 1967.

Herrlinger, Robert: Die Geschichte der "medizinischen Indikation" des Abortus arteficialis, in: Ärztliche Mitteilungen (Köln) 60 (1963), 2081-2086.

Herrlinger, Robert: Geschichte der medizinischen Abbildung. 1. Von der Antike bis um 1600. München 1967.

Hickel, Erika: Salze in den Apotheken des 16. Jahrhunderts. Braunschweig 1965. (Veröffentlichungen aus dem pharmaziegeschichtlichen Seminar der TU Braunschweig, Bd. 9).

Hiller, Karl u. Günter Bickerich: Giftpflanzen. Stuttgart 1988.

Hirsch, August (Hrsg.): Biographisches Lexikon der hervorragenden Ärzte aller Zeiten u. Völker. Vor 1880. 5 Bde. u. Ergänzungsband. Wien u. Leipzig 1884-88.

Honegger, Claudia (Hrsg.): Schrift und Materie der Geschichte. Vorschläge zur systematischen Aneignung historischer Prozesse. Frankfurt a.M. 1977.

Hoppe, Brigitte: Das Kräuterbuch des Hieronymus Bock. Stuttgart 1969.

Hoppe, Heinz August: Drogenkunde. 8. Auflage. 3 Bde. Berlin u. New York 1975-87.

Imhof, Arthur E.: Regulation, Manipulation und Explosion der Bevölkerungsdichte aus der Sicht eines Sozialhistorikers, in: Regulation, Manipulation und Explosion der Bevölkerungsdichte. Veröffentlichungen der Joachim Jungius-Gesellschaft der Wissenschaften Hamburg. Hrsg. von O. Kraus. Göttingen 1986, 108-146.

Imhof, Arthur E.: Sexualität aus historisch-demographischer Sicht, in: Vermessene Sexualität. Hrsg. von A. Schuller u. N. Heim. Berlin u. Heidelberg 1987.

Jacquart, Danielle u. Claude Thomasset: Le milieu médical en France du XIIe au XVe siècle. Genf 1981 (Hautes études médiévales et modernes, Bd. 46).

Jacquart, Danielle u. Claude Thomasset: Sexualité et savoir médical au moyen age. Paris 1985.

Jaretzky, Robert: Mißbräuchliche Verwendung von Radix Malvae als Quellstift zum Abtreiben der Leibesfrucht, in: Süddeutsche Apotheker Zeitung 88 (1948), 301.

Jaretzky, Robert: Lehrbuch der Pharmakognosie. Drogen aus dem Pflanzen- und Tierreich. Braunschweig 1949.

Jerouschek, Günter: Lebensschutz und Lebensbeginn. Kulturgeschichte des Abtreibungsverbotes. Stuttgart 1988 (Medizin in Recht und Ethik, Bd. 17).

Jerouschek, Günter: Des Rätsels Lösung? Zur Deutung der Hexenprozesse als staatsterroristische Bevölkerungspolitik, in: Kritische Justiz 19 (1986), 443-459.

Jöcher, Christian Gottlieb: Allgemeines Gelehrten-Lexikon. 4 Bde. u. 7 Ergänzungsbände. Leipzig [u.a.] 1784-1897.

Jöchle, Wolfgang: Menses - Inducing Drugs: Their role in Antique, Medieval and Renaissance Gynecology and Birth Control, in: Contraception 10 (1974), 425-439.

Jöst, Friedrich: Offenbacher Hexenprozesse, in: Alt-Offenbach. Blätter des Offenbacher Geschichtsvereins 6 (1930), 82-91.

Jütte, Robert: Die Persistenz des Verhütungswissens in der Volkskultur. Sozial- und medizinhistorische Anmerkungen zur These von der "Vernichtung der weisen Frauen", in: Medizinhistorisches Journal 24 (1989), 214-231.

Kaiser, Wolfram u. Henryk Pankiewicz: Die Pharmakotherapie im Schrifttum des Arzt-Enzyklopädisten John Jonston (1603-1675) in Leszno und seines Zeitgenossen Johann Christian Schroeder (1600-1664) in Frankfurt, in: Wissenschaftliche Zeitschrift der Universität Halle-Wittenberg, mathematisch-naturwissenschaftliche Reihe 23 (1974), Heft 4, 24-33.

Kammeier-Nebel, Andrea: Empfängnisverhütung, Abtreibung, Kindestötung und Aussetzung im frühen Mittelalter, in: Frauen in der Geschichte. Bd. 7. Hrsg. von Werner Affeldt u. Annette Kuhn. Düsseldorf 1986, 136-151.

Kangro, Hans: Sennert, Daniel, in: DSB XII (1981), 310-312.

Keil, Gundolf: Circa Instans, in: Lexikon des Mittelalters. Bd. 2. München u. Zürich 1983, Sp. 2094-2097.

Keil, Gundolf: Phytotherapie aus der Sicht des Medizinhistorikers, in: Zeitschrift für Phytotherapie 6 (1985), 172-178.

Keil, Gundolf: Die Frau als Ärztin und Patientin in der medizinischen Fachprosa des deutschen Mittelalters, in: Frau und spätmittelalterlicher Alltag. Wien 1986, 157-211.

Keil, Gundolf: Ps.-Ortolfisches Frauenbüchlein, in: Die deutsche Literatur des Mittelalters. Verfasserlexikon. Hrsg. von Kurt Ruh. Bd. 7. Berlin u. New York 1987, Sp. 82-84.

Keller, Achim: Die Abortiva in der römischen Kaiserzeit. Stuttgart 1988.

Klein, Gustav: Zur Bio- und Bibliographie Rösslins und seines Rosengartens, in: Sudhoffs Archiv 3 (1910), 304-334.

Kleinheyer, Gerd u. Jan Schröder (Hrsg.): Deutsche Juristen aus fünf Jahrhunderten. Heidelberg 1976.

Kleinschmidt, Erich: Stadt und Literatur in der frühen Neuzeit. Voraussetzungen und Entfaltung im südwestdeutschen, elsässischen und schweizerischen Städteraum. Köln u. Wien 1982.

Kluge, Dieter: Eyn noch nit lebendig kindt. Rechtshistorische Untersuchung zum Abbruch der Schwangerschaft in den ersten 3 Monaten der Entwicklung der Frucht auf der Grundlage der Carolina von 1532. Frankfurt a.M., Bern u. New York 1986 (Europäische Hochschulschriften, Reihe II, Bd. 578).

Krafft, Fritz (Hrsg.): Große Naturwissenschaftler. Biographisches Lexikon. Mit einer Bibliographie zur Geschichte der Naturwissenschaften. 2. Auflage Düsseldorf 1986.

Krüger, Mechthild: Zur Geschichte der Elixiere, Essenzen und Tinkturen. Diss. rer. nat. Braunschweig 1968.

Kruse, Hermann [u.a.]: Das Mutterkorn aus toxikologischer Sicht, in: Pharmazeutische Zeitung 134 (1989), 321-325.

Kühnel, Harry: Pietro Andrea Mattioli. Leibarzt und Botaniker des 16. Jahrhunderts, in: Mitteilungen des Österreichischen Staatsarchivs 15 (1962), 63-92.

Künkele, Siegfried u. Richard Lorenz: Die Orchideen des Jakob Theodor (1522-1590) gen. Tabernaemontanus, in: AHO (Arbeitskreis Heimische Orchideen) Mitteilungsblatt Baden-Württemberg 20 (1988), Heft 2, 299-390.

Kuhlen, Franz-Josef: Zur Geschichte der Schmerz-, Schlaf- und Betäubungsmittel im Mittelalter und früher Neuzeit. Stuttgart 1983 (Quellen und Studien zur Geschichte der Pharmazie, Bd. 19).

Kuhn, Karl: Die Gynäkologie und Geburtshilfe bei Leonhart Fuchs (1501-1566). Diss. med. Tübingen 1949.

Kusche, Brigitte: Zur "Secreta mulierum"-Forschung, in: Janus 62 (1975), 103-123.

Lachiver, Marcel: Eheliche Fruchtbarkeit und Geburtenbeschränkung in der Pariser Region, in: Biologie des Menschen. Hrsg. von Arthur E. Imhof. Stuttgart 1978, 199-218.

Le Court, Marc: Quelques aspects de l' éthnobotanique obstétricale dans les traditions européennes: onguent des sorcières et plantes des matrones, in: Civilisations 36 (1986), 1-2, 55-71.

Lefrère, Sieglinde: Die Entwicklung des saarländischen Apothekenwesens. Frankfurt a.M. 1963 (Quellen und Studien zur Geschichte der Pharmazie, Bd. 4).

Lesky, Erna: Die Zeugungs- und Vererbungslehren der Antike u. ihr Nachwirken. Wiesbaden 1950.

Lewin, Louis: Die Fruchtabtreibung durch Gifte. Berlin 1922.

Lohs, Karlheinz u. Dieter Martinetz: Gift. Magie und Realität, Nutzen und Verderben. München 1986.

Lücking, Reinhard: Die gynäkologischen und geburtshilflichen Arzneimittel der "De historia stirpium commentarii insignes etc.". Diss. med. Tübingen 1949.

Lüdtke, Carl: Ryff, Walther Hermann, in: Deutsche Apotheker-Biographie. Hrsg. von Wolfgang-Hagen Hein u. Holm-Dietmar Schwarz. Bd. 2. Stuttgart 1978, 551-552.

Lutz, Alfons: Studien über die pharmazeutische Inkunabel "Nuovo Receptario" von Florenz, in: Die Vorträge der Hauptversammlung während des Internationalen Pharmaziegeschichtlichen Kongresses in Heidelberg 1957. Stuttgart 1958 (Veröffentlichungen der Internationalen Gesellschaft für Geschichte der Pharmazie. Neue Folge. Bd. 13), 113-128.

Lutz, Alfons: Grundsätzliches zur Geschichte der Pharmakopöen, in: Beilage zur Geschichte der Pharmazie 13 (1961), 23-24.

Lutz, Robert Hermann: Wer war der gemeine Mann? Der dritte Stand in der Krise des Spätmittelalters. München u. Wien 1979.

Mägdefrau, Karl: Geschichte der Botanik. Leben und Leistung großer Forscher. Stuttgart 1973.

Martin, Alfred: Gebärlage der Frau, Bad des Neugeborenen und Wochenbett in Mitteleuropa auf Grund bildlicher und textlicher Darstellung, in: Sudhoffs Archiv 10 (1917), 209-250.

Marzell, Heinrich (Bearb.): Wörterbuch der deutschen Pflanzennamen. 5 Bde. Leipzig 1943-1979.

Marzell, Heinrich: Zauberpflanzen, Hexentränke. Brauchtum und Aberglaube. Stuttgart 1963.

Mittellateinisches Wörterbuch bis zum ausgehenden 13. Jahrhundert. Bd. 1. München 1967.

Müller, C.: Zur Geschichte des artefiziellen Aborts, in: Geburtshilfe und Frauenheilkunde 26 (1966), 223-231.

Müller, Carl: Volksmedizinisch-geburtshilfliche Aufzeichnungen aus dem Lötschental. Bern 1969.

Müller-Hess, Hans-Georg: Die Lehre von der Menstruation vom Beginn der Neuzeit bis zur Begründung der Zellenlehre. Berlin 1938.

Müller-Jahncke, Wolf-Dieter (Bearb.): Biologica Marburgensia Illustrata. Eine Auswahl botanischer und zoologischer Abbildungswerke des 16. bis 19. Jahrhunderts in der Universitätsbibliothek Marburg. Marburg 1982.

Müller-Jahncke, Wolf-Dieter: Die Pflanzenabbildung in Renaissance und Frühbarock. Ein Überblick, in: Pharmazeutische Zeitung 129 (1984), 2543-2549.

Müller-Jahncke, Wolf-Dieter: Die botanische Illustration des 14. und 15. Jahrhunderts in Italien, in: Die Kunst und das Studium der Natur vom 14. bis 16. Jahrhundert. Hrsg. von W. Prinz u. A. Beyer. Weinheim 1986, 75-81.

Musallam, Bassim F.: Sex and society in Islam. Birth control before the nineteenth century. Cambridge 1983.

NDB Neue Deutsche Biographie. Hrsg. von der Historischen Kommission bei der Bayerischen Akademie der Wissenschaften. 15 Bde. Berlin 1953-1987.

Neuburger, Max: Geschichte der Medizin. Bd. 2, Tl. 1. Stuttgart 1911.

Niederhellmann, Annette: Arzt und Heilkunde in den frühmittelalterlichen Leges. Eine wort- und sachkundliche Untersuchung. Berlin u. New York 1983.

Nissen, Claus: Die botanische Buchillustration. Ihre Geschichte und Bibliographie. 2 Bde. Stuttgart 1951.

Noonan, John Thomas: Contraception. A history of its treatment by the Catholic theologians and canonists. Cambridge, Mass. 1966.

Noonan, John Thomas: Empfängnisverhütung. Geschichte ihrer Beurteilung in der katholischen Theologie und im kanonischen Recht. 3. Auflage. Mainz 1969.

Noonan, John Thomas (Hrsg.): The morality of abortion. Legal and historical perspectives. Cambridge, Mass. 1970.

Perrenoud, Alfred: Mathusianisme et protestantisme: "Un modèle démographique weberien", in: Annales 29 (1974), 975-988.

Pfeiffer, Gerhard: Technologische Entwicklung von Destilliergeräten vom Spätmittelalter bis zur Neuzeit. Regensburg 1986.

Pfeilsticker, Walther: Eine Württembergische Hebammenordnung von ca. 1480. Ein weiterer Beitrag zu Georg Burckhards "Hebammenordnungen", in: Sudhoffs Archiv 20 (1928), 95-98.

Pfister, Ulrich: Die Anfänge von Geburtenbeschränkung. Eine Fallstudie (ausgewählte Zürcher Familien in 17. und 18. Jahrhundert). Bern, Frankfurt a.M. u. New York 1985 (Europäische Hochschulschriften, Reihe III, Bd. 256).

Philipp, Egon: Das Medizinal- und Apothekenrecht in Nürnberg. Zu seiner Kenntnis von den Anfängen bis zur Gründung des Collegium pharmazeuticum (1632). Frankfurt/M. 1962 (Quellen und Studien zur Geschichte der Pharmazie, Bd. 3).

Pilet, P. E.: Konrad Gesner, in: DSB V (1981), 378-379.

Ploss, Heinrich: Zur Geschichte, Verbreitung und Methodik der Fruchtabtreibung. Culturgeschichtlich-medicinische Skizze. Leipzig 1883.

Ploss, Heinrich u. Max und Paul Bartels: Das Weib in der Natur- und Völkerkunde. 11. Auflage. Bearbeitet und herausgegeben von Ferdinand Freiherr von Reitzenstein. 3 Bde. Berlin 1927.

Poeckern, Hans-Joachim: Die Simplizien im Nürnberger Dispensatorium des Valerius Cordus von 1546 und ihre Erläuterung in den kursiv gedruckten Fußnoten, unter besonderer Berücksichtigung der Dioskuridesanmerkungen und Pflanzenbeschreibungen des Valerius Cordus. Diss. rer. nat. Halle-Wittenberg 1970.

Poulsson: Lehrbuch der Pharmakologie für Ärzte und Studierende. Bearbeitet von G. Liljestrand. Leipzig 1949.

Pritzel, G. u. C. Jessen : Die deutschen Volksnamen der Pflanzen. Hannover 1882.

Rakoczi, Katalin: Walter Hermann Ryffs populärwissenschaftliche Tätigkeit. Diss. Budapest 1983 [Masch. schr.].

Redemann, Arno: Experimentelle Untersuchungen über den Angriffspunkt der Wirkung einiger Volksabortiva. Diss. med. Göttingen 1918.

Reich, Eduard: Geschichte und Gefahren der Frucht-Abtreibung. Culturgeschichtlich-medicinische Studie. Leipzig 1893.

Reichard, Carl Ludwig: Beiträge zur Geschichte der Apotheken, unter vorzüglicher Berücksichtigung der Apotheker und Apotheken zu Ulm, mit urkundlichen Belegen. Ulm 1825.

Riddle, J.M.: Dioskurides im Mittelalter, in: Lexikon des Mittelalters. Bd. 3. München u. Zürich 1986, Sp. 1095-1097.

Riese, Katharina: Die Abtreibung in der Volksmedizin mit besonderer Berücksichtigung der innerpatriarchalischen Widersprüche. Diss. phil. Wien 1981.

Roetzer, Karl: Die Delikte der Abtreibung, Kindestötung sowie Kindesaussetzung und ihre Bestrafung in der Reichsstadt Nürnberg. Diss. jur. Erlangen 1957.

Roth, F. Wilhelm Emil: Eucharius Rösslin der Ältere. Bio-bibliographisch geschildert, in: Centralblatt für Bibliothekswesen 13 (1896), 289-311.

Roth, F. Wilhelm Emil: Jakob Theodor von Bergzabern (Tabernaemontanus). Bio-bibliographisch geschildert, in: Centralblatt für Bibliothekswesen 14 (1897), 84-104.

Roth, F. Wilhelm Emil: Die Botaniker Eucharius Rößlin, Theodor Dorsten und Adam Lonicer 1526-1586, in: Zentralblatt für Bibliothekswesen 19 (1902), 271-286 u. 338-345.

Roth, F. Wilhelm Emil: Das Kräuterbuch des P.A. Matthiolus, in: Archiv für die Geschichte der Naturwissenschaften und der Technik 2 (1910), 317-321.

Rüegg, Kurt: Beiträge zur Geschichte der offizinellen Drogen Crocus, Acorus Calamus und Colchicum. Diss. phil. Basel 1936.

Scheerbarth, Georgina: Die Fehlgeburt in der älteren Geschichte der Medizin (bis etwa 1850). Diss. med. Kiel 1963.

Schelenz, Hermann: Frauen im Reiche Äskulaps. Leipzig 1900.

Schelenz, Hermann: Geschichte der Pharmazie. Leipzig 1904.

Schenda, Rudolf: Der "gemeine Mann" und sein medikales Verhalten im 16. und 17. Jahrhundert, in: Pharmazie und der gemeine Mann. Hrsg. von Joachim Telle. Weinheim 1988, 9-20.

Schipperges, Heinrich: Ideologie und Historiographie des Arabismus. Wiesbaden 1961 (Sudhoffs Archiv Beiheft 1).

Schipperges, Heinrich: Die Assimilation der arabischen Medizin durch das lateinische Mittelalter. Wiesbaden 1964 (Sudhoffs Archiv Beiheft 3).

Schipperges, Heinrich: Frauenheilkunde. I. Lateinischer Westen; Antike und arabische Voraussetzungen, in: Lexikon des Mittelalters. Bd. 4. München u. Zürich 1988, Sp. 875-878.

Schmauderer, Eberhard: Entwicklungsformen der Pharmakopöen, in: Präparative Pharmazie 5 (1969), Heft 7, 8, 10, 11 u. 12.

Schmitz, Rudolf: Das Apothekenwesen von Stadt- und Kurtrier. Von den Anfängen bis zum Ende des Kurstaates (1794). Frankfurt a.M. 1960 (Quellen und Studien zur Geschichte der Pharmazie, Bd. 1).

Schmitz, Rudolf: Neuere Untersuchungen zur Vorgeschichte des Dispensatoriums Valerii Cordi, in: Die Vorträge der Hauptversammlung während des Internationalen Pharmaziegeschichtlichen Kongresses in Innsbruck. Stuttgart 1963 (Veröffentlichungen der Internationalen Gesellschaft für Geschichte der Pharmazie, Neue Folge, Bd. 21), 85-91.

Schmitz, Rudolf: Der Anteil des Renaissance-Humanismus an der Entwicklung von Arzneibüchern und Pharmakopöen, in: Das Verhältnis der Humanisten zum Buch. Hrsg. von Fritz Krafft u. Dieter Wuttke. Boppard 1977, 227-243.

Schmitz, Rudolf: Die Naturwissenschaften an der Philipps-Universität Marburg 1527-1977. Marburg 1978.

Schmitz, Rudolf: Brunschwig, Hieronymus, in: DSB II (1981), 546-547.

Schmitz, Rudolf: Der Arzneimittelbegriff der Renaissance, in: Humanismus und Medizin. Hrsg. von Rudolf Schmitz u. Gundolf Keil. Weinheim 1984, 1-21.

Schmitz, Rudolf u. Egon Philipp: Über die Entwicklung des nürnbergischen Apothekenwesens nach der Einführung des Dispensatoriums Valerii Cordi 1547, in: Deutsche Apotheker Zeitung 101 (1961), 1156-1160.

Schmitz, Ursula: Hans Minners "Thesaurus medicaminum". Würzburg 1974 (Quellen und Studien zur Geschichte der Pharmazie, Bd. 13).

Schneck, P.: Eucharius Rösslin - der Verfasser des ältesten gedruckten Hebammenlehrbuches, in: Heilberufe 1976, 28, 212-215.

Schneider, Georg: Pharmazeutische Biologie. 2. Auflage. Mannheim, Wien u. Zürich 1985.

Schneider, Wolfgang: Die deutschen Pharmakopöen des 16. Jahrhunderts und Paracelsus, in: Pharmazeutische Zeitung 106 (1961), 1141-1145.

Schneider, Wolfgang: Lexikon zur Arzneimittelgeschichte. 7 Bde. Frankfurt a.M. 1968-1975.

Schönfeld, Walther: Frauen in der abendländischen Heilkunde. Vom klassischen Altertum bis zum Ausgang des 19. Jahrhunderts. Stuttgart 1947.

Schormann, Gerhard: Rezension von G. Heinsohn/ O. Steiger: Die Vernichtung der weisen Frauen, in: Der Staat 25 (1986), 635-636.

Schrötter, Friedrich Freiherr von: Wörterbuch der Münzkunde. 2. Auflage. Berlin 1970.

Schuhmacher, B.: Das Luminare majus von Joannes Jacobus Manlius de Bosco, 1536. Übersetzt und mit Anmerkungen versehen von B. Schuhmacher. Hrsg. von der Gesellschaft für Geschichte der Pharmazie. Mittenwald o.J. [1936].

Schumm, Marianne: Fürstliche Frauen als Apothekerinnen, in: Württembergisch Franken 69 (1985), 99-125.

Schwerhoff, Gerd: Rezension von G. Heinsohn/ O. Steiger: Die Vernichtung der weisen Frauen, in: Geschichtsdidaktik 11 (1986), 95-97.

Seidel, Ulrich: Rezept und Apotheke. Zur Geschichte der Arzneiverordnung vom 13. bis 16. Jahrhundert. Diss. rer. nat. Marburg 1977.

Seidler, Eduard: Historische Elemente des Indikationenproblems, in: Wissenschaftliche Informationen (Milupa) 7 (1981), 65-76.

Shorter, Edward: Der weibliche Körper als Schicksal. Zur Sozialgeschichte der Frau. München u. Zürich 1984.

Siefert, Helmut: Medizinhistorische Aspekte zum Problem des Abortus arteficialis, in: Die medizinische Welt, Neue Folge 25 (1974), 769-772 u. 823-826.

Siegmund, G.: Artikel "Beseelung der Leibesfrucht" ,in: Lexikon für Theologie und Kirche. Bd. 2. Freiburg 1958, Sp. 294.

Simon, Gabriele: Kosmetische Präparate vom 16. bis 19. Jahrhundert. Braunschweig 1983 (Braunschweiger Veröffentlichungen zur Geschichte der Pharmazie und der Naturwissenschaften, Bd. 27).

Simon, Mikulas: Die soziale Stellung der Apotheker in der Zürcher Stadtgesellschaft in Mittelalter und früher Neuzeit. Stuttgart 1983 (Quellen und Studien zur Geschichte der Pharmazie, Bd. 24).

Soldan, W. G. und H. Heppe: Geschichte der Hexenprozesse. 2 Bde. Cotta 1880 [Neuauflage, bearbeitet von S. Ries, Kettwig 1986].

Speert, Harold: Iconographia gyniatrica. A pictorial history of gynecology and obstetrics. Philadelphia 1973.

Sprague, T.A.: The Herbal of Otto Brunfels, in: Journal of the Linnean Society of London. Botany 48 (1928/31), 79-124.

Sprague, T.A. u. E. Nelmes: The herbal of Leonhart Fuchs, in: Journal of the Linnean Society of London. Botany 48 (1928-31), 545-642.

Stannard, Jerry: P. A. Mattioli. Sixteenth Century Commentator on Dioscorides, in: Bibliographical Contributions, Kansas 1 (1969), 59-81.

Stannard, Jerry: Jerome Bock, in: DSB II (1981), 218-220.

Stannard, Jerry: Otto Brunfels, in: DSB II (1981), 535-538.

Stannard, Jerry: The multiple uses of Dill (Anethum graveolens L.) in Medieval Medicine, in: gelerter der arzenie, ouch apoteker. Festschrift zum 70. Geburtstag von Willem F. Daems. Hrsg. von Gundolf Keil. Würzburg 1982, 411-424.

Stofft, Henri: Un avortement criminel en 1660, in: Histoire des sciences médicales 20 (1986), 67-85.

Stoll, Clemens: Der Apotheker in der deutschen Stadt des Mittelalters. Seine berufliche und gesellschaftliche Stellung. Diss. rer. nat. Marburg 1975.

Stübler, Eberhard: Leonhart Fuchs. Leben und Werk. München 1928.

Stübler, Eberhard: Das erste Hebammenlehrbuch für Württemberg von Christoph Völter (1679), in: Südwestdeutsches Ärzteblatt 5 (1950), 185-186.

Sudhoff, Karl: Kindslagen in Miniaturen, Schnitten u. Stichen vom 12. bis ins 18. Jahrhundert, in: Tradition und Naturbeobachtung in den Illustrationen medizinischer Handschriften und Frühdrucke vornehmlich des 15. Jahrhunderts. Leipzig 1907, 69-75.

Sudhoff, Karl: Eucharius Rösslin, der Sohn, über seinen medizinischen Lehrgang (1526 und 1528), in: Sudhoffs Archiv 2 (1908), 139-140.

Sudhoff, Karl: Ein Kindsabtreibungsmittel vom Jahre 1474, in: Mitteilungen zur Geschichte der Medizin 12 (1913), 266-267.

Telle, Joachim: Kräuterbücher des Mediziners Leonhart Fuchs, in: Bibliotheca Palatina. Katalog zur Ausstellung, Textband. Hrsg. von Elmar Mittler. Heidelberg 1986, 331-332 u. 375-376.

Telle, Joachim: Der Kommentar des Mattioli zum Dioskurides, in: Bibliotheca Palatina. Katalog zur Ausstellung, Textband. Hrsg. von Elmar Mittler. Heidelberg 1986, 330-331.

Telle, Joachim: Ryff, Walther Hermann, in: Bibliotheca Palatina. Katalog zur Ausstellung, Textband. Hrsg. von Elmar Mittler. Heidelberg 1986, 243, 327-328 u. 336-338.

Telle, Joachim: Theodors Practick, in: Bibliotheca Palatina. Katalog zur Ausstellung, Textband. Hrsg. von Elmar Mittler. Heidelberg 1986, 349-350.

Telle, Joachim: Pharmazie und der gemeine Mann. Hausarznei und Apotheke in der frühen Neuzeit. 2. Auflage. Weinheim u. New York 1988 (Ausstellungskataloge der Herzog-August-Bibliothek, Nr. 36).

Telle, Joachim: Hieronymus Bock u. Otto Brunfels, in: Literatur Lexikon. Hrsg. von Walther Killy. Bd. 2. Gütersloh u. München 1989, 38-39 u. 260-261.

Terhalle, Hermann: Das Kurmainzer Medizinalwesen vom Spätmittelalter bis zum Ende des 18. Jahrhunderts. Diss. phil. Mainz 1965.

Teuscher, Eberhard: Pharmakognosie. 2 Bde. Braunschweig 1975.

Toellner, Richard: Zum Begriff der Autorität in der Medizin der Renaissance, in: Humanismus und Medizin. Hrsg. von Rudolf Schmitz u. Gundolf Keil. Weinheim 1984, 159-180.

Ullmann, Manfred: Die Medizin im Islam. Leiden u. Köln 1970.

Wagner, Hildebert: Pharmazeutische Biologie. Bd. 2: Drogen und ihre Inhaltsstoffe. 2. Auflage. Stuttgart u. New York 1982.

Walther, Sylvia: Zur "Deutschen Speisekammer" des Hieronymus Bock - oder dem "Autor" Carrichter, in: Beiträge zur Geschichte der Pharmazie 40 (1988), 9-11.

Wankmüller, Armin: Die Landshuter Apothekerordnungen des Spätmittelalters, in: Beiträge zur Geschichte der Pharmazie 16 (1964), Nr.4, 29-32.

Weltenberg, F.: Radix Malvae als Quellstift zur Fruchtabtreibung, in: Süddeutsche Apotheker Zeitung 89 (1949), 157.

Wengle, Käte: Die Pflanzenbücher des 16. Jahrhunderts als Spiegelbild der damaligen Anschauungen und Zustände im Ärztestand. Diss. med. Zürich 1926.

Werb, Raimund: Die Wandlung der Abtreibungsmethoden und ihre forensische Bedeutung. Düsseldorf 1936.

Whitteridge, Gweneth: Bauhin, Gaspard, in: DSB I (1981), 522-525.

Wichtl, MAX (Hrsg.): Teedrogen. 2.Auflage. Stuttgart 1989.

Wietschorek, Herbert: Die pharmazeutisch-chemischen Produkte deutscher Apotheken im Zeitalter der Nachchemiatrie. Braunschweig 1962 (Veröffentlichungen aus dem pharmaziegeschichtlichen Seminar der TH Braunschweig, Bd. 5).

Wille, P. F. C.: Über Stand und Ausbildung der Hebammen im 17. und 18. Jahrhundert in Chur-Brandenburg. Berlin 1934 (Abhandlungen zur Geschichte der Medizin und der Naturwissenschaften, H. 4).

Wille, P. F. C.: Frühe Hebammenlehrbücher, in: Archiv für Gynäkologie 176 (1948), 100-108.

Winkler, Lutz: Galens Schrift "De Antidotis". Ein Beitrag zur Geschichte von Antidot und Theriak. Diss. rer. nat. Marburg 1980.

Wittop-Koning, Dirk-Arnold: Was ist eine Pharmakopöe?, in: Festschrift zum 65. Geburtstage von Georg Edmund Dann. Hrsg. von Wolfgang-Hagen Hein u. Herbert Hügel. Stuttgart 1963 (Veröffentlichungen der Internationalen Gesellschaft für Geschichte der Pharmazie, Neue Folge, Bd. 22), 181-91.

Wolf, Evemarie: Über die Anfänge der Pharmaziegeschichtsschreibung. Von Johannes Ruellius (1529) bis David Peter Hermann Schmidt (1835). Diss. rer. nat. Marburg 1965.

Wolf, Hugo Michael: Das Lumen apothecariorum von Quiricus de Augustis übersetzt und kritisch bearbeitet. Diss. rer. nat. München 1973.

Wühr, Marion: Die Apotheken im ehemaligen Oberen Erzstift Köln. Stuttgart 1985 (Quellen und Studien zur Geschichte der Pharmazie, Bd. 31).

Wunder, Heide: Frauen in der Gesellschaft Mitteleuropas im späten Mittelalter und in der frühen Neuzeit, in: Hexen und Zauberer. Hrsg. von Helfried Valentinitsch. Graz 1987, 123-154.

Zander, Robert: Handwörterbuch der Pflanzennamen. Berbeitet von Fritz Encke. Stuttgart 1984.

Zanobio, Bruno: Mattioli, Pietro Andrea Gregorio, in: DSB IX (1981), 178-180.

Zekert, Otto (Bearb.): Dispensatorium pro pharmacopoeis Viennensibus in Austria 1570. Hrsg. vom Österreichischen Apothekerverein und der Gesellschaft für Geschichte der Pharmazie. Berlin 1938.

Zglinicki, Friedrich von: Geburt. Eine Kulturgeschichte in Bildern. Braunschweig 1983.

Zimmermann, Birgit: Das Hausarzneibuch. Ein Beitrag zur Untersuchung laienmedizinischer Fachliteratur des 16. Jahrhunderts unter besonderer Berücksichtigung ihres humanmedizinischen-pharmazeutischen Inhalts. Diss. rer. nat. Marburg 1975.

XI. REGISTER